目でみる運動機能検査法

― 機能解剖と評価 ―

竹内義享　澤田 規
［共著］

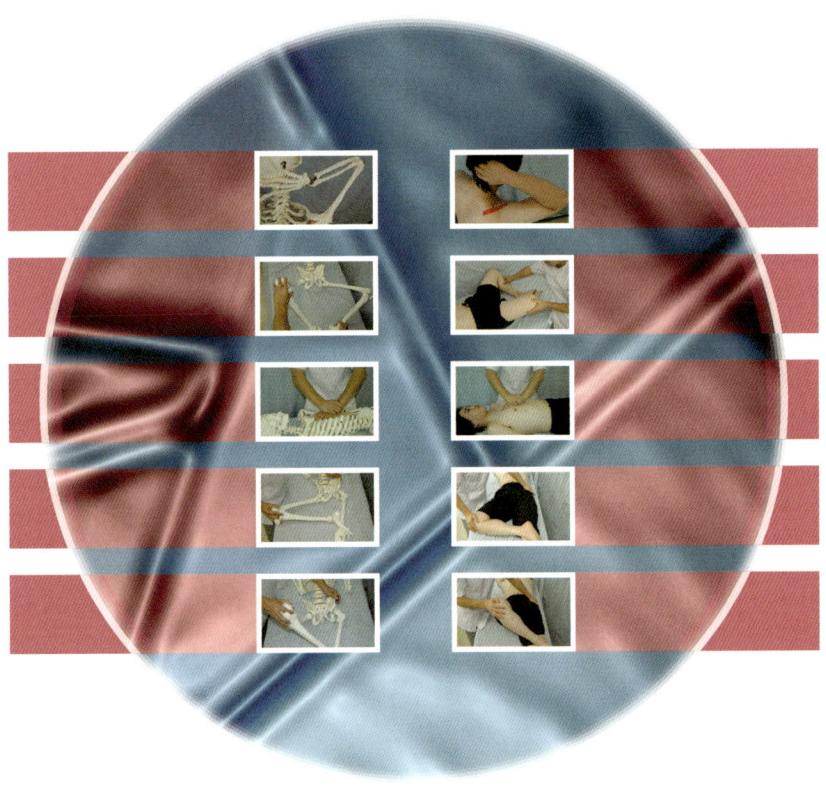

南江堂

A Colour Atlas of Physical Tests
—Functional Anatomy and Evaluation—

ⓒYoshitaka Takeuchi, Tadashi Sawada, 2005

Published by Nankodo Co., Ltd., Tokyo, 2005

推薦のことば

　数値が羅列されている検査結果に比べて，発案者の名前を冠したサインやテスト法は分かりやすく親しみやすいものである．それは東経125度，北緯25度にある島と説明するより，沖縄本島の南方250 kmにある宮古島という表現のほうが，はるかにイメージが湧くのと同じで，メディカルチャートに○○テスト陽性と記載してあるだけで，その患者さんの病態が髣髴としてくるから不思議である．それはそのテストの中に，それを編み出した臨床医の綿密な病態観察と豊かな治療経験が包埋されているためであろう．もちろんテストの実施にあたっては，徒手的な検査法にありがちな誤った判定や曖昧さを避けるために，まず病態を充分観察し習熟した手技で正確な評価をすることが求められる．

　このたび明治鍼灸大学の竹内義享氏が，身近な方法で病態を評価できるテスト法を広く集積し，それらに機能解剖的な解説を加えた書物を著述したことは慶びにたえない．網羅された各項目に目を通してみると，読者のために丁寧で詳細な説明がなされており，独特の図説も加わって楽しい書物となっている．

　竹内氏との縁は，彼が理学療法士として当院に勤務したことから始まっているが，その後，郷里の福井に帰って柔道整復師として活躍，さらに大学での研究に従事して医学博士の資格を取得した鋭才の士である．現在，大学で教鞭をとる傍ら，多忙な時間を割いてこの作業に取り組み完成されたことに，心から敬意を表したいと思う．本書が，整形外科医だけでなく運動器疾患の治療に従事される諸氏，理学療法士，作業療法士，看護師，柔道整復師，学生諸氏の身近な座右の書として活用されることを願うものである．

2005年3月

信原病院・バイオメカニクス研究所院長
信原克哉

はじめに

　近年，整形外科疾患，特に骨・関節疾患を評価する上で高度な機器による神経学的・画像的検査法が用いられるが，まずは身近な評価手段を駆使して病態をスクリーニングすることが必要である．現状は精度の高い高価な検査機器を使用した診断技術の導入により，いわゆるアナログ分野にある徒手検査法は軽視される傾向にある．また徒手検査法が軽視される理由の1つに，機能解剖学的解説が少ない点が挙げられる．今回，これらの反省に立って，機能解剖学と徒手検査の関連性をより強めた解説を行ったのが本書である．

　一方，徒手検査法が関節機能の異常を高い確率で評価できる手段とはなり得ず，あくまでも現在の症状を確認する手段に過ぎないのも事実である．この点を理解した上で他の検査結果を取り入れながら総合的な評価を進める必要がある．

　本書は関節別に分類し，それぞれに機能解剖を含んだ表在解剖，代表的な検査法の意義と解説，さらに疾患との関連性を中心に書いており，最後に参考文献を挙げている．

　以上の点をご理解いただいた上で，本書が臨床の場で，また学生の授業の参考書として有効に用いられるならば望外の喜びである．

　最後に本書の作成にあたって細部にわたるご指導を頂き，また推薦のことばを快くご執筆頂きました信原病院・バイオメカニクス研究所院長　信原克哉先生に心から感謝の意を表します．また，出版にあたって助言とご指導をいただきました南江堂出版1部の篠原　満氏に深謝の意を表します．

2005年3月

竹内義享

目 次

Ⅰ. 肩 関 節　　1

1 視診・触診 …………………… 2

A. 前 方 ………………………… 2

(1) 静的観察
- ①肩の骨指標とスロープの左右差を知る……2
- ②烏口突起周囲の解剖を知る……3
- ③三角・胸筋三角部を知る……6
- ④棘上筋と大結節を知る……7
- ⑤腱板と上腕二頭筋長頭腱を知る……9
- ⑥鎖骨上窩の解剖を知る……10
- ⑦胸鎖関節の解剖と機能を知る……11
- ⑧肩鎖関節の解剖と機能を知る……12
- ⑨前方からみた肩関節の圧痛点……13
- ⑩肩関節周囲の筋群を知る……14

(2) 動的観察
- ①烏口肩峰アーチ下の棘上筋の動きを知る……17
- ②ゼロポジションを知る……19
- ③棘鎖角を知る……20

B. 後 方 ………………………… 22

(1) 静的観察
- ①肩甲骨の位置を知る……22
- ②四辺形間隙（後方四角腔）を知る……24
- ③肩甲切痕を知る……25
- ④後方からみた肩関節の圧痛点……26
- ⑤腋窩を構成する筋を知る……27

(2) 動的観察
- ①肩甲骨の主な動きの6パターンを知る……28
- ②肩甲上腕リズムを知る……29
- ③背部の筋群を知る……29

2 代表的なテスト …………… 30
- (1) 棘上筋の触知法……30
- (2) 棘上筋腱炎テスト（supraspinatus tendinitis test）……31
- (3) インピンジメント注射テスト（impingement test）……32
- (4) ニアのインピンジメントテスト（Neer's impingement test）……32
- (5) ホーキンスのインピンジメントテスト（Hawkins' impingement test）……34
- (6) ゼロポジションテスト（zero position test）……35
- (7) ダーバンサイン（Dawbarn's sign）……36
- (8) 腕落下テスト（drop arm test）……37
- (9) スピードテスト（speed test）……38
- (10) ヤーガソンテスト（Yergason's test）……40
- (11) 三森テスト（pain provocation test）……42
- (12) 弾性テスト（spring sensation test, load and shift test）……44
- (13) アプリヘンジョンテスト（前方）（anterior apprehension test, crank test）……46
- (14) アプリヘンジョンテスト（後方）（posterior apprehension test）……47
- (15) サルカスサイン（sulcus sign）〔外旋位引き下げテスト〕……48
- (16) ディンプルサイン（dimple sign）……49
- (17) アプレー・スクラッチテスト（Apley's scratch test）……50
- (18) ルディントンテスト（Ludington's test）……52
- (19) アボット・サンダーステスト（Abbott-Saunders' test）……53

II. 肘関節と前腕　　55

肘関節と前腕の特徴　56

1 視診・触診　57

(1) 静的観察
- ①肘関節周囲の骨指標を知る……57
- ②橈骨頭の位置を知る……58
- ③靱帯を知る……59
- ④肘頭：肘部管（尺骨神経溝）を知る……60
- ⑤橈骨粗面を知る……60
- ⑥肘角を知る……61
- ⑦正中神経の走行を知る……62

(2) 動的観察
- ①前腕の伸筋群を知る……63
- ②前腕の屈筋群を知る……63

2 代表的なテスト　64
- (1) 外側上顆テスト……64
- (2) チェアテスト（chair test）……66
- (3) ゴルフ肘テスト（golf elbow test）……67
- (4) 外反ストレステスト（abduction stress test）……68
- (5) 内反ストレステスト（adduction stress test）……69
- (6) チネル徴候（Tinel's sign）……70
- (7) 肘屈曲テスト……71

III. 手関節・指関節　　73

手関節　74

1 視診・触診　74

A. 手　掌　74

(1) 静的観察
- ①手根骨を知る……74
- ②手根管を知る……75
- ③ギヨン管を知る……75
- ④掌側橈骨手根靱帯を知る……76

(2) 動的観察
- ①手掌の表在を走行する筋・神経を知る……77
- ②橈骨・尺骨茎状突起，尺骨頭，橈骨頭を触診し，前腕の回旋軸を知る……78

B. 手　背　79

(1) 静的観察
- ①手背から見たもので，橈骨茎状突起，尺骨茎状突起，リスター結節，尺骨頭を知る……79
- ②リスター結節を知る……79
- ③靱帯を知る……80
- ④関節円板（三角線維軟骨複合体：TFCC）を知る……81
- ⑤手背の筋と伸筋支帯を知る……82

2 代表的なテスト　83
- (1) ファレンテスト（Phalen's test）……83
- (2) 手根管のチネル徴候（Tinel's sign）……84
- (3) 駆血帯テスト……85
- (4) 尺側滑動テスト（ulnar grinding test）〔McMurray's test of the hand〕……86
- (5) フィンケルスタインテスト（Finkelstein's test）……88
- (6) ギヨン管のチネル徴候……89

指関節　90

1 視診・触診　90

(1) 静的観察
- ①骨端核の成長部分を知る……90
- ②中手指節関節と指節間関節の相違を知る……90
- ③指の側副靱帯と掌側板を知る……91
- ④腱鞘（滑膜性・靱帯性腱鞘）の違いを知

る……91
(2) 動的観察
　①指伸筋の走行と作用を知る……92
　②浅指屈筋と深指屈筋の走行と作用を知る……93
　③骨間筋，虫様筋の構造と作用を知る……94

② 代表的なテスト ……95
　(1) 内転・外転ストレステスト（adduction/abduction stress test）……95
　(2) 指関節のグラインドテスト（grind test）……96
　(3) 指関節の牽引テスト（traction test）……97

脊柱の考え方　　　　　　　　　　　99

① 視診・触診 ……100
(1) 静的観察
　①各椎体の骨の構造を知る……100
　②各椎体の椎間関節面を知る……102
　③2椎骨間の基本的動きを知る（機能的構成ユニット）……103
(2) 動的観察
　①椎間板と髄核脱出を知る……104

IV. 頸　　椎　　　　　　　　　　　105

頸椎の特徴　　　　　　　　　106

① 視診・触診 ……106
(1) 静的観察
　①骨指標を知る……106
　②斜角筋と腕神経叢を知る……107
　③検査の対象とする部位を知る……107

② 代表的なテスト ……108
　(1) オドノヒュー検査（O'Donoghue's maneuver）……108
　(2) ソート・ホールテスト（Soto-Hall's test）……110
　(3) 棘突起叩打テスト（spinal percussion test）……111
　(4) アドソンテスト（Adson's test）……112
　(5) 肋鎖テスト（costoclavicular test）……114
　(6) ライトテスト（Wright's test）〔上肢過外転保持テスト　hyperabduction test〕……116
　(7) 牽引テスト（traction test）……117
　(8) 椎間孔圧迫テスト（foraminal compression test）……118
　(9) ジャクソン側屈圧迫テスト（Jackson's compression test）……120
　(10) ジャクソン回旋圧迫テスト（Jackson's compression test）……121
　(11) スパーリングテスト（Spurling's test）……122
　(12) 肩引き下げテスト（Jackson's shoulder depression test）……123
　(13) 肩の伸展テスト（Eaton's test）……124

V. 胸　　椎　　125

1 視診・触診 ………… 126
(1) 静的観察
①胸椎における肩甲骨の位置を知る……126
②胸椎と肋骨の動きを知る……127
③胸椎と胸郭の動きを知る……127
④棘突起間の動きを知る……128
⑤胸椎の棘突起と椎間関節の位置を知る……128

2 代表的なテスト ………… 129
(1) 棘突起叩打テスト（spinal percussion test）……129
(2) ソート・ホールテスト（Soto-Hall's test）……130
(3) 胸骨圧迫テスト（sternal compression test）……132
(4) ビーバー徴候（Beevor's sign）……133
(5) シュペルマン徴候（Schepelmann's sign）……134
(6) 胸部拡張テスト（chest expansion test）……135
(7) 棘突起間の計測……136

VI. 腰　　椎　　137

腰椎の特徴　　138

1 視診・触診 ………… 138
(1) 静的観察
①骨指標を知る……138
②椎間関節の動きを知る……139
③靱帯を知る……140
④椎間孔と神経根を知る……141
⑤棘突起の高さを知る……141
(2) 動的観察
①腰部に関わる筋を知る……142

2 代表的なテスト ………… 143
(1) 棘突起叩打テスト（spinal percussion test）……143
(2) 下肢伸展挙上テスト［straight leg raising (SLR) test］……144
(3) ラセーグテスト（Lasègue's test）……146
(4) ブラガードテスト（Bragard's test）……148
(5) 両下肢挙上テスト（bilateral SLR test）……150
(6) 大腿神経伸張テスト（femoral nerve stretch test）……151
(7) 踵・つま先歩行テスト（heel-toe walk test）……152
(8) バルサルバ検査（Valsalva's maneuver）……153
(9) ミリグラムテスト（Milgram's test）……154
(10) ナフツィガーテスト（Naffziger's test）……155
(11) ゴルドスウェートテスト（Goldthwaith's test）……156
(12) 支持前屈テスト（belt test）……158
(13) ナクラステスト（Nachlas' test）……159
(14) ショーバーテスト（Schober's test）……161
(15) フェジェルツタインテスト（Fajersztain's test）……163
(16) ベヒテルーテスト（Bechterew's test）……164
(17) マイナー徴候（minor's sign）……165
(18) ボウストリング徴候（bowstring's sign）……166
(19) ケンプテスト（Kemp's test）……168

Ⅶ. 仙腸関節　171

仙腸関節の特徴　172

1　視診・触診　172

(1) 静的観察
① 仙腸関節の形態と位置を知る……172
② 仙腸関節の適合を知る……174
③ 仙腸関節周囲の靱帯を知る……175

(2) 動的観察
① 仙腸関節の動きを知る（中間位での仙腸関節の位置）……176

2　代表的なテスト　178
(1) イヨーマンテスト（Yeoman's test）……178
(2) 仙腸関節ストレッチテスト（Newton's test）……179
(3) 仙腸関節への外転抵抗テスト（sacroiliac resisted abduction test）……181
(4) ヒッブテスト（Hibbs' test）……183
(5) 骨盤不安定性テスト（iliac instability test）……185
(6) ルイン・ゲンスレンテスト（Lewin-Gaenslen's test）……187
(7) ゲンスレンテスト（Gaenslen's test）〔knee-to-shoulder test〕……189

Ⅷ. 股関節　191

股関節の特徴　192

1　視診・触診　192

A. 前方　192

(1) 静的観察
① 骨盤と大腿骨の骨指標を知る……192
② 関節包の構造と靱帯の位置を知る……193
③ 軸を知る……195
④ 股関節（臼蓋）の傾きを知る……196
⑤ 鼠径靱帯とスカルパ三角の意義を知る……197
⑥ 鼠径靱帯の存在と靱帯直下にある血管・神経・筋肉を知る……198
⑦ 骨梁を知る……199
⑧ 閉鎖孔と骨頭靱帯を知る……199

(2) 動的観察
① 上・下前腸骨棘から起始する筋・靱帯を知る……200
② 腸腰筋を知る……201
③ 大転子下滑液包を知る……202
④ 外側から見た筋群を知る……203
⑤ 内側から見た筋群を知る……204

B. 後方　205

(1) 静的観察
① 骨指標と靱帯を知る……205
② 腰三角を知る……205
③ ローザー・ネラトン線と大転子の位置を知る……206
④ 梨状筋と坐骨神経を知る……207
⑤ 大内転筋と内転筋管（内転筋腱裂孔）を知る……208

(2) 動的観察
① 後方の筋を知る……209

2　代表的なテスト　210
(1) アリステスト（Allis' test）……210
(2) オルトラニ・クリックテスト（Ortolani's click test）……211
(3) アンビルテスト（anvil test）……212
(4) オベールテスト（Ober's test）……213
(5) トーマステスト（Thomas' test）……215
(6) トレンデレンブルグテスト（Trendelenburg's test）……217
(7) パトリックテスト（Patrick's test）……218

IX. 膝関節 　　219

膝関節の特徴　220

① 視診・触診 ・・・・・・・・・ **220**
　A. 前　方 ・・・・・・・・・・・・ **220**
　　（1）静的観察
　　　① 骨指標を知る……220
　　　② 一つの関節包と二つの関節面を知る……221
　　　③ 大腿脛骨角とQ角……223
　　　④ 関節包と膝蓋下脂肪体を知る……223
　　　⑤ 靱帯を知る……224
　　　⑥ 半月板を知る……225
　　（2）動的観察
　　　① 膝関節における内側・外側の支持機構を知る……226
　　　② 膝蓋骨底・尖を知る……227
　　　③ 半月板の周辺解剖とその動きを知る……228
　B. 後　方 ・・・・・・・・・・・・ **230**
　　（1）静的観察
　　　① 骨指標を知る……230
　　（2）動的観察
　　　① 膝窩部を知る……231

② 代表的なテスト ・・・・・・・・ **232**
　　（1）アプレー圧迫テスト（Apley's compression test）……232
　　（2）マックマレーテスト（McMurray's test）……234
　　（3）前方引き出し徴候（anterior drawer test）……237
　　（4）ラックマンテスト（Lackman's test）……239
　　（5）Nテスト（Nakajima's test）……241
　　（6）軸移動（ピヴォット）テスト（pivot shift test）……243
　　（7）後方引き出し徴候（posterior drawer test）……245
　　（8）サギングテスト（sagging test）〔gravity drawer test〕……247
　　（9）アプレー牽引テスト（Apley's traction test）……248
　　（10）外反ストレステスト（abduction stress test）……250
　　（11）内反ストレステスト（adduction stress test）……251
　　（12）膝蓋骨圧迫テスト（patella griding test）……252
　　（13）膝蓋骨不安感テスト（patella apprehension test）……253
　　（14）膝蓋跳動テスト（patella floating test）……255
　　（15）ボンスホームテスト（膝伸展テスト）（bounce home test）……256

X. 足関節　　259

足関節の特徴　260

① 視診・触診 ・・・・・・・・・ **260**
　A. 内　側 ・・・・・・・・・・・・ **260**
　　（1）静的観察
　　　① 骨指標を知る……260
　　　② 靱帯を知る……261
　　（2）動的観察
　　　① 足根管を知る……262
　B. 外　側 ・・・・・・・・・・・・ **263**
　　（1）静的観察
　　　① 骨指標を知る……263
　　　② 靱帯を知る……263
　　（2）動的観察
　　　① 上・下腓骨筋支帯を知る……264

C. 前　方 ・・・・・・・・・・・・・・・・・・ 265
　(1) 静的観察
　　① 骨指標を知る……265
　　② 靱帯を知る……266
　　③ 運動軸を知る……267
　(2) 動的観察
　　① 足背の筋を知る……267

D. 後方・足底 ・・・・・・・・・・・・・・・ 268
　(1) 静的観察
　　① アライメントを知る……268
　　② 靱帯を知る……268
　(2) 動的観察
　　① "腱性の吊り包帯"とアーチ保持を知る……269

E. その他，検査上必要な知識を知る
　 ・・・・・・・・・・・・・・・・・・・・・・・ 270
　　① 内果，外果……270
　　② 距骨傾斜角……271
　　③ 前方引き出し（脛骨下端後部—距骨上端後部）……271
　　④ 距骨滑車の前縁，後縁の幅の違いとその意義……272

2 代表的なテスト ・・・・・・・・・・ 273
　(1) 前方引き出しテスト（anterior drawer test）……273
　(2) 後方引き出しテスト（posterior drawer test）……275
　(3) 内側不安定性テスト（medial instability test）……276
　(4) 外側不安定性テスト（lateral instability test）……277
　(5) 駆血帯テスト……278
　(6) 足根管のチネル徴候（Tinel's sign）……279
　(7) トンプソンテスト（Thompson's test）……280
　(8) アキレス腱叩打テスト（achilles tap test）……281

● 索　引 ・・・ 283

I 肩関節

(1) 烏口突起	(19) 肩甲下窩	(37) 外側腋窩隙
(2) 肩峰	(20) 棘下筋	(38) 上腕骨
(3) 大結節	(21) 小円筋	(39) 小胸筋
(4) 烏口上腕靱帯	(22) 僧帽筋	(40) 肩甲棘
(5) 小結節	(23) 胸鎖乳突筋	(41) 棘鎖角
(6) 結節間溝	(24) 第1肋骨	(42) 上角
(7) 腱板疎部	(25) 前斜角筋	(43) 下角
(8) 上腕二頭筋長頭腱	(26) 中斜角筋	(44) 第2胸椎
(9) 関節上腕靱帯	(27) 腕神経叢	(45) 第3胸椎
(10) 烏口鎖骨靱帯	(28) 鎖骨切痕	(46) 肩甲棘内側縁
(11) 烏口肩峰靱帯	(29) 鎖骨内側端	(47) 第7〜8胸椎
(12) 烏口肩峰アーチ	(30) 肩甲骨関節窩	(48) 肩甲骨外側縁
(13) 鎖骨	(31) 鎖骨外側端	(49) 肩甲切痕
(14) 大胸筋	(32) 関節裂隙	(50) 棘下窩
(15) 三角筋	(33) 上腕二頭筋長頭腱溝	(51) 後方四角腔
(16) 棘上筋	(34) 大円筋	(52) 腋窩
(17) 肩甲下筋	(35) 上腕三頭筋	
(18) 棘上管	(36) 内側腋窩隙	

1 視診・触診

A. 前方

(1) 静的観察

1

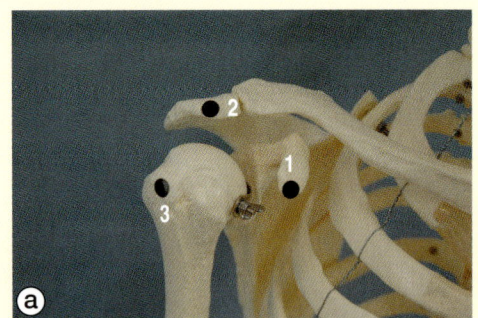
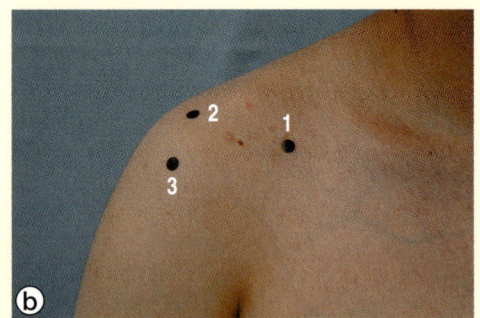
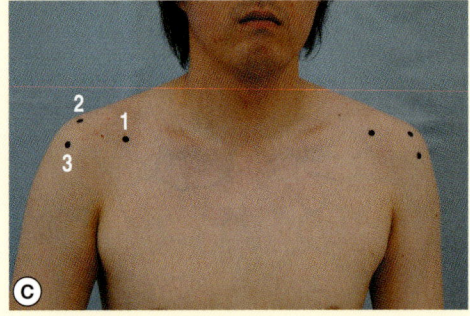

肩の骨指標とスロープの左右差を知る

a. 骨指標として烏口突起(1), 肩峰(2), 大結節(3)の3点を確認する.
b. 体表から烏口突起(1), 肩峰(2), 大結節(3)の3点が触診できるようにする.
c. 頚から肩にかけて, 左右の肩の高さ・スロープに違いがあるかどうかを確認する.

- **左右の肩の高さ・スロープ**
  胸郭形態の変化,「なで肩」, 鎖骨の傾斜, 僧帽筋の萎縮等を観察する.

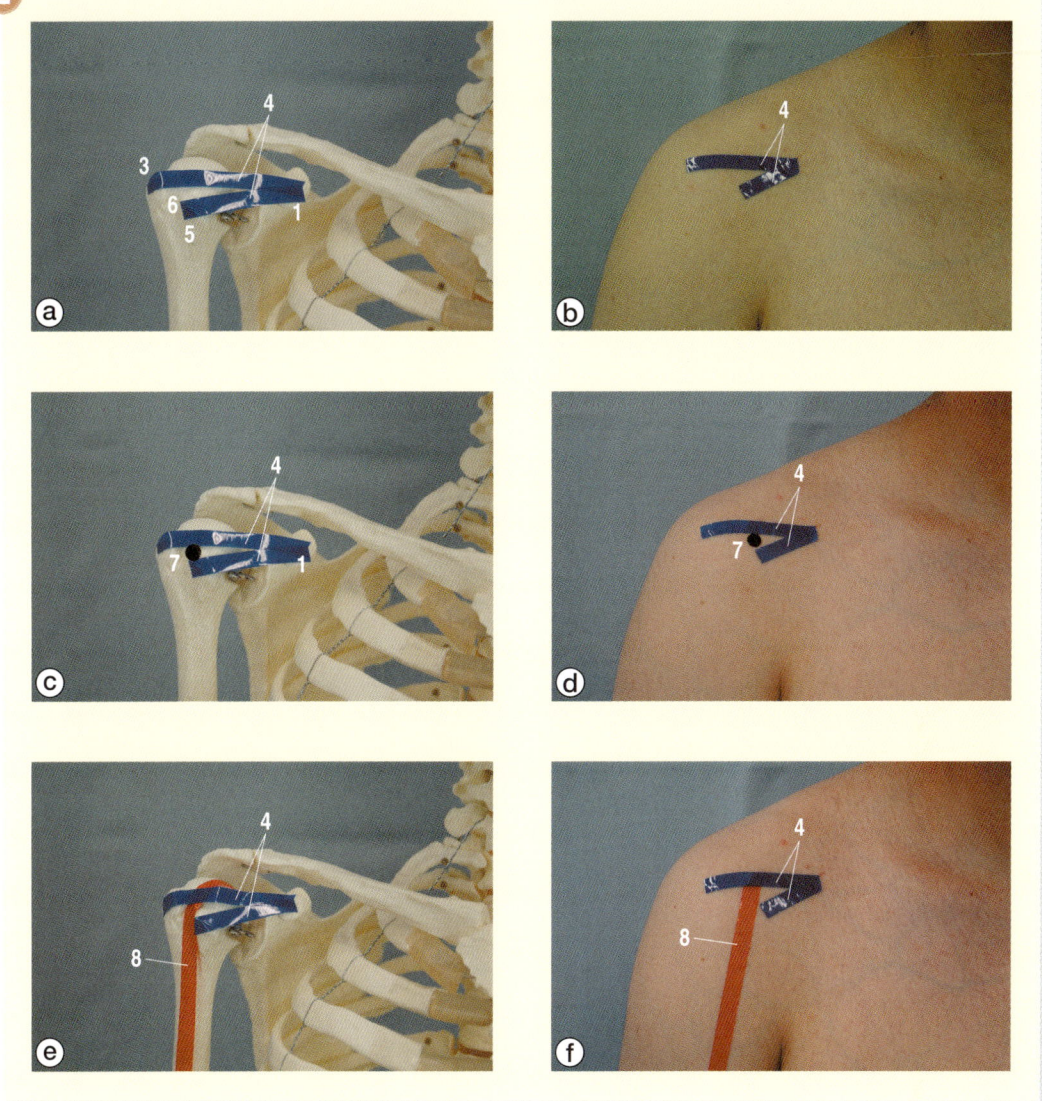

烏口突起周囲の解剖を知る

　烏口突起（1）は靱帯のターミナル，筋の付着部として重要で，臨床上ポイントとなる．烏口突起の内下方を神経・血管束が走行し，上方を上腕二頭筋長頭筋腱が通過する．また，外下方に関節裂隙，上方に烏口鎖骨靱帯，外上方に烏口肩峰アーチを観察する．

a. 烏口突起（1）の外側にある烏口上腕靱帯（4）は烏口突起から2本出ており，前部線維は小結節（5），後部線維は大結節（3）につく．大結節と小結節の間には結節間溝（6）が存在する．
b. 体表からみた烏口上腕靱帯（4）（前部線維：下，後部線維：上）を示す．
c. 烏口突起（1）の1横指外側に腱板疎部（7）がある．臨床上，重要な部位であり，2本の烏口上腕靱帯（4）の間に相当する．
d. 体表からみた烏口上腕靱帯（4）とその間の腱板疎部（7）の位置を示す．
e. 烏口上腕靱帯（4）の間を上腕二頭筋長頭腱（8）が通過する．
f. 体表から烏口上腕靱帯（4）と上腕二頭筋長頭腱（8）の位置を示す．

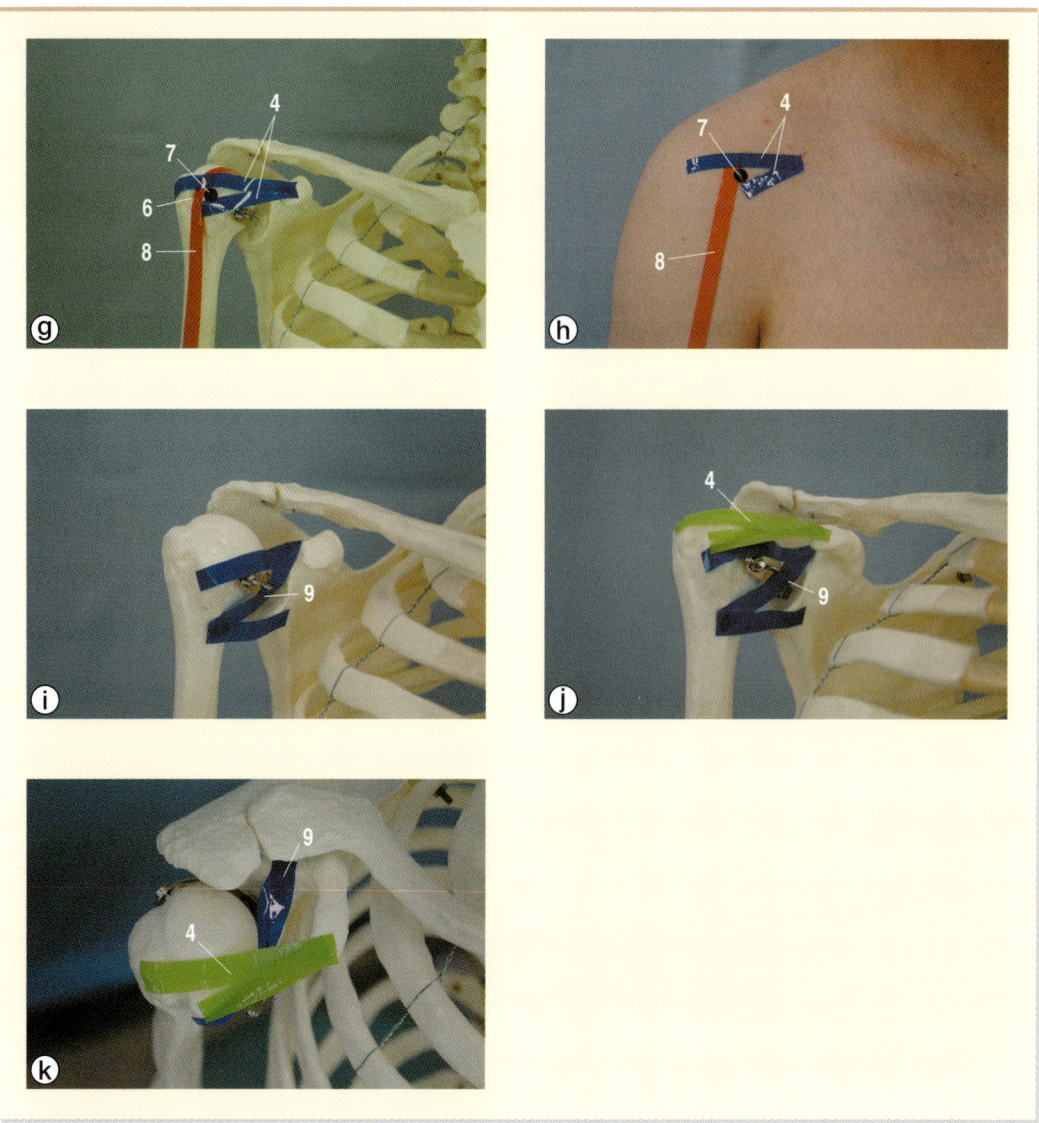

g. 腱板疎部（7）周辺を上腕二頭筋長頭筋腱（8）が通過しており，腱板疎部は結節間溝（6）の近位にあたる．横走する烏口上腕靱帯（4）と縦走する上腕二頭筋長頭腱（8）によって腱板疎部は補強される．

h. 体表からみた2本の烏口上腕靱帯（4），上腕二頭筋長頭腱（8），腱板疎部（7）の位置関係を示す．

i. 烏口突起の外側で肩関節前方には関節裂隙間を補強する3本の関節上腕靱帯（9）があり，Z字状を呈している．肩関節の前方脱臼時は上部・中部線維間（ヴェイトブレヒト：Weitbrecht孔）を通過することが多い．

j. 前からみると，関節上腕靱帯（9）（Z字状）の上方に烏口上腕靱帯（4）（V字型）が見える．

k. 前外上方からみると，浅層に烏口上腕靱帯（4），深層に関節上腕靱帯（9）が観察できる．烏口上腕靱帯が外在靱帯（extrinsic ligament）といわれるのに対して，関節上腕靱帯は関節包に密着しているため内在靱帯（intrinsic ligament）と呼ばれる．

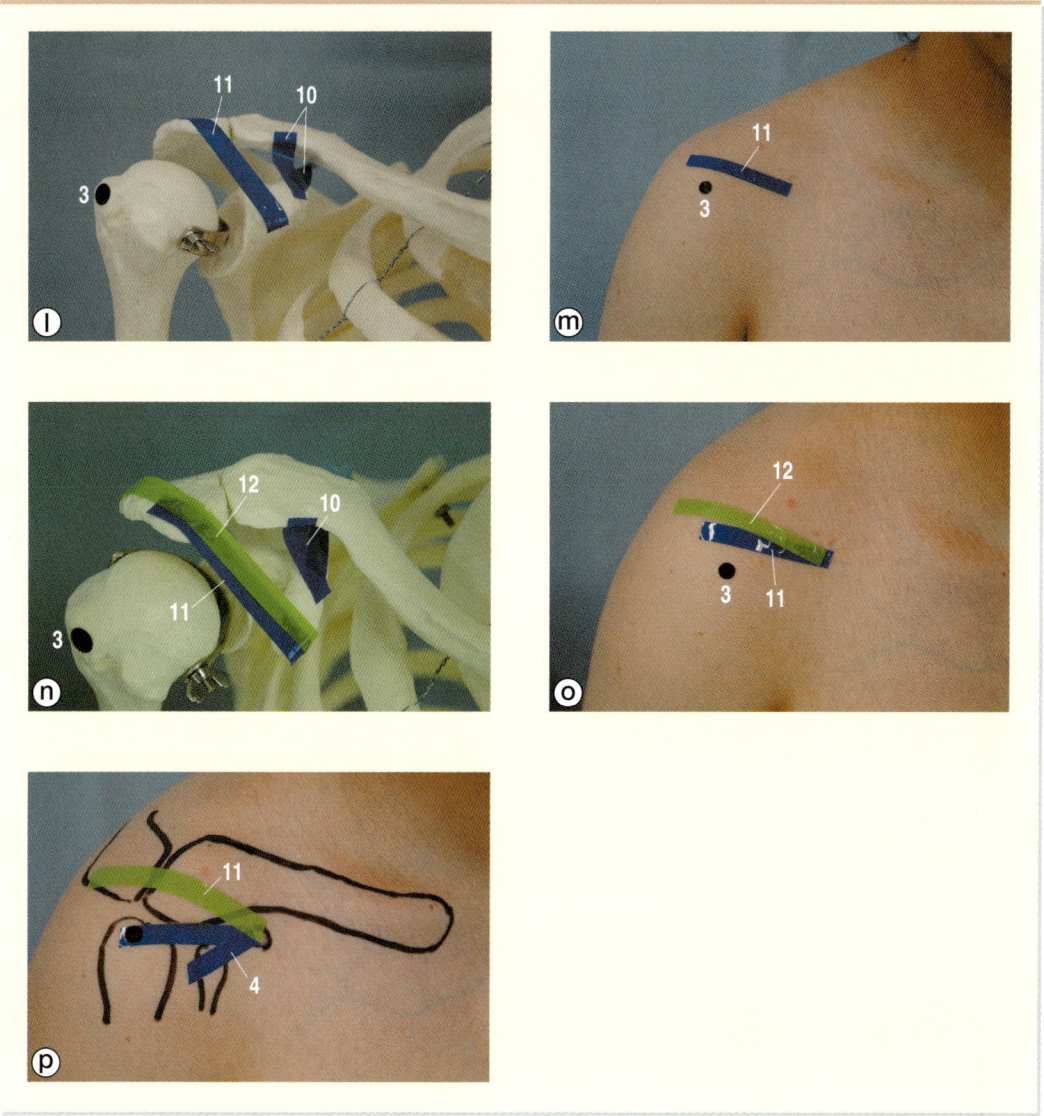

l. 烏口突起の上方には菱形靱帯，円錐靱帯からなる烏口鎖骨靱帯（10）があり，肩甲骨を懸垂する以外に棘鎖角を調整している．また，烏口突起の外上方には烏口肩峰靱帯（11）がある．黒点は大結節（3）の位置を示す．

m. 烏口肩峰靱帯（11）と大結節（3）の位置関係を示す．第2肩関節を理解する上で重要な部位となる．

n. やや斜め上方からみたもので，烏口突起・烏口肩峰靱帯（11）・肩峰で構成される烏口肩峰アーチ（12）が観察できる．黒点は大結節（3）の位置を示す．また，鎖骨直下に烏口鎖骨靱帯（10）がみえる．

o. 体表からみた烏口肩峰靱帯（11），烏口肩峰アーチ（12），大結節（3）の位置関係を示す．

p. 体表からみた烏口肩峰靱帯（11）と2本のV字状をした烏口上腕靱帯（4）の位置を示す．

❸

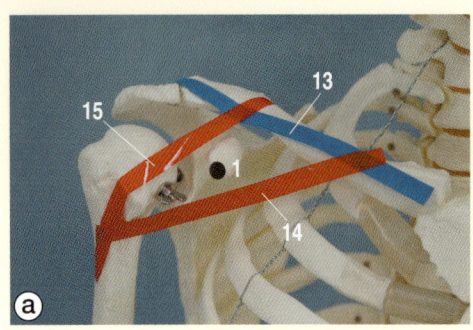 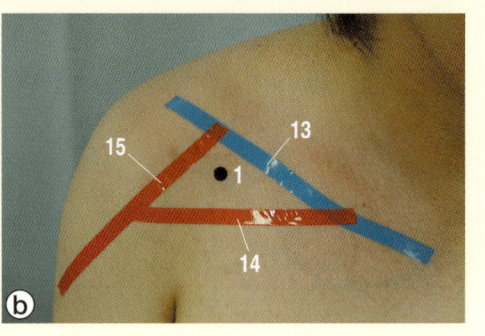

三角・胸筋三角部を知る

　鎖骨（13）の内側1/3に起始する大胸筋（14）と，鎖骨の外側1/3に起始する三角筋（15）（前部線維），さらに鎖骨で囲まれた領域は陥凹となっており，三角胸筋三角部（三角胸筋溝）と呼ぶ．この直下に烏口突起（1）を触れることができる．烏口突起を触診する上での目安となる．

a. 三角胸筋三角部は，上方は鎖骨（13），外側は三角筋（15）前部線維の内側縁，内側は大胸筋（14）（鎖骨部）外側縁で囲まれた三角部の領域をいう．
b. 体表からみたもので，三角胸筋三角部のほぼ中央に烏口突起（1）を触知できる．解剖学的にこの部位には橈側皮静脈がみられる．

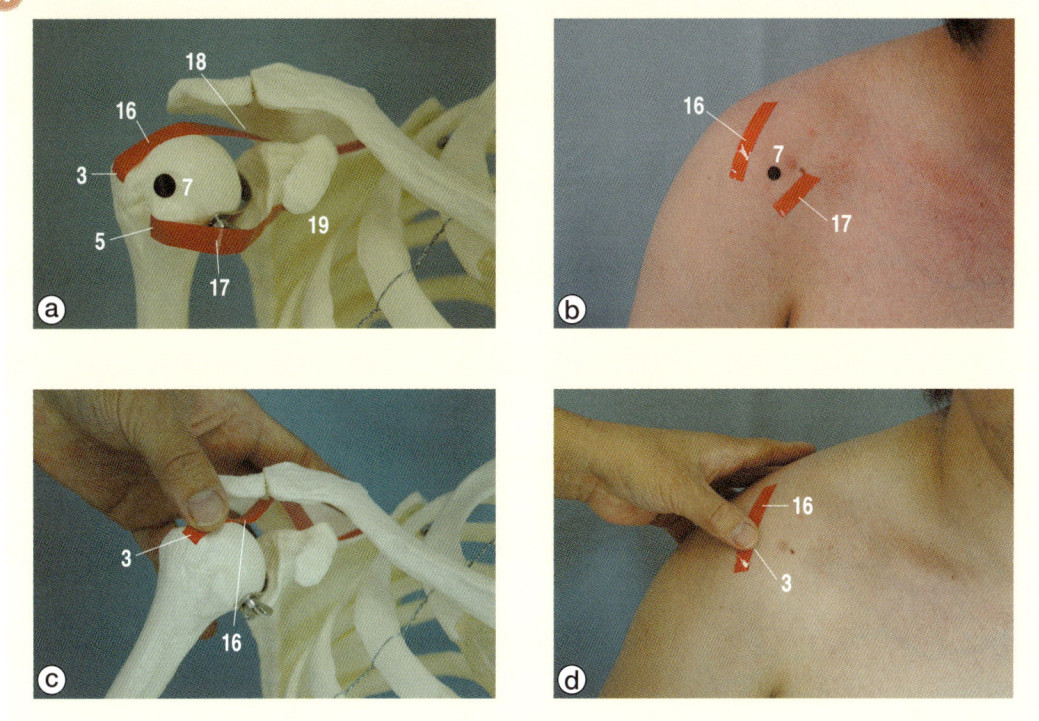

棘上筋と大結節を知る

　腱板は四つの筋で構成されるが，構成上の弱点として棘上筋(16)と肩甲下筋(17)の間にできる間隙がある．両筋は相反する作用をもつため，隣接しながらも拮抗した動きの中で共存する．この部位を腱板疎部(7)と呼んでいる．解剖学的にもっとも脆弱な部位である反面，もっとも動きの激しい部位といえる．臨床的には，肩関節90°外転位での外旋時に運動制限や疼痛があれば，まず腱板疎部の損傷を疑い，さらに関節上腕靱帯，前方関節唇の損傷などを考える．

　腱板疎部の上方には棘上筋を触れることができ，その触診法として肩関節伸展位で肩峰の前に触知可能である．腱板断裂時には肩関節伸展位で陥凹として触れることができる．また，棘上筋が付着する大結節部はクリティカルゾーン(critical zone)としても知られている．

a. 棘上管(18)より大結節(3)に棘上筋(16)が，肩甲下窩(19)より小結節(5)に肩甲下筋(17)が走行し，その間を腱板疎部(7)という
b. 体表からみた棘上筋(16)と肩甲下筋の推測位置(17)と両筋間の腱板疎部(7)を示す．この部位は解剖学的にもっとも脆弱な部位である．
c. 骨標本で肩峰の外方に大結節(3)と，棘上筋(16)の腱を確認する．
d. 体表からみた大結節(3)と棘上筋(16)の走行を示す．

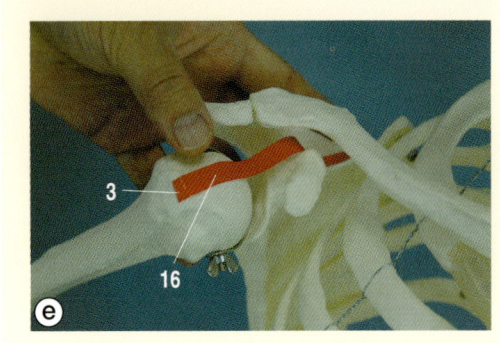 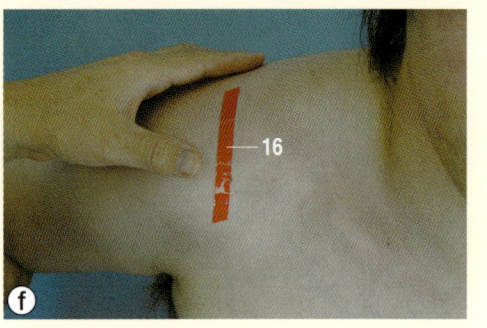

e. 肩関節を伸展すると大結節(3)が前方に移動するため,棘上筋(16)が押さえやすくなる.
f. 肩関節の伸展で棘上筋(16)は前を向くため,大結節部の腱を触れやすくなる(棘上筋の触診法).

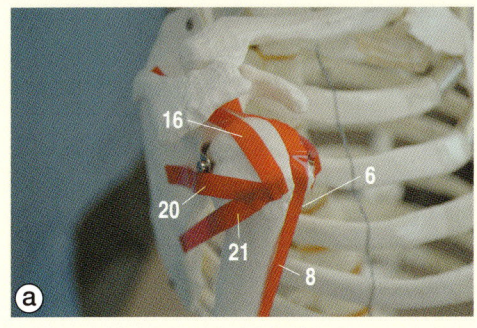

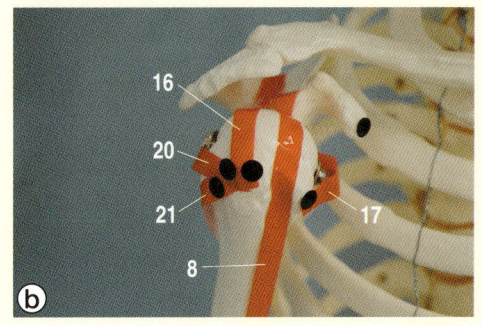

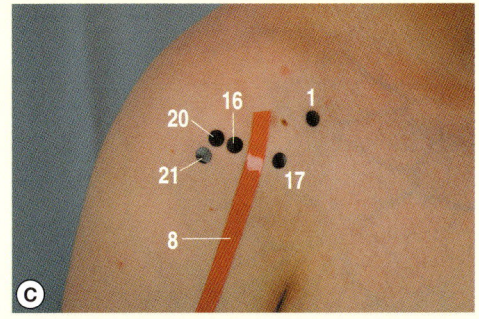

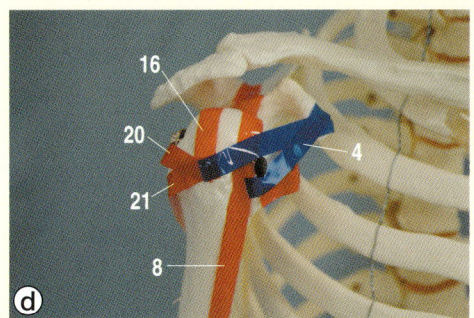

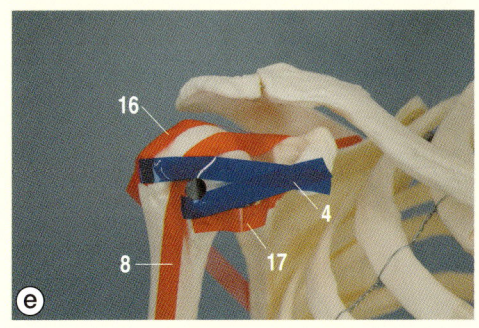

腱板と上腕二頭筋長頭腱を知る

　腱板4筋の位置と結節間溝(6)を走行する上腕二頭筋長頭腱(8)を確認する．上腕二頭筋長頭腱は結節間溝を上行した後，急激に角度を変えて関節上結節へ向かう．

a. 後外側からみて，腱板のうち外旋作用をもつ棘上筋(16)，棘下筋(20)，小円筋(21)と結節間溝(6)を走る上腕二頭筋長頭腱(8)が観察できる．
b. やや前方から，外旋作用をもつ棘上筋(16)，棘下筋(20)，小円筋(21)と内旋に働く肩甲下筋(17)を確認する．前者の筋付着は大結節周囲に並び，後者は小結節につく．両者を分ける結節間溝(6)を上腕二頭筋長頭腱(8)が走行する．
c. 体表から腱板4筋の停止部と上腕二頭筋長頭腱(8)の位置を確認できる．内側のポイントは烏口突起(1)を示す．
d. 上記筋群の上方には2本の烏口上腕靱帯(4)があり，肩関節の内旋位で弛緩する．
e. 烏口上腕靱帯(4)は肩関節の外旋位で緊張することから，外旋を制限していることがわかる．

❻

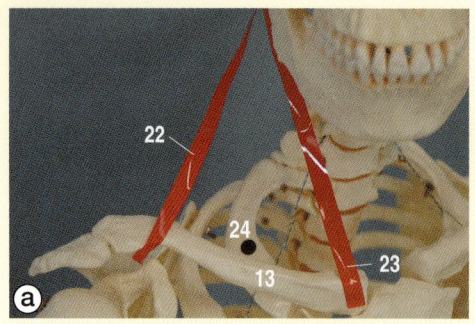
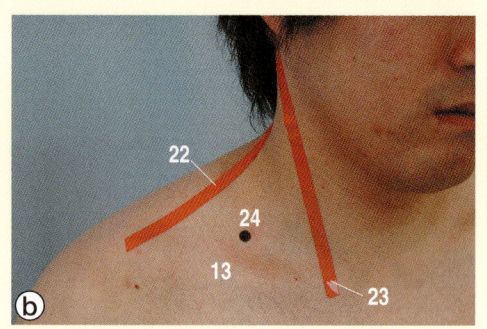
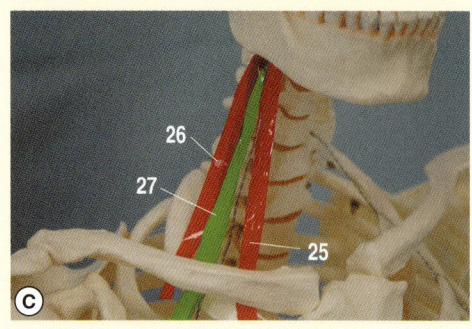

鎖骨上窩の解剖を知る

　鎖骨上窩は僧帽筋（22）前縁，胸鎖乳突筋（23）外側縁と鎖骨（13）で囲まれた陥凹を指す．この陥凹には第1肋骨（24），第1肋骨を付着部とする前・中斜角筋，腕神経叢などを触れることができる．

a. 鎖骨上窩は前外方から，僧帽筋（22）前縁，胸鎖乳突筋（23）外側縁と鎖骨（13）で囲まれた陥凹として確認する．
b. 体表からみて比較的大きな領域として理解できる．鎖骨上窩の中に第1肋骨（24）を触診できる．
c. この陥凹の中に第1肋骨と前（25）・中斜角筋（26）を触診でき，斜角筋の間隙を腕神経叢（27）が通過する．

●鎖骨上窩
　両鎖骨上窩を母指腹で左右同時に圧迫する持続圧迫テストがある．これは約1kg圧で1分以内で鎖骨上窩を圧迫するもので，愁訴と同じ症状を訴えれば陽性とし，胸郭出口症候群を疑うが，他の頸椎疾患も考慮すべきである．モレイテスト（Morley test）とも呼ぶ．

文献　Morley J：Brachial pressure neuritis due to a normal first thoracic rib：it's diagnosis and treatment by excision of rib. Clinical Journal XLII：461-464, 1913

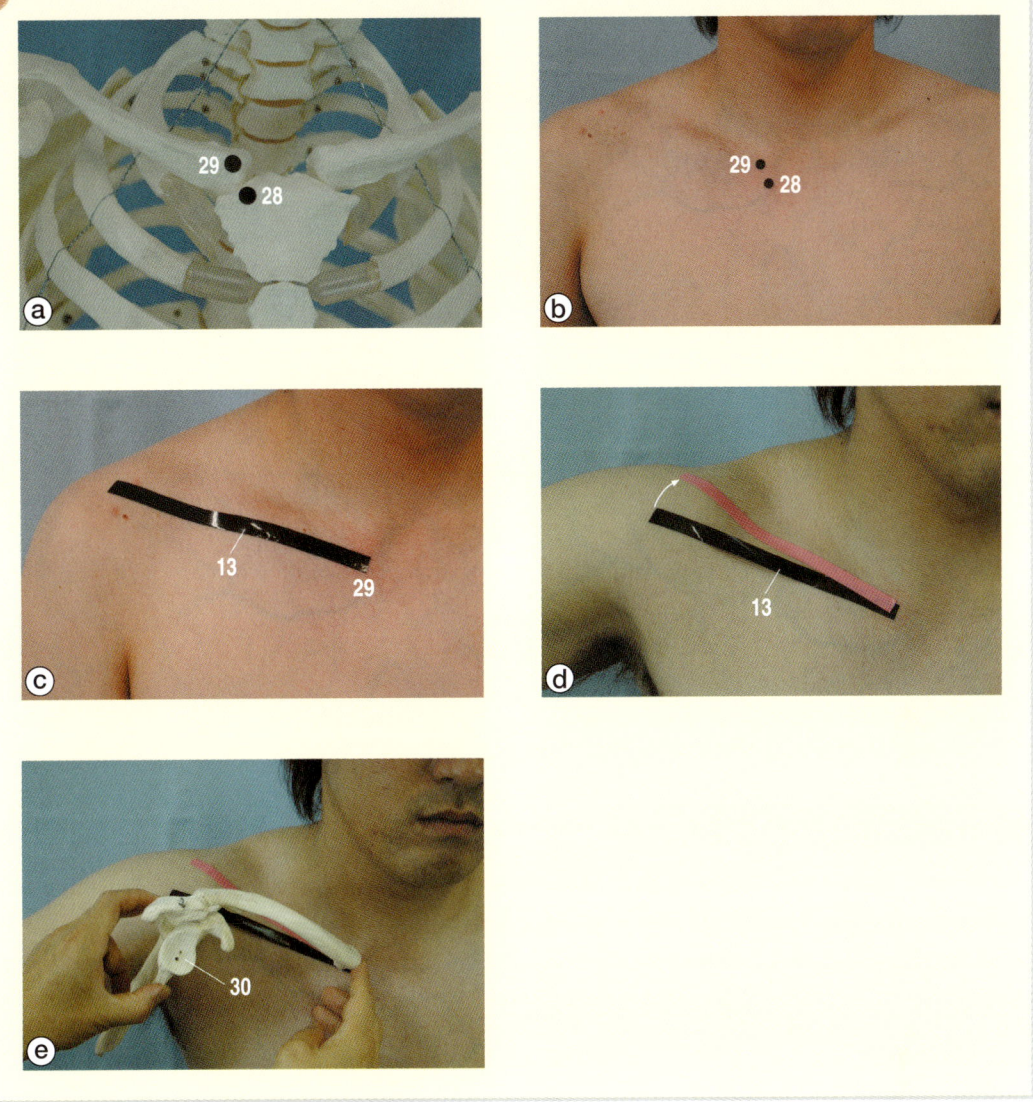

胸鎖関節の解剖と機能を知る

　胸鎖関節は胸骨の鎖骨切痕(28)と鎖骨内側端(29)で構成される解剖学的関節である．体幹と上肢を連結する唯一の関節といえる．関節円板をもち，関節の前・後を胸鎖靱帯，上方を鎖骨間靱帯で固定されている．鎖骨はこの関節を支点として上下・前後に傾斜し，軸回旋を行う．肩関節挙上において外転30～90°でもっとも大きく傾き，その後は軸回旋する．よって，この関節に病変があると外転90°までに症状がでるので，鎖骨の動きを触診できるようにすることが重要である．

a. 胸鎖関節は胸骨の鎖骨切痕(28)と鎖骨内側端(29)で構成される．
b. 体表から見た胸鎖関節の位置を示す．
c. 上腕下垂位の鎖骨(13)の位置と傾きを示す．
d. 上腕下垂位の鎖骨(13)と90°外転時の鎖骨の位置(傾き)を示す．鎖骨の上方移動が観察できる．
e. 肩関節外転(屈曲)時，鎖骨と肩甲骨はこのように傾くことが推測できる．肩甲骨関節窩(30)は次第に前方を向く．

❽

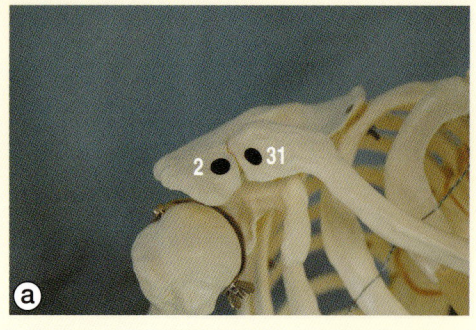
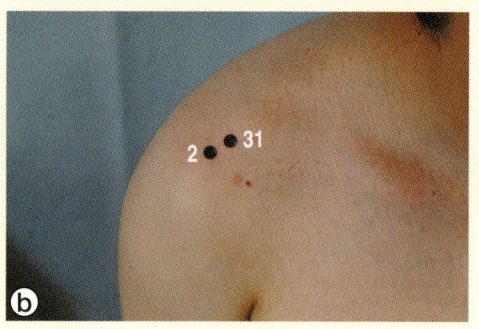
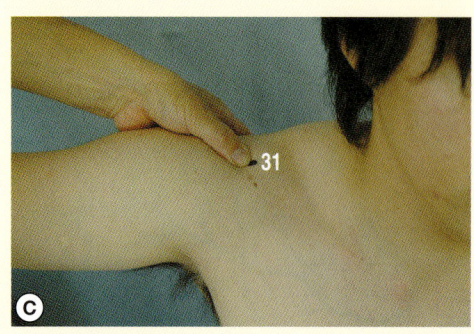

肩鎖関節の解剖と機能を知る

　肩鎖関節は肩峰(2)端と鎖骨外側端(31)で構成された平面関節である．臨床的には肩鎖関節脱臼が多くみられ，脱臼時にはピアノキーサインが出現する．触診はこの部位を調べることになる．肩鎖関節は肩関節の外転90°以降に回旋運動としてみられ，肩関節の可動性に強く影響する．よって，この部に疾患があると外転90°以降に症状を観察できる．

a. 肩鎖関節は肩峰(2)端と鎖骨外側端(31)で構成される関節である．肩甲骨の回旋運動や鎖骨の軸回旋を可能とする．
b. 体表からみた肩鎖関節の位置を示す．
c. 肩鎖関節は肩関節の外転90°以降の可動性に影響を与える．鎖骨外側端(31)を母指で押さえて上肢を挙上すると，疾患の有無によって母指の直下にクリック音などの軋音を触知できる．

⑨

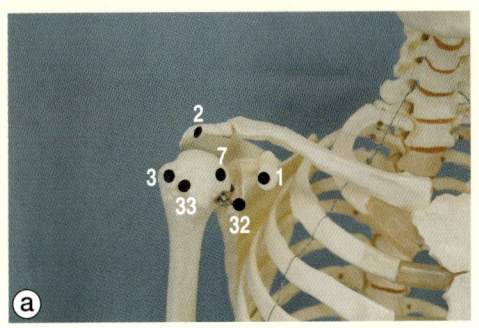 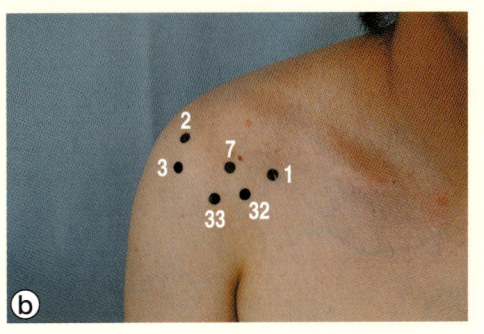

前方からみた肩関節の圧痛点

肩関節を評価する場合，圧痛点の有無を調べる必要がある．前方で6ヵ所あるがその意義を理解することが重要である．

a. 骨指標からみた圧痛点
- 烏口突起（1）（coracoid process：CP）：靱帯のターミナルとしてストレスの加わりやすい部位
- 肩峰（2）（acromion：AC）：烏口肩峰靱帯，肩峰下滑液包など，第2肩関節の障害を判断する部位
- 腱板疎部（7）（rotator interval：RI）：肩外旋筋と内旋筋の間にあって，ストレスの影響を受けやすい部位
- 関節裂隙（32）（gleno humeral space：GH）：関節上腕靱帯，関節面を観察する部位
- 大結節（3）（greater tuberosity：GT）：腱板の付着部でクリティカルゾーンを有する．また，第2肩関節障害によって肩峰間でインピンジメントをきたす部位
- 上腕二頭筋長頭腱溝（33）（biceps groove：BG）：上腕二頭筋長頭腱炎の発症を確認できる部位（結節間溝と同部位であるが，臨床上あえてBGと呼ばれている）

b. 体表からみた6ヵ所の圧痛点を示す．

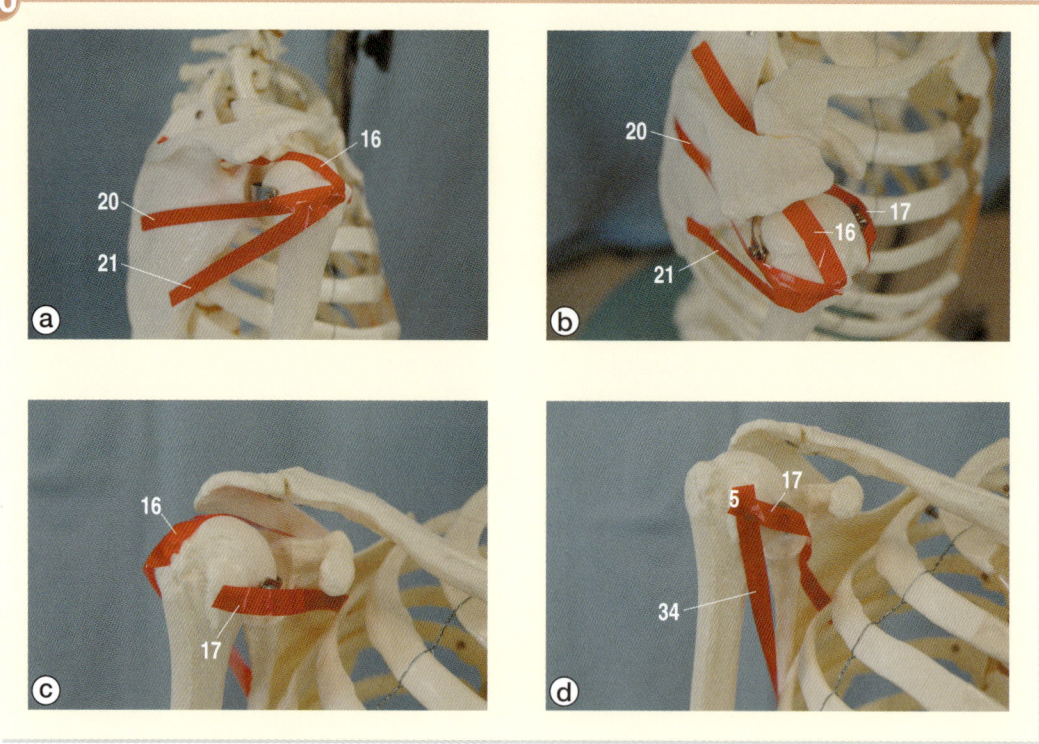

肩関節周囲の筋群を知る

　肩関節周囲の筋群を立体的に位置づけることが重要であり，それによって客観的に筋の作用が把握できる．また，体表から筋の位置，形態，萎縮度を総合的に考慮する必要がある．インナーマッスル（inner muscles）としての腱板とそれに関連した周囲の筋との位置関係を知る．

a. 腱板4筋を外側からみたもので，後方では上から棘上筋（16），棘下筋（20），小円筋（21），前方には肩甲下筋（17）がある．
b. 腱板を上方から見たものである．前方に肩甲下筋（17），中央から後方にかけて棘上筋（16），棘下筋（20），小円筋（21）が一列に並んで観察できる．
c. 前方に肩甲下筋（17），上方に棘上筋（16）が観察でき，その間に腱板疎部が広がっている．
d. 上方に肩甲下筋（17），下方から小結節に向かう筋は大円筋（34），広背筋である．いずれも小結節（5）に付着することから肩関節の内旋作用を持つ．

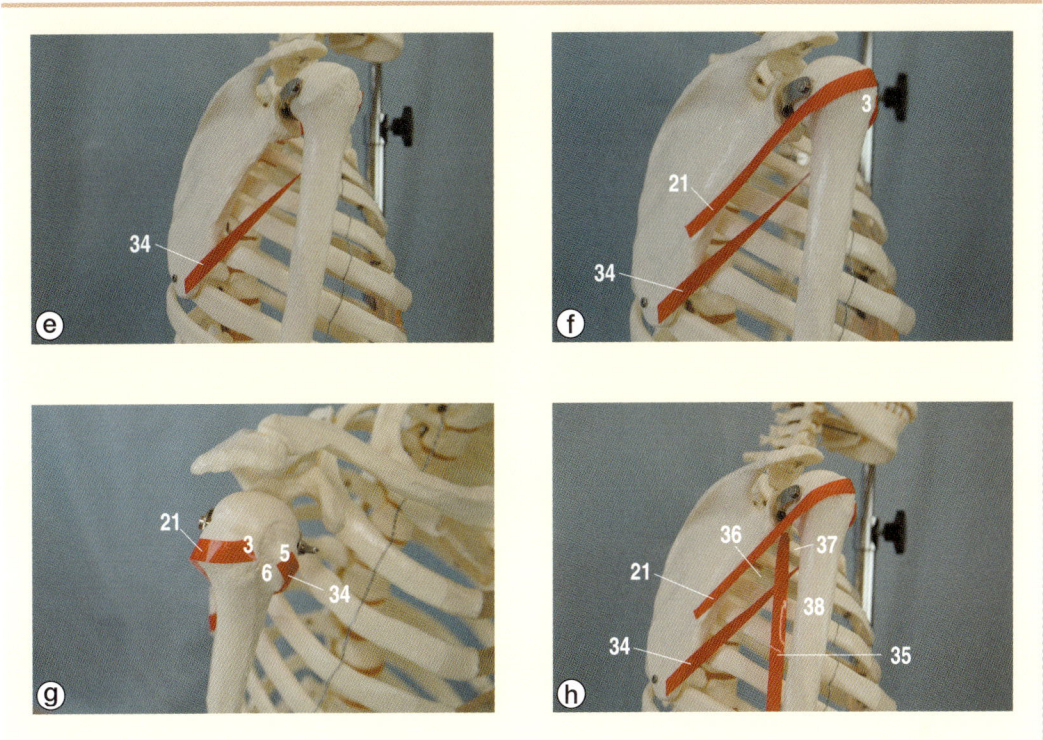

e. 大円筋(34)(腰背部から上方に向かい,肩甲骨下角にいったん停止して小結節に停止する広背筋も同様)の走行を示す．上腕骨を前後に斜走する様子がうかがえる．
f. 外側からみた小円筋(21)と大円筋(34)の走行を示す．小円筋は上腕骨の後方を斜め横断して大結節(3)に,大円筋は上腕骨の前方を斜走して小結節に付着する．
g. 上記の2筋を前外上方から見たもので,結節間溝(6)を挟んで相対して付着する．
h. 肩を後方からみると,腋窩の後方で小円筋(21)と大円筋(34)に囲まれた領域が存在する．これは後方四角腔(内側腋窩隙,外側腋窩隙)と呼ばれる．さらに,上腕三頭筋(35)がこの間を縦走するため,後方四角腔は内側腋窩隙(36)と外側腋窩隙(37)に分けられる．前者は肩甲骨外側縁と大円筋(34),小円筋(21),上腕三頭筋(35)長頭腱で囲まれた空間であり,肩甲回旋動・静脈が走行する．外側腋窩隙は,上腕骨(38)と大円筋(35),小円筋(21),上腕三頭筋長頭腱(35)で囲まれた空間であり,後上腕回旋動・静脈,腋窩神経が走行する．これらは臨床上きわめて重要な部位といえる．

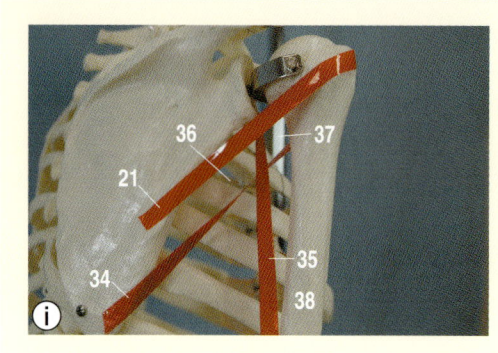 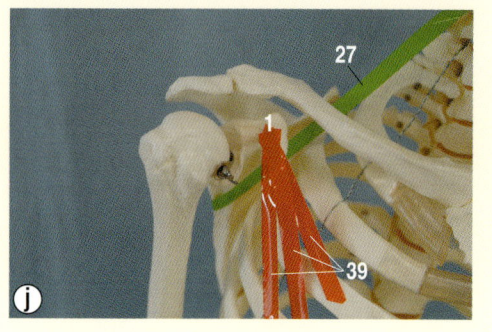

i. 後方四角腔を外下方から接近して観察する．
j. 小胸筋(39)(第3～5肋骨前縁から烏口突起)の走行を示す．この筋の直下を鎖骨下動・静脈，腕神経叢(27)が走行する．よって，小胸筋に緊張を認めたり，緊張を高める肢位(肩関節の過度外転・外旋位)にすると血管・神経が圧迫(絞扼)され，過外転症候群(Wright's test陽性)を呈する．

（2）動的観察

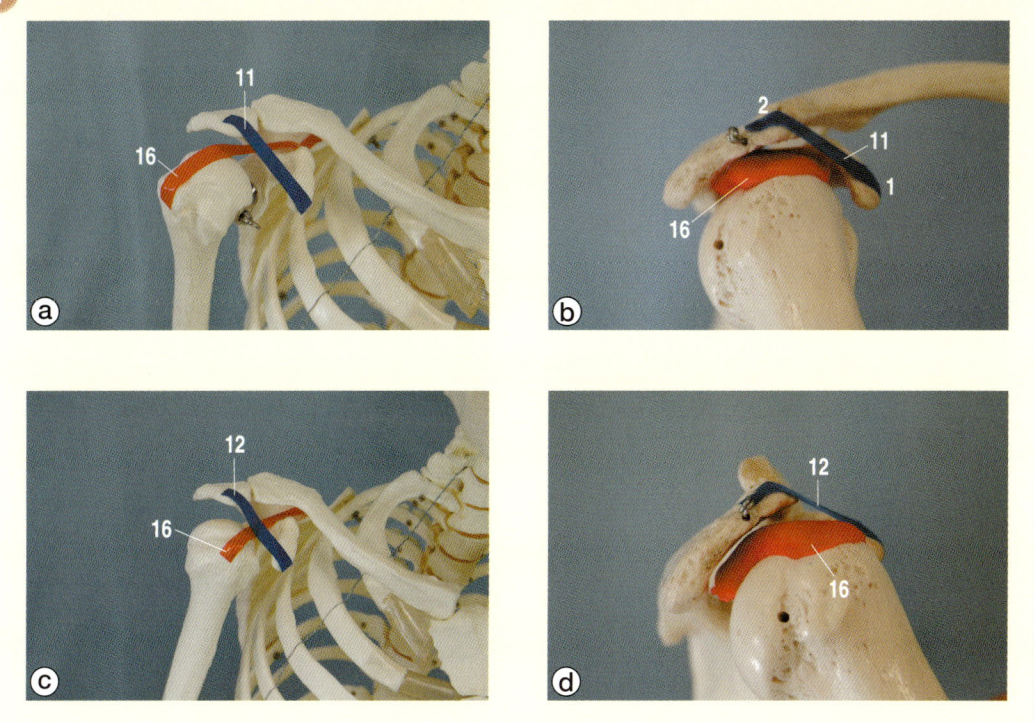

烏口肩峰アーチ下の棘上筋の動きを知る

　烏口肩峰アーチ下にある棘上管を占有する棘上筋の走行と役割を知ることが重要である．烏口肩峰アーチ下には骨頭寄りに関節包が，肩峰寄りに肩峰下滑液包があって，その間に棘上筋が挟まれる構造をしている．

a. 棘上窩から大結節に至る棘上筋（16）の作用としては下方に骨頭を押し下げ，大結節を回転させて肩関節の外転開始筋として働く．
b. 烏口突起（1），烏口肩峰靱帯（11），肩峰（2）で烏口肩峰アーチが構成される．この烏口肩峰アーチは大結節との間で機能的関節を構築する．すなわち，烏口肩峰アーチを見かけ上の関節凹面，大結節を見かけ上の関節凸面とすると，この間に機能的関節が形成される．これを第2肩関節と呼ぶ．第2肩関節に病変がある場合，自動外転60〜120°の間で痛みが発生する．この60〜120°の範囲を有痛弧（painful arc）と呼び，この間に症状を訴えれば腱板炎，肩峰下滑液包炎，大結節裂離骨折などを疑う．
c. 烏口肩峰アーチ（12）と棘上筋（16）の付着する大結節との位置関係を示す．これは肩関節内旋位の状態を示し，大結節は前方に位置する．肩関節の屈曲に適している．屈曲時，大結節は烏口肩峰アーチの前方を通過する（前方通路：anterior path）．
d. 肩関節内旋位の状態を拡大して示したものである．棘上筋の走行を確認する．

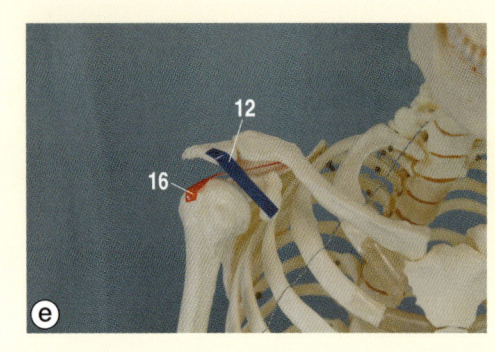
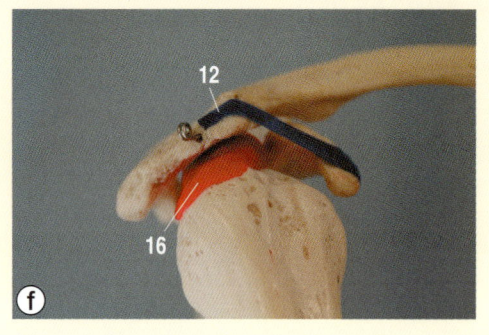

e. 肩関節外旋位の状態で，大結節は外後方にくる．この肢位は肩関節の外転に適している．外転時，大結節は烏口肩峰アーチ（12）の後方を通過する（後方通路：posto-lateral path）．
f. 肩関節外旋位の状態を拡大して示したものである．大結節は後方に移動していることを確認する．

　烏口肩峰アーチに入り込む大結節の通路は屈曲時，外転時で異なるが，挙上時に内旋位と外旋位の中間を通る新たな通路が存在する．これを中間通路（neutral path）といい，肩甲骨面（scapular plane）上を移動していることになる．この通路は臨床上きわめて重要で，ゼロポジション（zero position）に至る面でもある．
　烏口肩峰アーチと大結節間で十分な運動が確保できなくて疼痛や衝突を招く状態をインピンジメント（impingement）という．

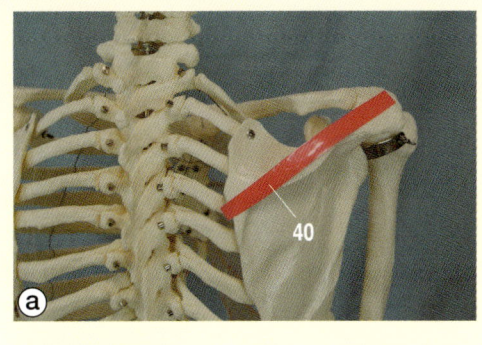
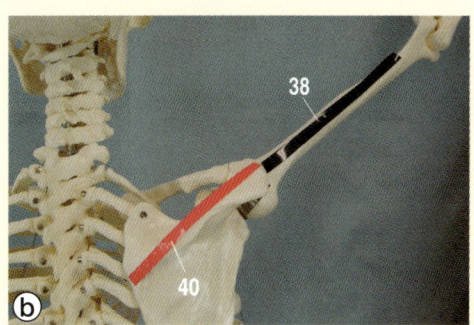
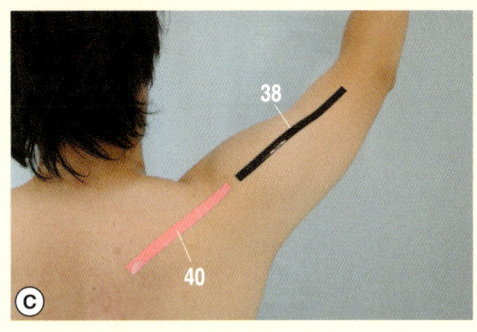

ゼロポジションを知る

　肩甲骨面（scapular plane）上にあって肩甲棘（40）軸と上腕骨（38）軸が一致した肢位をいう．頭の後ろで両手を組む肢位といえる．この肢位は肩関節がもっとも安定し，周囲の筋群の活動が少ない肢位ともいえる．臨床的には術後の固定肢位や肩関節脱臼時の整復肢位に用いられる．

a. 肩甲骨の上1/3を斜めに横断する肩甲棘（40）が肩甲骨の動きや位置を観察する上で有効な骨指標となる．
b. ゼロポジションは，肩甲棘（40）（軸）と上腕骨（38）（軸）が一致した肢位をいう．
c. 体表からみたゼロポジションを示す．

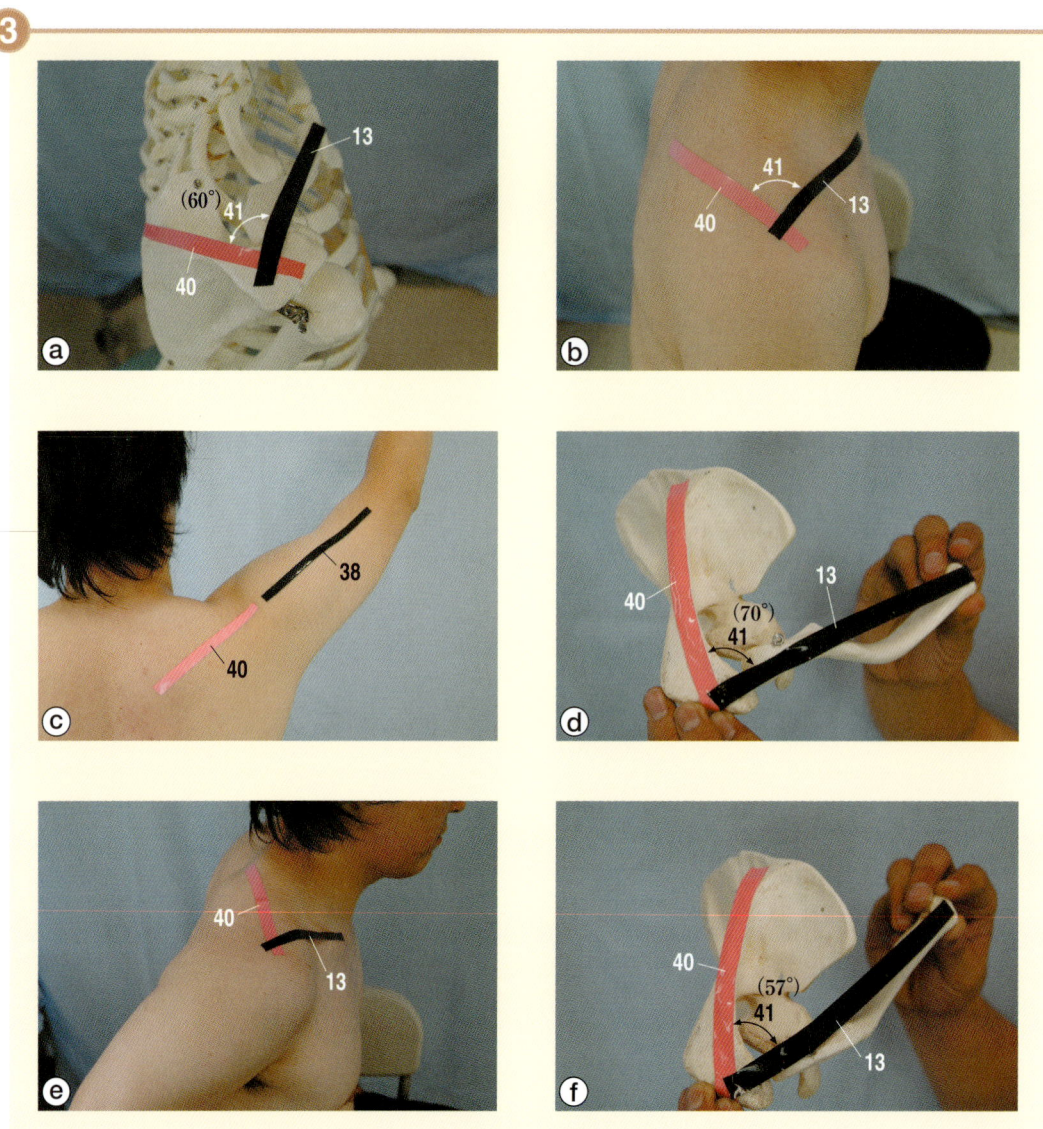

棘鎖角を知る

棘鎖角（41）は肩を上方から見た場合，肩甲棘（40）と鎖骨（13）間で作られる角度をいい，約60°と言われる．通常，肩甲骨は前額面に対して約30°前方を向き（肩甲平面），鎖骨は肩甲平面に対して約60°の棘鎖角をもつ．この棘鎖角は上肢の動きに従って生じる肩甲骨の回旋や鎖骨の傾斜・軸回旋により変化し，上肢が挙上すると棘鎖角は拡大，伸展により縮小する．この現象を烏口鎖骨メカニズムと呼び，微調整は烏口鎖骨靱帯（円錐靱帯と菱形靱帯）によって行われている．円錐靱帯は棘鎖角の拡大を抑制し，菱形靱帯は棘鎖角の縮小を抑制する．

a. 上肢下垂時の棘鎖角（41）を示す．
b. 体表からみた上肢下垂時の棘鎖角（41）である．
c. 肩関節の挙上を後方からみる．挙上により棘鎖角は拡大する．
d. 肩挙上時の棘鎖角（41）は約70°に拡大する．これは肩甲骨の上方回旋と鎖骨の軸回旋によって生じる．これらの動きが正常に機能しない場合，肩関節の挙上が影響される．
e. 肩関節の伸展を側方からみる．伸展により棘鎖角は縮小する．
f. 肩関節伸展時，肩甲骨の下方回旋と鎖骨の軸回旋によって棘鎖角（41）は約57°に縮小する．

B. 後　方

（1）静的観察

肩甲骨の位置を知る

　肩関節を後方からみた場合，肩峰から内側縁に至る肩甲棘(40)，上角(42)，下角(43)が触診できる．また，肩の形態から僧帽筋の萎縮の有無を観察する．左右の肩甲骨の位置を比較することで翼状肩甲(長胸神経麻痺)などの異常を調べる．

a. 肩甲骨を後方から観察する．肩甲骨全体の位置と肩峰(2)から肩甲棘(40)に至るライン，さらにその傾きを観察する．
b. 体表から肩甲棘(40)の位置を知る．
c. 胸椎の棘突起に対する肩甲骨の位置を把握する．すなわち，第2胸椎(44)と上角(42)，第3胸椎(45)と肩甲棘内側縁(46)，第7〜8胸椎(47)と下角(43)の位置がほぼ等しいことを理解し，体幹における肩甲骨の位置を確認する．
d. 体表から第2胸椎(44)と上角(42)，第3胸椎(45)と肩甲棘内側縁(46)，第7〜8胸椎(47)と下角(43)の位置がほぼ等しいことを理解する．
e. 上外後方から背部における肩甲骨全体の位置を示す．脊柱と肩甲骨内側縁の位置を確認する．

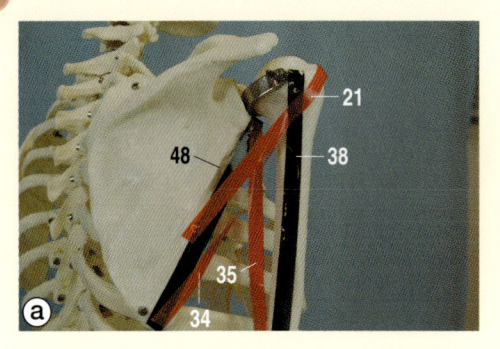

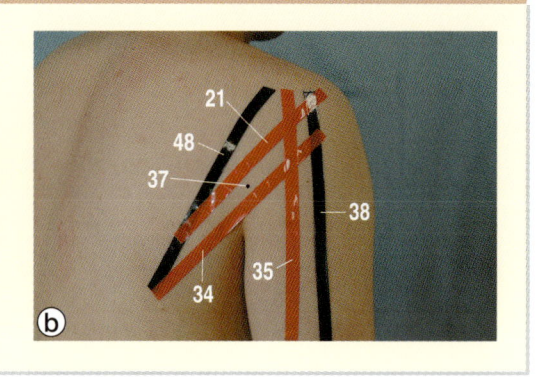

四辺形間隙（後方四角腔）を知る

　後方四角腔（quadri-lateral space）は肩甲骨外側縁（48），上腕骨（38），小円筋（21），大円筋（34）によって囲まれた領域をいう．また，後方四角腔はさらに二つの間隙に分かれ，肩甲骨外側縁と大・小円筋，上腕三頭筋長頭腱（35）で囲まれた空間を内側腋窩隙（36）という．肩甲回旋動・静脈が走行する．一方，上腕骨（38）と大円筋（34），小円筋（21），上腕三頭筋長頭腱（35）で囲まれた空間を外側腋窩隙（37）といい，後上腕回旋動・静脈，腋窩神経が走行する．慢性化するに従って症状は肩関節の後方に移り，結果としてこの部位に臨床所見が観察できる．

a. 肩関節を外側からみたもので，骨としては肩甲骨外側縁（48），上腕骨（38）が，筋は小円筋（21），大円筋（34），上腕三頭筋（35）が観察できる．
b. 体表からみたもので，後方四角腔を示す．さらに，後方四角腔は上腕三頭筋長頭腱（35）によって内側腋窩隙（36）と外側腋窩隙（37）に分けられる．前者には肩甲回旋動・静脈が走行し，後者には後上腕回旋動・静脈，腋窩神経が走行する．

❸

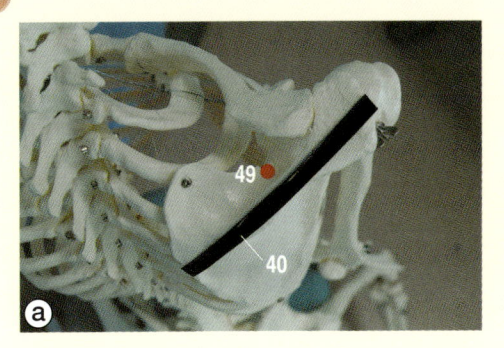

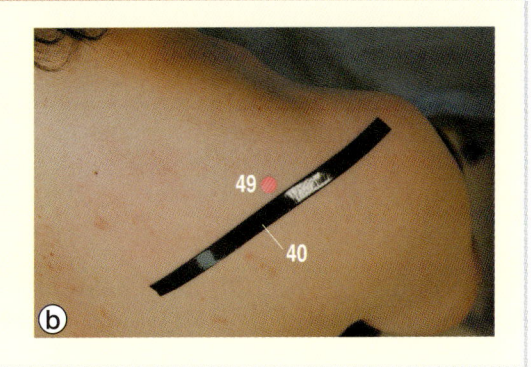

肩甲切痕を知る

　肩甲棘(40)を目安として，棘上窩の中央やや外側に肩甲切痕(49)がある．この部位は肩甲上神経が走行しており，横靱帯との間で絞扼されることがある．この場合，棘上筋，棘下筋に筋萎縮をもたらし，特に棘下筋に著明に出現する．

a. 肩甲切痕(49)が肩甲棘(40)の直上にあることを観察する．ここを肩甲上神経が走行し，支配筋は棘上筋，棘下筋である．
b. 体表における肩甲切痕(49)の位置示す．

❹

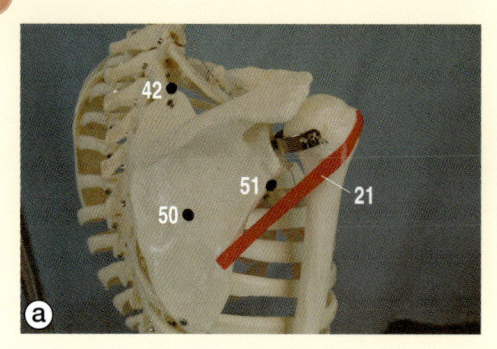

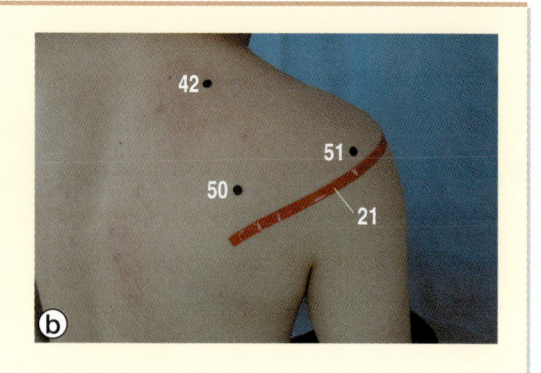

後方からみた肩関節の圧痛点

後方にみられる圧痛点を調べる．後方で3ヵ所あるがその意義を理解する．

a. 骨指標からみた圧痛点
　肩関節の後方では小円筋（21）より近位に圧痛点が出現しやすい．
- 後方四角腔（51）：解剖学的関係から腋窩神経，上腕・肩甲回旋動脈などが絞扼され，三角筋などに症状を呈する．
- 棘下窩（50）（infraspinatus fossa：IS）：棘下筋があり肩甲上神経に支配される．神経の刺激症状によって圧痛点が出現しやすい．
- 肩甲骨上角（42）（superior angle：SA）：肩甲挙筋が停止し，肩こりを訴える部位として有名である．この部位に圧痛・肥厚があれば，上角滑液包炎，肩甲挙筋の過用症候群（overuse syndrome）が疑われる．また，この筋を肩甲背神経が貫通するため，絞扼によって菱形筋の萎縮，緊張や背部痛が発生する．重要な治療点ともなる．

b. 体表からみた3ヵ所の圧痛点を示す．

⑤

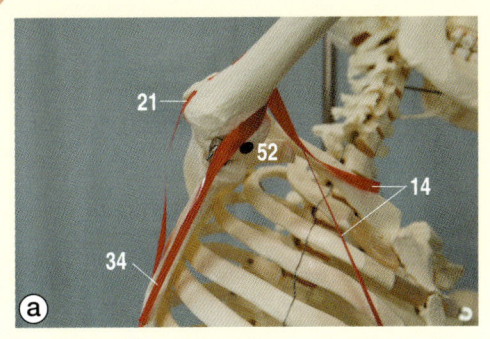

腋窩を構成する筋を知る

腋窩の前壁は大胸筋(14)によって，後壁は広背筋，大円筋(34)，肩甲下筋によって構成される．また，上肢を挙上すると腋窩(52)に関節包下腔，骨頭を触れることができる．

腋窩動脈，正中・尺骨神経を確認する．さらに，腋窩周囲の筋緊張，骨頭の位置，上腕骨の動きに連動する骨頭の動きを観察する．

a. 腋窩の前壁は大胸筋(14)によって，後壁は小円筋(21)，大円筋(34)，広背筋によって構成される．腋窩(52)で上腕骨骨頭を触れることができる．

（2）動的観察

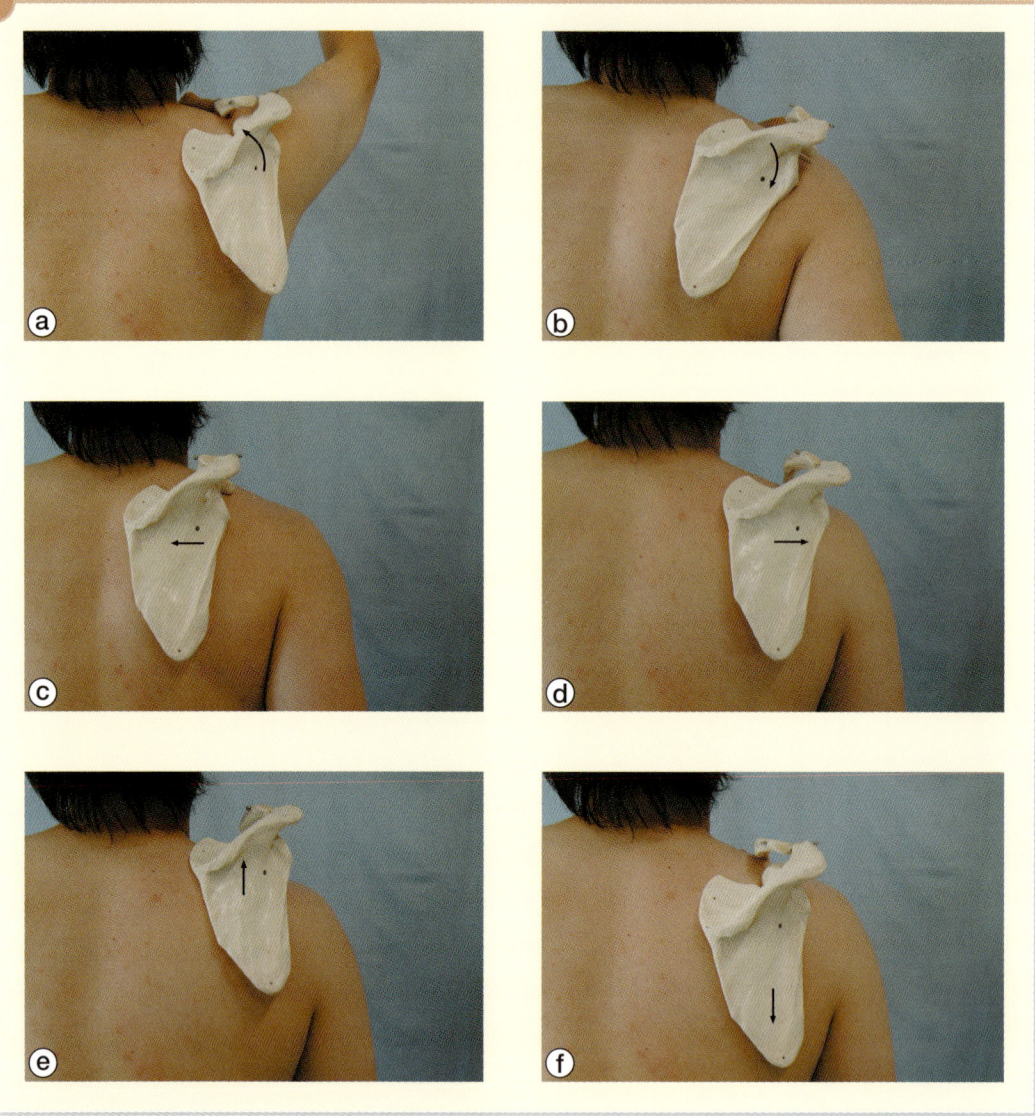

肩甲骨の主な動きの6パターンを知る

　肩甲骨の基本的な動きとして，上方回旋―下方回旋，内転―外転，挙上―下制の3対がある．上肢の動きを観察しながら体表より肩甲骨の動きを推測できるようにする．

a. 上方回旋：肩関節の挙上時にみられる．
b. 下方回旋：肩関節の伸展時にみられる．
c. 内転：肩関節の伸展時にみられる．
d. 外転：肩関節の挙上時にみられる．
e. 挙上：肩関節の挙上時にみられる．
f. 下制：肩関節の伸展時にみられる．

❷ 肩甲上腕リズムを知る

　上肢を挙上した場合，肩甲上腕関節と肩甲骨においてその動きの比はどのようになっているのか，また，正常時の相互の協調リズムを確認する．必ず左右を比較しながら観察する習慣を身につける．上腕の挙上に従って肩甲骨が動き出すまでの静止期（setting phase）の意味を理解する．

> ●肩甲上腕リズム
> 　上肢を挙上の際，Codmanは肩甲骨と上腕骨間には協調した一定のリズムが認められるとし，これを肩甲上腕リズム（scapulo-humeral rhythm）と呼んだ．また，Inmanは前方挙上60°，側方挙上30°以降で肩甲上腕関節と肩甲骨の回旋との比は常に2：1で推移すると述べている．前方挙上60°，側方挙上30°までは肩甲骨は胸郭に固定されており，静止期（setting phase）と呼ぶ．

❸ 背部の筋群を知る

　背部から観察できるすべての筋を触診し，筋収縮を確認する．特に左右差などを含めて理解する．

文献　Codman EA：The shoulder, Thomas Todd, Boston, 1934
　　　Inman VT, Saunders JB et al：Observation on the function of the shoulder joint. J Bone Joint Surg **26**：1-30, 1944

2 代表的なテスト

(1) 棘上筋の触知法

方 法

①大結節周囲に指をおく．②この状態で肩関節を伸展する．③肩峰直下に棘上筋を触れる．

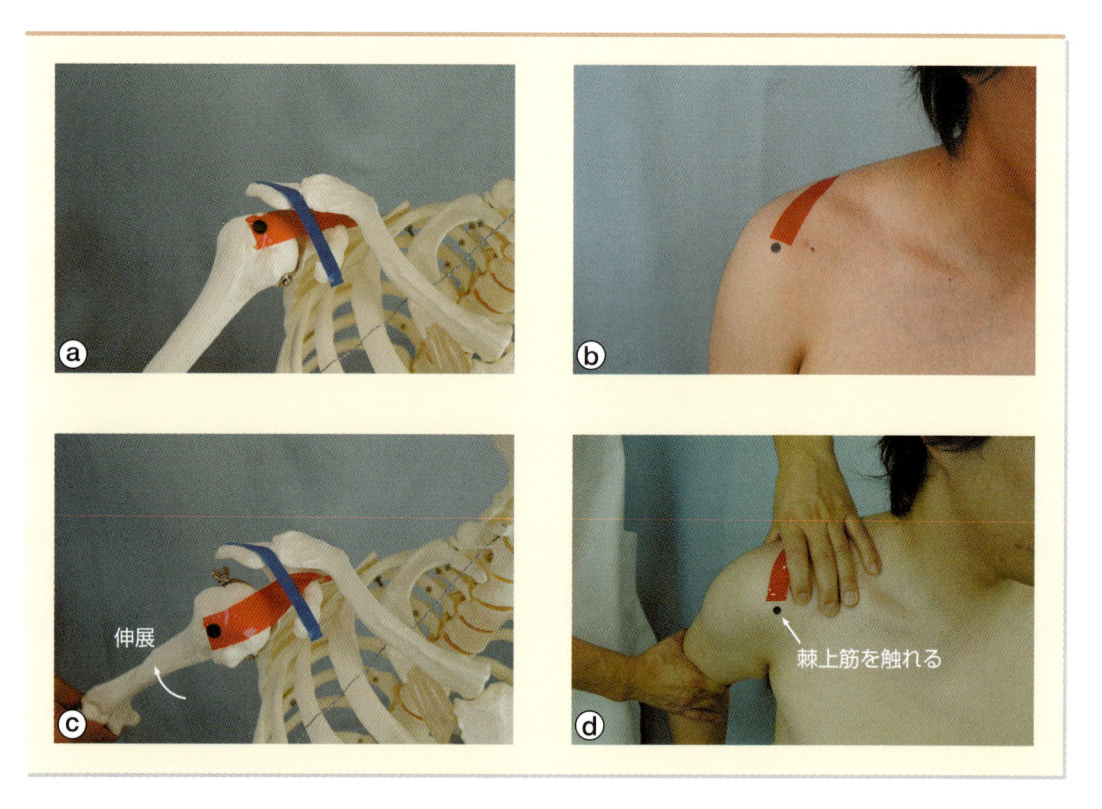

a. 関節裂隙の後方で肩峰直下に大結節を触れる．
b. 体表上からその部位を示す．
c. その部位に指をあてて肩関節を伸展する．
d. 体表上からその方法を示す．

意 義

棘上筋の断裂があれば，この部位に陥凹を触れる．

●伸展する
　伸展すると大結節は前方で触診でき，この部位に付着する棘上筋を容易に触診できる．腱板損傷や断裂があれば，この部位に陥凹，あるいは伸展によって軋音 (crepitus) を触れることができる．

(2) 棘上筋腱炎テスト (supraspinatus tendinitis test)

> 方　法

①肩90°外転位．②下方に抵抗．③疼痛，軋音を訴える．

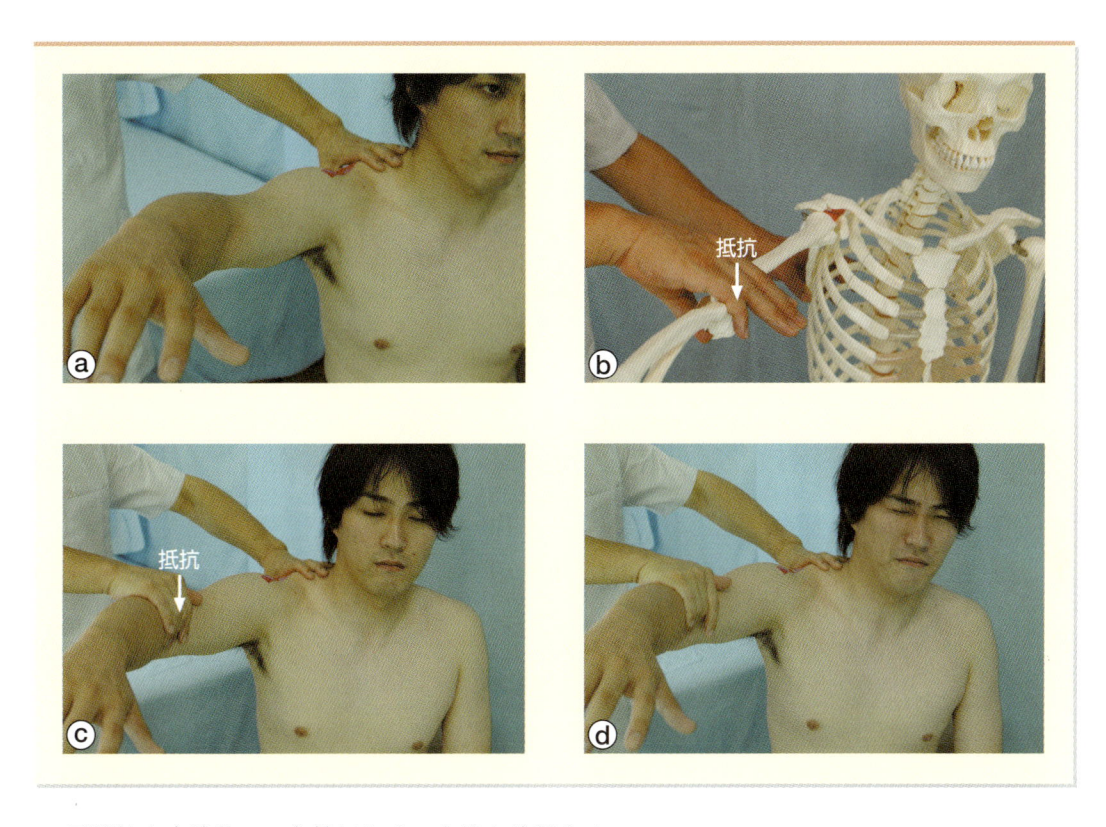

a. 肩関節を内旋位で90°外転させ，症状を確認する．
b. 肩関節を90°外転位で下方に抵抗を加える．
c. 体表上で実際に抵抗を加えたところを示す．
d. 体表上で抵抗を加えると，腱板炎があれば逃避性のサインとして上肢が下垂する．

> 意　義

棘上筋腱（腱板）炎（supraspinatus tendinitis），肩峰下滑液包炎（subacromial bursitis）を有していると疼痛などの症状が誘発される．

●逃避性
第2肩関節部に何らかの病態を有する場合，外転60〜120°（有痛弧：painful arc）で痛みを訴えるのが特徴である．

(3) インピンジメント注射テスト（impingement test）

インピンジメント徴候の陽性例において，肩峰下滑液包（subacromial bursa：SAB）への局所麻酔薬注入にて疼痛が消失すれば，インピンジメント症候群と判断できる．

文献　Post M：The Shoulder：Surgical and Nonsurgical Treatment, 2nd Ed, Lea & Febiger, Philadelphia, in press

(4) ニアのインピンジメントテスト（Neer's impingement test）

方　法

①肩甲骨（肩峰）を把持して固定する．②手掌を下にして（内旋位），他動的に上肢を最大挙上する．③上肢挙上によるストレスで疼痛が出現する．

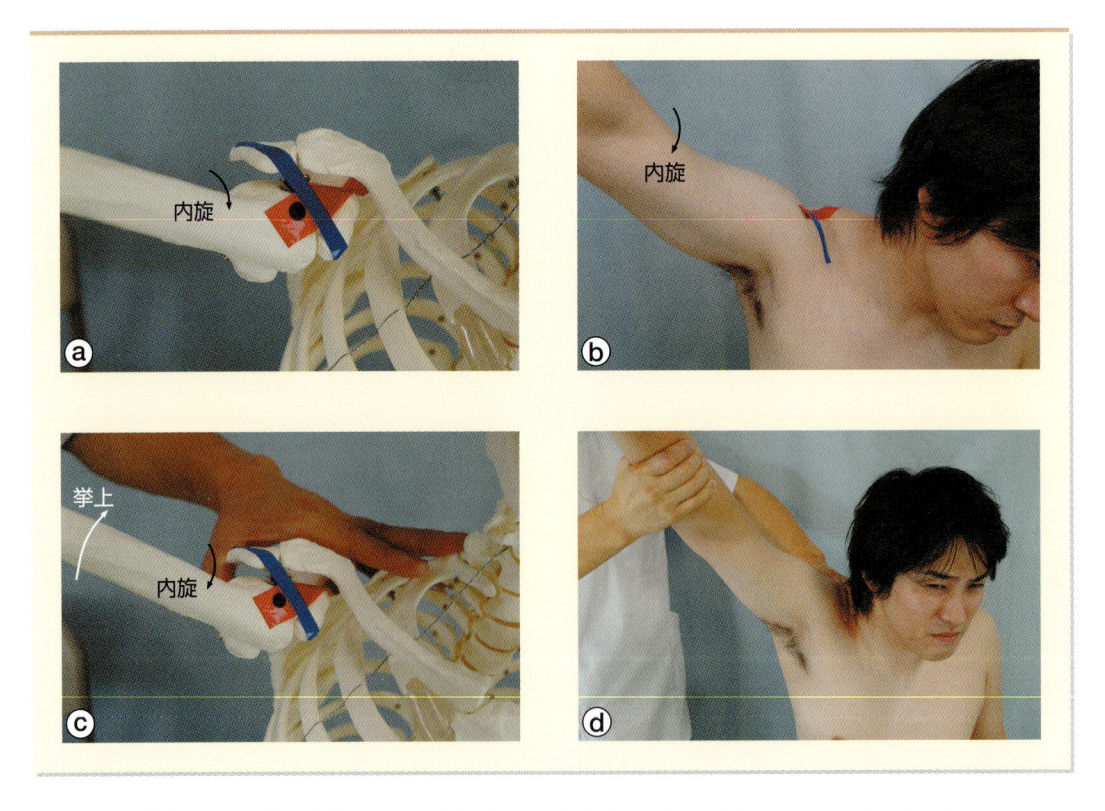

a. 肩関節内旋位で上肢を他動的に挙上した時の様子を示す．棘上筋の位置が確認できる．
b. 体表上からこの肢位を示す．
c. 肩甲骨を固定し，肩関節内旋位で上肢を他動的に挙上してストレスを与える．
d. 体表上からこの肢位を示す．

意 義

腱板の不全断裂などにより，肩関節が不安定となっている場合に陽性にでやすい．

文献 Neer CS, Welsh RP：The shoulder in sports. Ortho Clin North Am **8**：583-591, 1977

●インピンジメント徴候
　一方の手で肩甲骨を押さえ，他動的に内旋位にした上腕を挙上すると痛みが誘発される現象をいう．
●肩関節内旋位
①棘上筋が烏口肩峰靱帯下でストレスを受けやすい肢位であり，摩擦（衝突）によって疼痛・軋音を確認できる．
②上腕を外旋位にして同様のテストを行い，両者間で疼痛発現に違いがある（内旋時に陽性，外旋時に陰性）ことを観察する．
①，②の疼痛発現の違いを確認することが重要といえる．
●ストレス
　患肢挙上の際，大結節と肩峰前部を衝突させて判定することがポイントである．すなわち，手掌は必ず下方を向けることである．

文献 信原克哉：肩─その機能と臨床，第3版，p98-100，医学書院，2001

（5）ホーキンスのインピンジメントテスト
（Hawkins' impingement test）

> 方　法

①肩関節90°屈曲・肘90°屈曲位．②検者が他動的に肩関節を内旋する．③大結節周辺に疼痛を訴える．

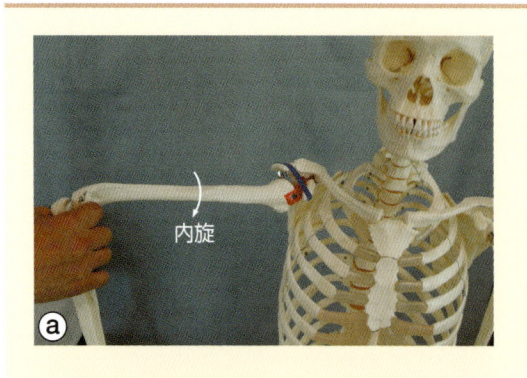

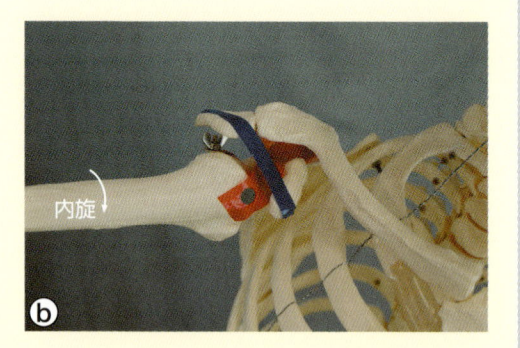

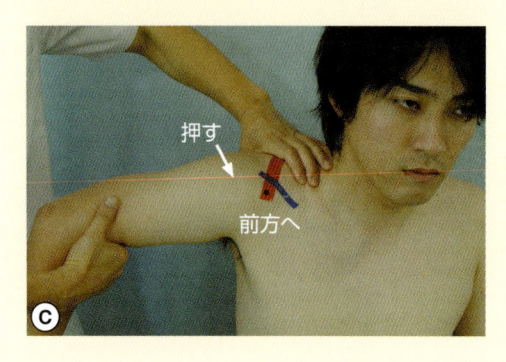

a. 肩関節を90°屈曲・内旋位にする．
b. この肢位でさらに肩関節に内旋を強制し，疼痛の有無を確認する．
c. 体表からの肢位を示す．他方の母指で上腕骨近位端を前方に押すとストレスが大きくなり，痛みが誘発される．

文献　Hawkins RJ, Kennedy JC：Impingement syndrome in athletics. Am J Sport Med **8**：151-163, 1980

> 意　義

腱板の不全断裂などにより，肩関節が不安定となっている場合に陽性となりやすい．

● 内旋を強制
棘上筋が烏口肩峰靱帯にあたり，疼痛・軋音が発生する．

(6) ゼロポジションテスト (zero position test)

方　法

①上肢を他動的にゼロポジション位におく（手掌は矢状面にある）．②肘屈曲位として回旋を加える．③肩に疼痛を訴える．

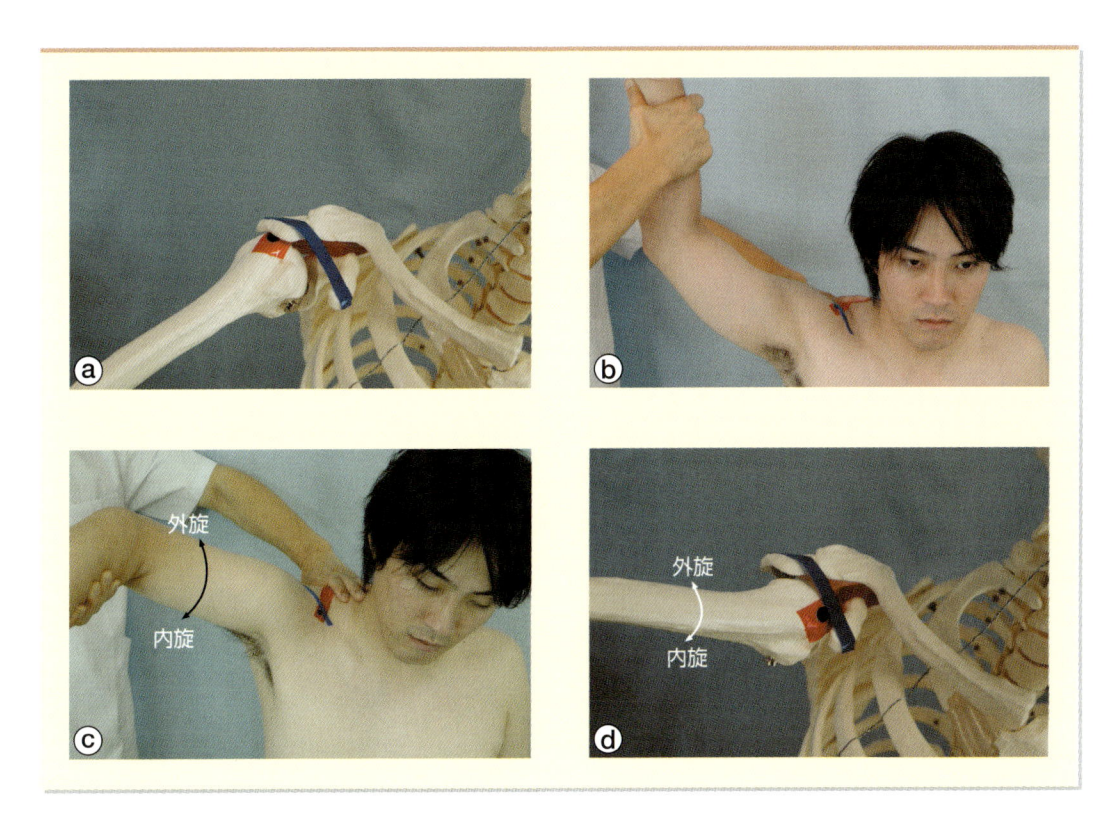

a. ゼロポジションで肩を保持する．
b. 体表上からの肢位を示す．
c. ゼロポジションから肘関節を90°屈曲し，肩関節を内旋・外旋し，疼痛の有無を調べる．
d. この時の棘上筋と烏口肩峰靱帯の位置を示す．

意　義

このテストは肩甲下滑液包の閉塞があるときに陽性となる．

文献　信原克哉：肩―その機能と臨床，第3版，p98-100，医学書院，2001

●肩関節を内旋・外旋
　大結節部に指を当てて肩関節を内・外旋すると，外旋時に疼痛を訴え，内旋時には関節内圧の除圧により疼痛が軽減した場合，肩甲下滑液包の閉塞が疑われるが，腱板疎部損傷を証明するものではない．

(7) ダーバンサイン (Dawbarn's sign)

方法

①大結節部に限局した疼痛・圧痛を確認しておく．②ここに指を置く．③その肢位で肩関節を外転すると限局痛が消失する．

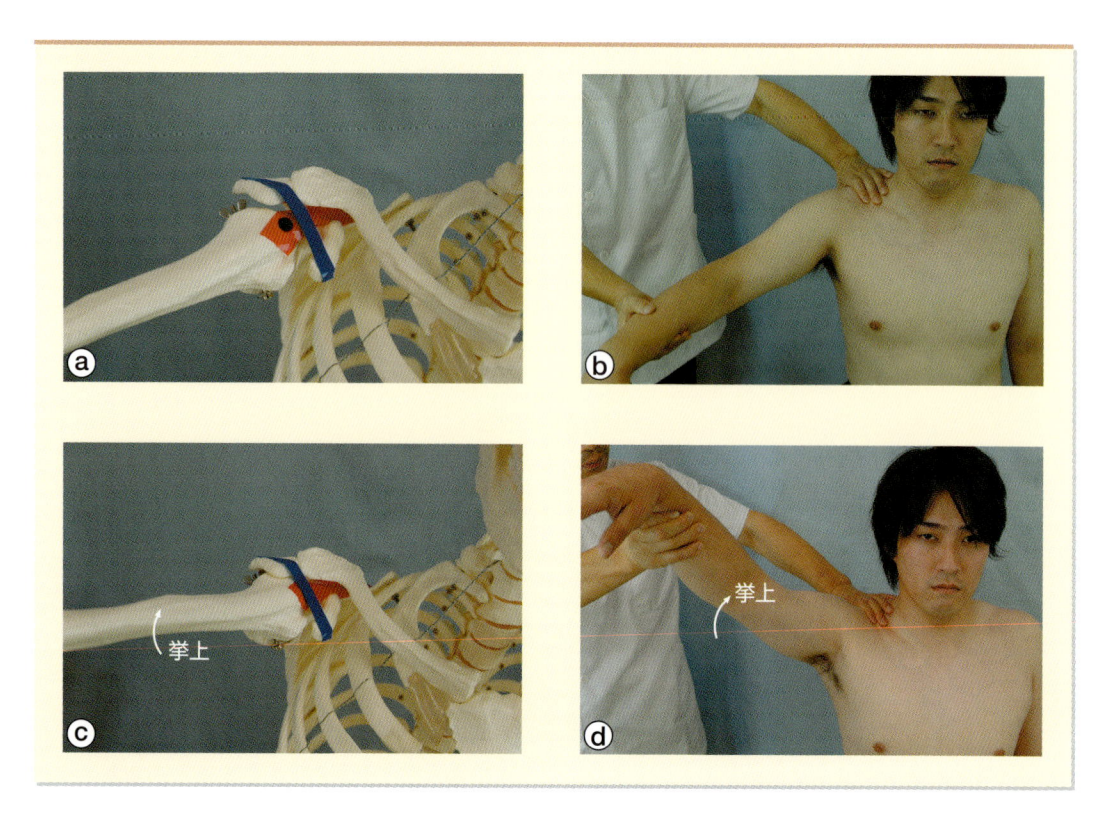

a. 大結節部に限局した疼痛・圧痛を確認しておく．
b. 体表からその様子を示す．
c. 手掌を下にして上肢を挙上すると痛みが消失する．
d. 体表からその様子を示す．

意義

本テストでは有痛弧内での症状の発現と，有痛弧外での症状の消失を確認する．有痛弧内で痛みがあり，有痛弧外で疼痛が消失すれば棘上筋腱炎・肩峰下滑液包炎を疑うことができる．

文献 Dawbarn RHM：Subdeltoid bursitis. A Pathogenomic sign for it's recognition. Boston Med Surg J **154**：691-692, 1906

● 痛みが消失
棘上筋腱炎・肩峰下滑液包炎の場合，疼痛の発生は有痛弧間で出現する．本テストはこの特徴を応用したものであり，有痛弧を過ぎる120°以上に上肢を挙上すると，疼痛部位が烏口肩峰靱帯内に移行するため症状が消失する．

(8) 腕落下テスト (drop arm test)

> 方　法

①他動的に肩関節を90°外転位に保持する．②手をゆっくり離す．③上肢が下垂する．

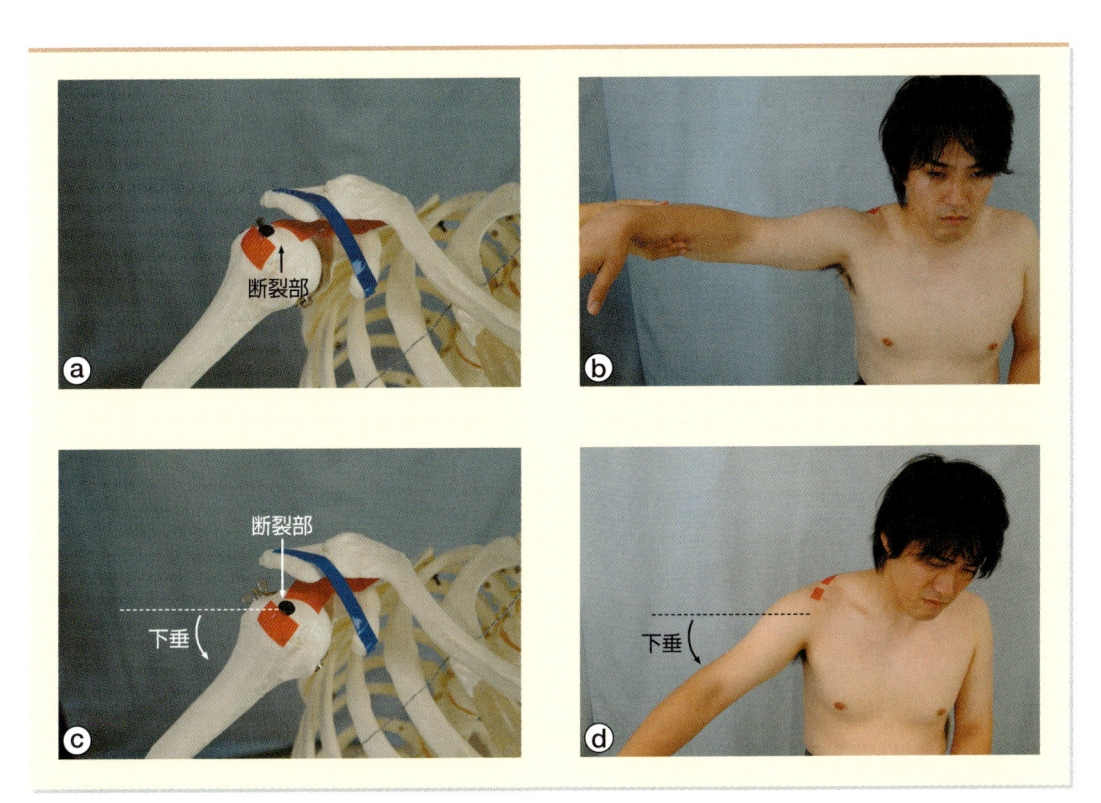

a. 他動的に肩関節を90°外転位に保持する．
b. 体表からその様子を示す．
c. 被検者の手をゆっくりと離す．
d. 体表から上肢が下垂した様子を示す．

> 意　義

本テストが陽性の場合，腱板断裂が疑われる．

文献　Codman EA：The shoulder, Thomas Todd, Boston, 1934

- ●ゆっくりと離す
  腱板断裂が考えられる場合，被検者の不安を考慮して乱暴なテストを行わない．
- ●上肢が下垂
  棘上筋単独での肩関節外転は30～40°程度である．外転90°位から手を離すと上肢を保持できなくなり，下垂してしまう．

(9) スピードテスト (speed test)

方　法

①肘関節伸展・前腕回外位とする．②肩関節屈曲に対して抵抗を加える．③結節間溝に疼痛を訴える．

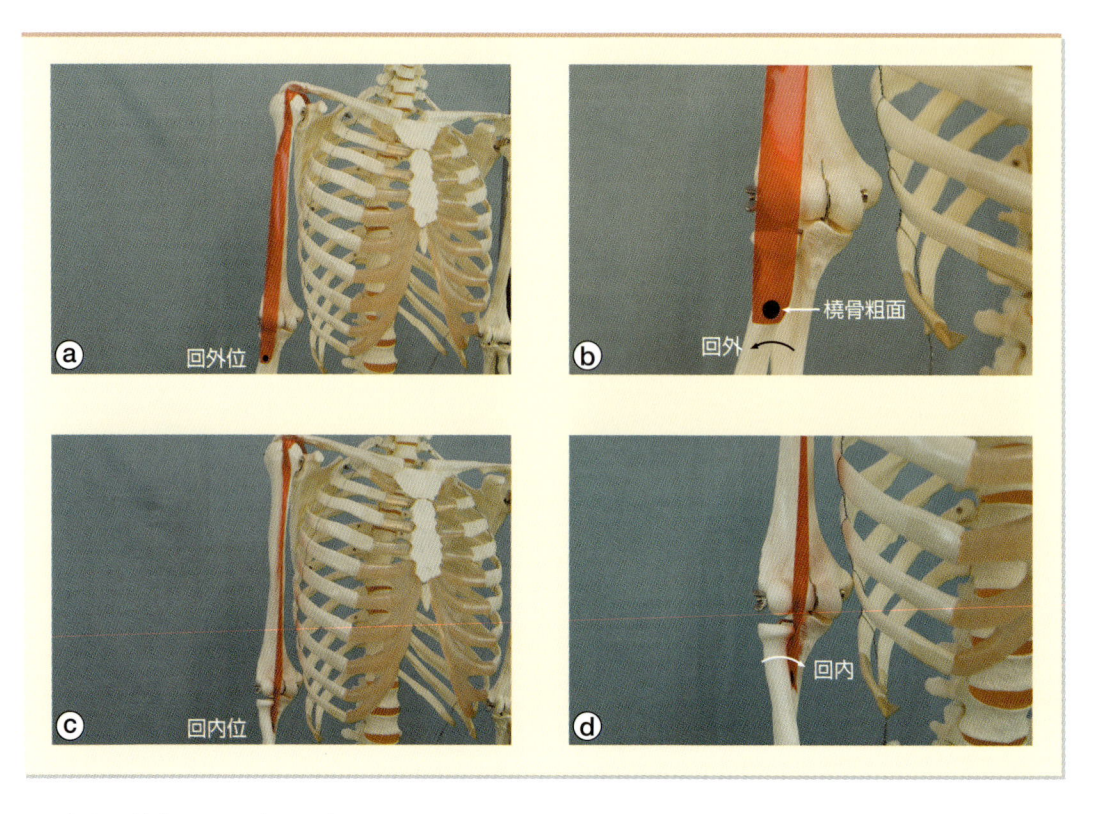

a. 前腕回外位での上腕二頭筋長頭の走行を示す．
b. 上腕二頭筋長頭の橈骨粗面への付着を示す．橈骨粗面は前腕回外位で前方に移動するため観察しやすい．
c. 前腕回内位での上腕二頭筋長頭の走行を示す．
d. 橈骨粗面は前腕回内位で後方に移動するため，前面から上腕二頭筋は見えにくくなる．

●前腕回外位
　前腕回外位は上腕二頭筋長頭が前方を向く．よって，可能な範囲でこの筋を単独に作用させるには前腕回外位で肩関節を屈曲すべきである．本テストはこの原理に基づいている．

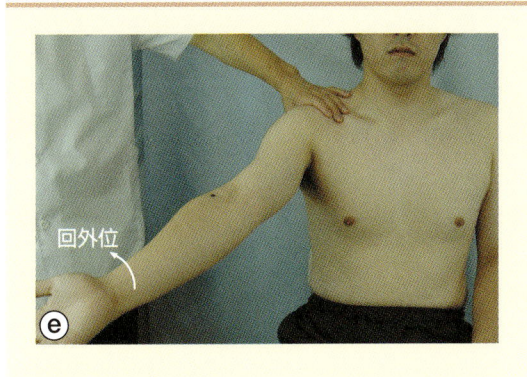

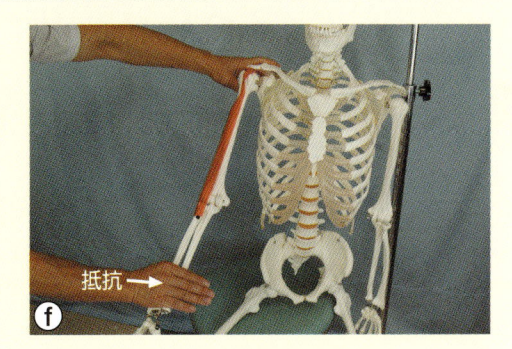

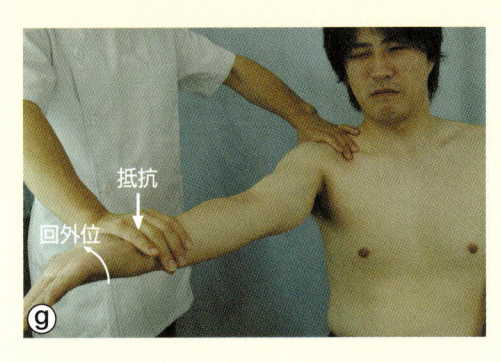

e. スピードテストを始める前の肢位で，上肢は外旋位，前腕伸展・回外位とする．
f. 肩を保持し，前腕の屈曲方向に抵抗を加える．
g. 体表から抵抗を与えた時のテスト肢位を示す．

意義

本テストで陽性の場合，上腕二頭筋長頭腱鞘炎を疑う．

文献 Gilcreest EL：Unusual lesions of muscles and tendons of the shoulder girdles and upper arms. Surg Gynecol Obstet **68**：903-917, 1939

●テスト肢位
　上腕二頭筋腱炎が強いと上腕の自重のみで疼痛を訴える．多くの場合，疼痛は結節間溝部である．

（10）ヤーガソンテスト（Yergason's test）

方 法

①肩関節外旋位，肘関節90°屈曲・回内位とする．②前腕を回外するように指示する．③検者は前腕を回内方向に向けて抵抗を加える．④結節間溝に疼痛を訴える．

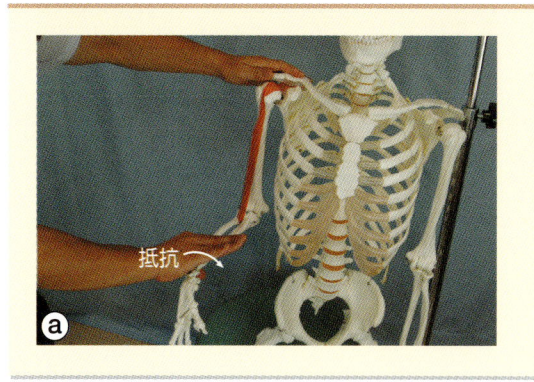

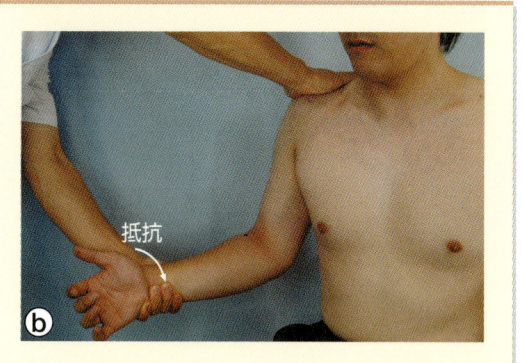

a. 術者は被検者に対して肩関節外旋位，肘関節90°屈曲位，前腕回内位をとる．前腕に抵抗を加えやすい方向に位置する．
b. これに対して，被検者に回外運動を指示し，術者は回内方向に抵抗を加える．この時の上腕二頭筋長頭腱の疼痛を調べる．

意 義

本テストで陽性の場合，上腕二頭筋長頭腱腱鞘炎を疑う．

文献 Yergason RM：Supination sign. J Bone Joint Surg **13**：160-161, 1931

ヤーガソンテストの基本的な考え方を紹介する．

●前腕回内位

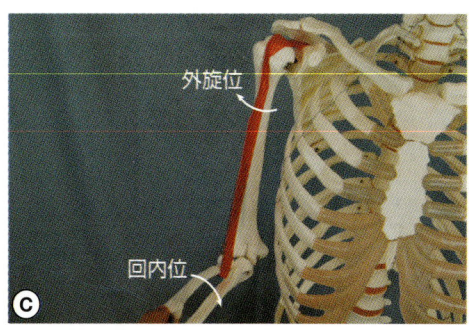

c. ヤーガソンテストのスタート肢位を示す．肩関節外旋位，前腕は屈曲・回内位である．

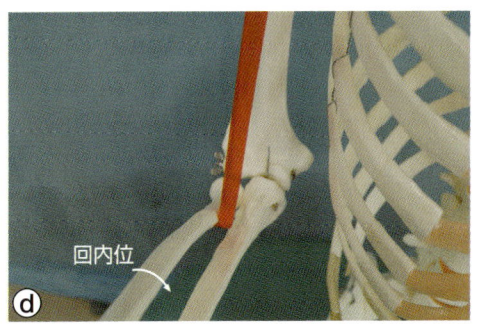

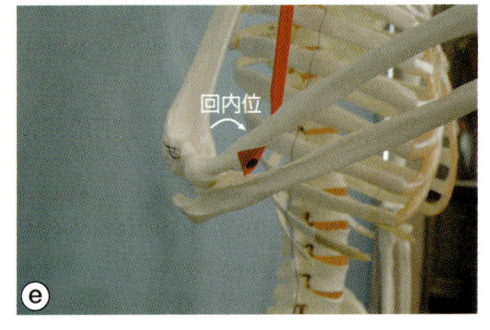

d. 前腕回内位で上腕二頭筋付着部（橈骨粗面）は後面を向く．
e. 前腕回内位で橈骨粗面が後面にあることを示す．よって，肘関節屈曲位で上腕二頭筋が作用すると前腕は回外されることになる．

● 回外運動を指示

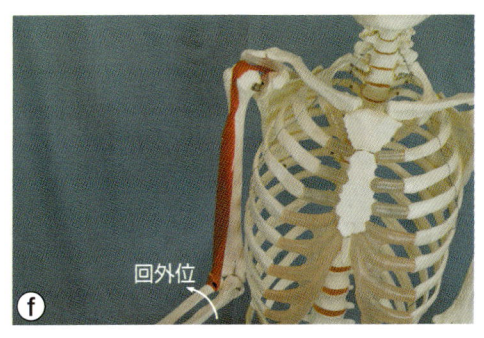

f. テストの最終肢位である肩関節外旋位，肘関節屈曲位，前腕回外位時の上腕二頭筋の位置を示す．

● 結節間溝

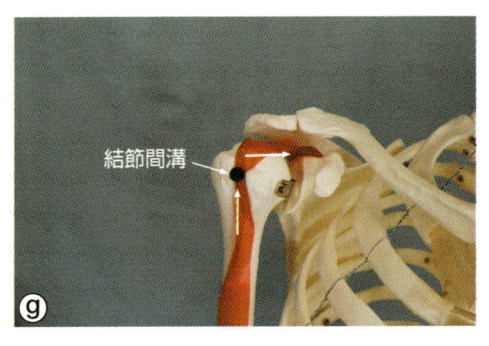

g. 上腕二頭筋長頭腱は結節間溝を通過した後，急激に角度を変えて関節上結節に向かう．よって，結節間溝はもっともストレスのかかる部位といえる．

（11）三森テスト（pain provocation test）

方 法

①坐位，上腕を90〜100°外転・外旋位，肘関節屈曲位とする．②一方の手で肩甲帯を把持し，他方の手で前腕手首を握る．③その肢位で他動的に前腕を最大回内位，最大回外位とする．最大回内位にて痛みの有無を確認し，回外位で消失すれば陽性とする（「回内，回外のどちらに痛みが強いですか？」と聞き，場合によっては強めに回内・回外を行う）．

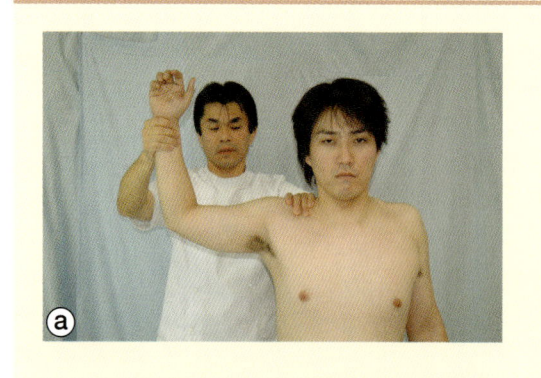

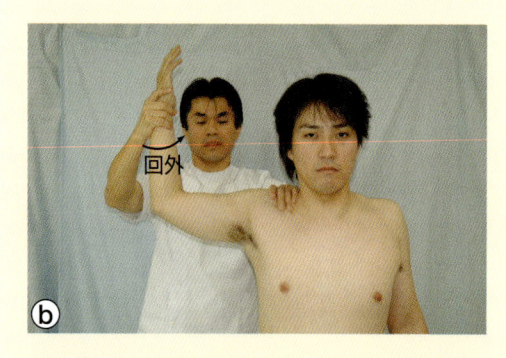

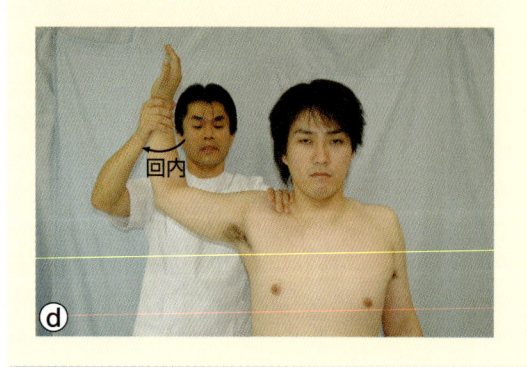

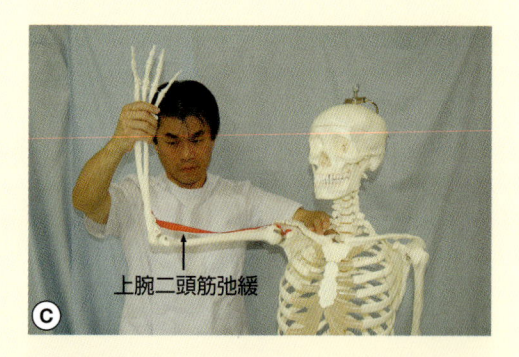

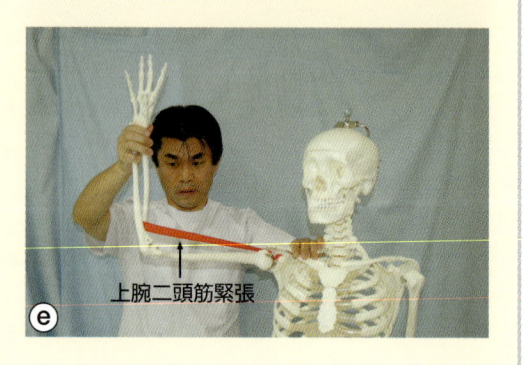

a. 肩関節を90°外転・外旋位，肘関節90°屈曲位とする．
b. 肩関節外旋位の状態で前腕を他動的に回外位とする．
c. 骨で回外位の時，上腕二頭筋が弛緩しているのがわかる．
d. 肩関節外旋位の状態で前腕を他動的に回内位とする．
e. この時，上腕二頭筋が緊張しているのがわかる．

意 義

本テストは上腕二頭筋長頭腱炎を疑う以外にSLAP損傷の判断にも応用できる．

文献　Mimori K, Muneta T et al：A new pain provocation test for superior labral tears of the shoulder. Am J Sports Med **27**：137-142, 1999

● SLAP損傷
　SLAP（superior labrum both anterior and posterior）の略で，肩関節窩上方の関節唇，上腕二頭筋長頭起始部の複合体部は投球動作による急激なストレスや肩の過使用で損傷されやすい．本疾患は反復性肩関節脱臼，腱板断裂に合併することがある．

(12) 弾性テスト
(spring sensation test, load and shift test)

方 法

①坐位，上腕内旋・下垂位とし，骨頭の後方に母指，前方に第2, 3指をおく．②母指で骨頭を前方（あるいは後方）に圧迫する．③不安定感の有無を調べる（前後を交互に行えば一度に前後の不安定性を確認できる．臨床上は前方への不安定性が重要である）．

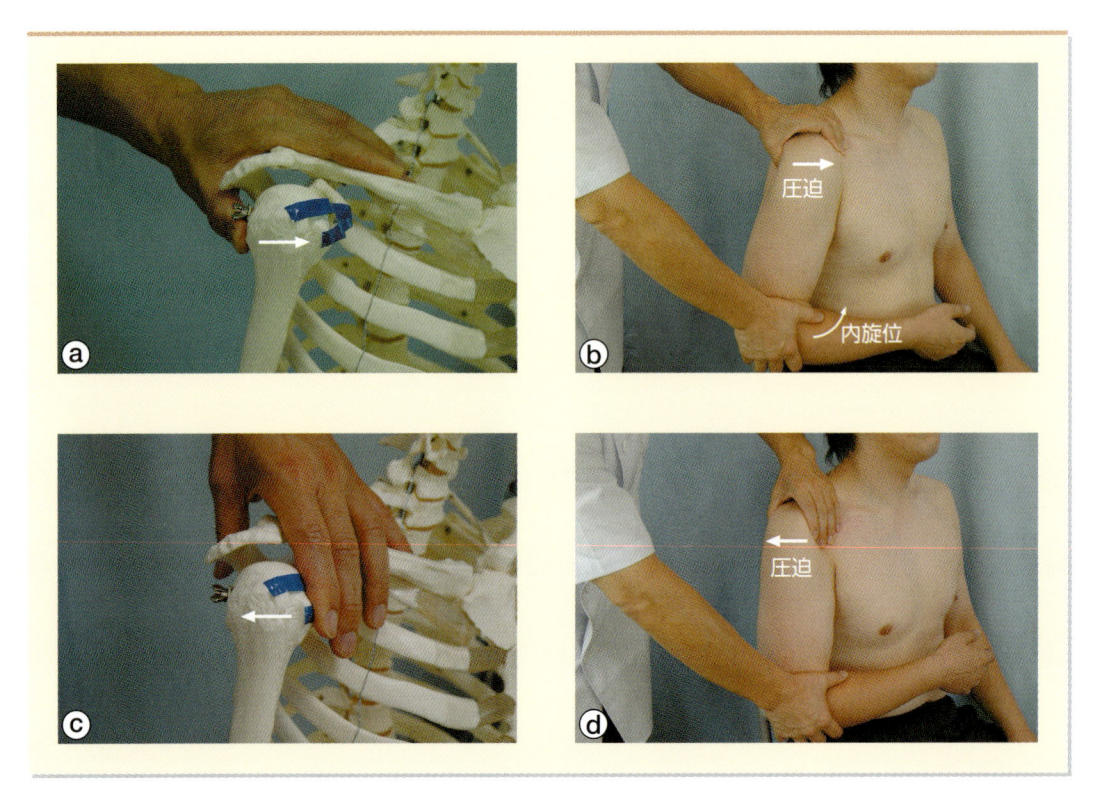

a. 上腕内旋・下垂位で後方から圧迫する場合の母指の位置と圧迫される烏口上腕靱帯の様子を示す．
b. 上腕内旋・下垂位で骨頭の後方から母指で前方に圧迫する．
c. 逆に，後方への不安定性をみるため，前方から後方に圧迫を加える．
d. 体表からみたテスト肢位を示す．肩関節の後方に不安感を訴えれば陽性である．

意 義

肩関節の前・後方向の不安定性をみるテストである．陽性の場合，関節上腕靱帯損傷，関節唇前下方の損傷が疑われる．

文献 Ellman H：Arthroscopic acromioplasty. Operative Arthroscopy, Chap.42, Raven Press, New York, p543-555, 1991

●上腕内旋・下垂位
　上腕を内旋・下垂位とすることで関節前面の靱帯が弛緩する．よって，この肢位はテストを有効に行う上で大切である．必ず左右差を確認する必要がある．

●烏口上腕靱帯
　肩関節の前方不安定性の要因は烏口上腕靱帯のみでなく，関節包の弛緩，関節構造の欠損，関節上腕靱帯断裂などがあげられる．

(13) アプリヘンジョンテスト（前方）
(anterior apprehension test, crank test)

方 法

①坐位で手首を握り，肩関節90°外転・外旋位とする．②他方の母指で後方から前方に骨頭を押す．③不安感の有無を調べる．

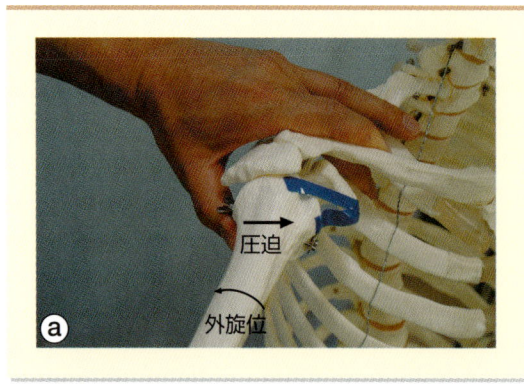

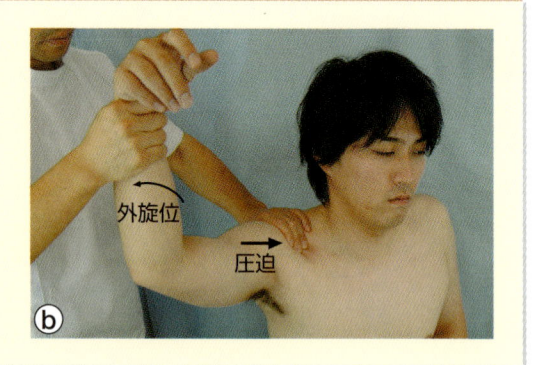

a. 肩関節90°外転・外旋位とし，他方の母指で後方から骨頭を前方に押す．
b. 体表からみたテストの様子を示す．

意 義

肩関節の前・後方の不安定性をみるテストである．陽性の場合，種々の病態が推測できる．

文献 Post M：The Shoulder：Surgical and Nonsurgical Treatment, 2nd Ed, Lea & Febiger, Philadelphia, in press

● 骨頭を前方に押す
　肩90°外転・外旋位で後方から前方に骨頭を押し，不安感を訴えれば陽性とする．

(14) アプリヘンジョンテスト（後方）
(posterior apprehension test)

> 方　法

①坐位で肩関節90°屈曲・内旋位とする．②肘をもって後方に圧迫する．③不安感の有無を調べる．

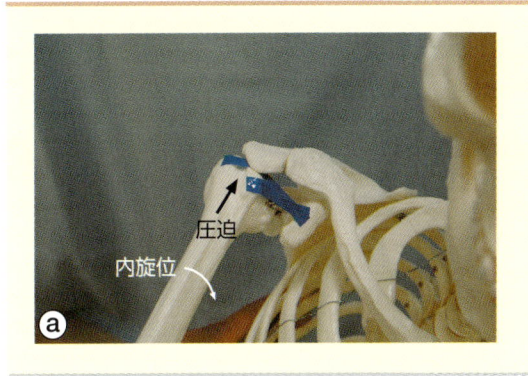

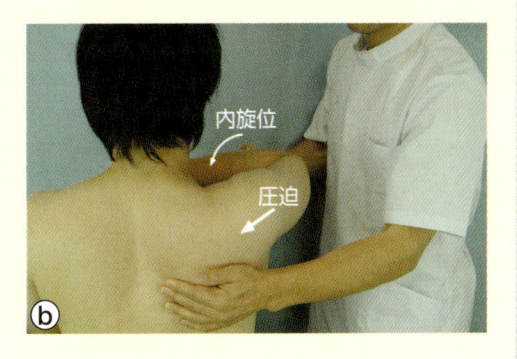

a. 坐位で肩関節屈曲・内旋位とする．
b. 体幹を支え，肘頭をもって後方に圧迫する．

> 意　義

　肩関節の前・後方の不安定性をみるテストである．陽性の場合，種々の病態が推測できる．後方不安定性症は前方不安定性症と比べて頻度は少ないが，投球動作を繰り返す選手に発生しやすい．

文献　Gerber C, Ganz R：Clinical assessment of instability of the shoulder. J Bone Joint Surg **66-B**：551-556, 1984

(15) サルカスサイン（sulcus sign）
〔外旋位引き下げテスト〕

> 方　法

①上肢外旋・下垂位とする．②前腕を固定して下方に牽引を加える．③肩峰下に陥凹をみる．

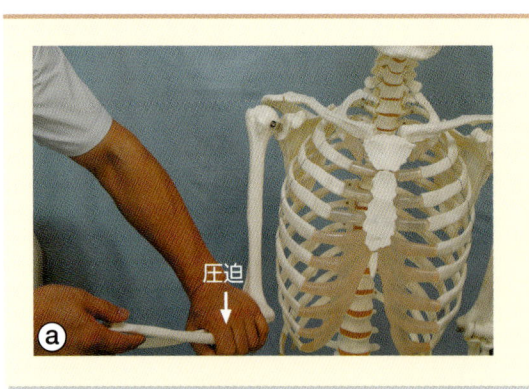

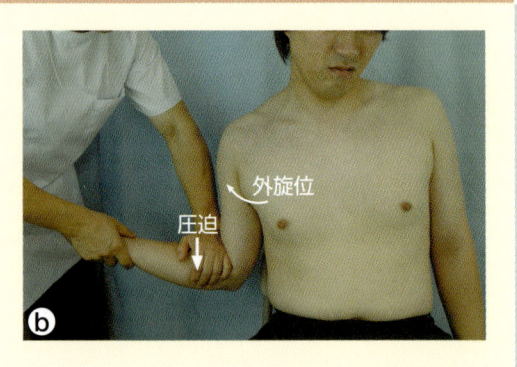

a. 肩関節外旋・下垂位で他動的に上腕を引き下げる．
b. 体表からテストの様子を示す．

> 意　義

　外旋位引き下げテストともいわれ，肩関節外旋位での不安定性と肩峰下周辺の陥凹を観察しており，肩関節外旋位でサルカスサインが出現するとき，動揺性肩関節症と判断する．"sulcus"とは，"小溝"の意である．

- ●上腕を引き下げる
  動揺性肩関節症（loose shoulder）があると骨頭は下方に移動し，肩峰下に陥凹を観察できる．

(16) ディンプルサイン (dimple sign)

> 方　法

①上肢内旋・下垂位とする．②前腕を固定し，下方に牽引を加える．③肩関節前方にエクボ様の陥凹（dimple）を観察する．

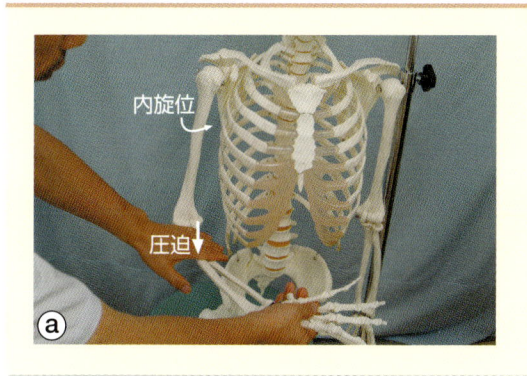

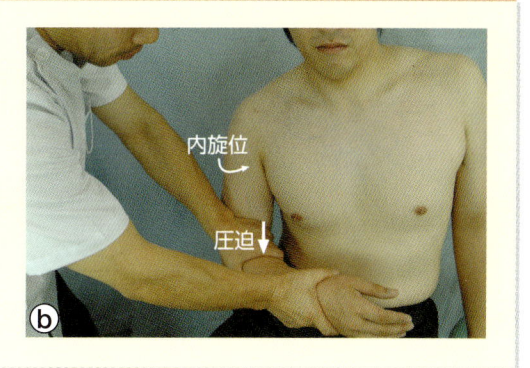

a. 上肢内旋・下垂位で下方に牽引を加える．
b. 肩関節前方にエクボ様の陥凹を観察すれば陽性とする．

> 意　義

　内旋位引き下げテストとも呼ばれ，本テストで陽性の場合，腱板疎部の損傷や亜脱臼障害を疑う．ただし，外旋位をとらせて骨頭が臼蓋に適合し支点を得ることでディンプルサインが消失すれば陰性とする．"dimple"とは"小さなえくぼ"，"へこみ"の意である．

● 陽性
　動揺性肩関節症，腱板疎部損傷があれば陽性を呈する．

以下に説明する(17)〜(19)の検査法は整形外科ではほとんど用いられていないが，徒手的評価を行う上で参考になると考えられるので紹介する．

(17) アプレー・スクラッチテスト（Apley's scratch test）

方　法

①過度の外旋位（反対側の上角方向：結髪動作），内旋位（反対側の下角方向：結滞動作）をとらせる．②この肢位によって疼痛を訴える．

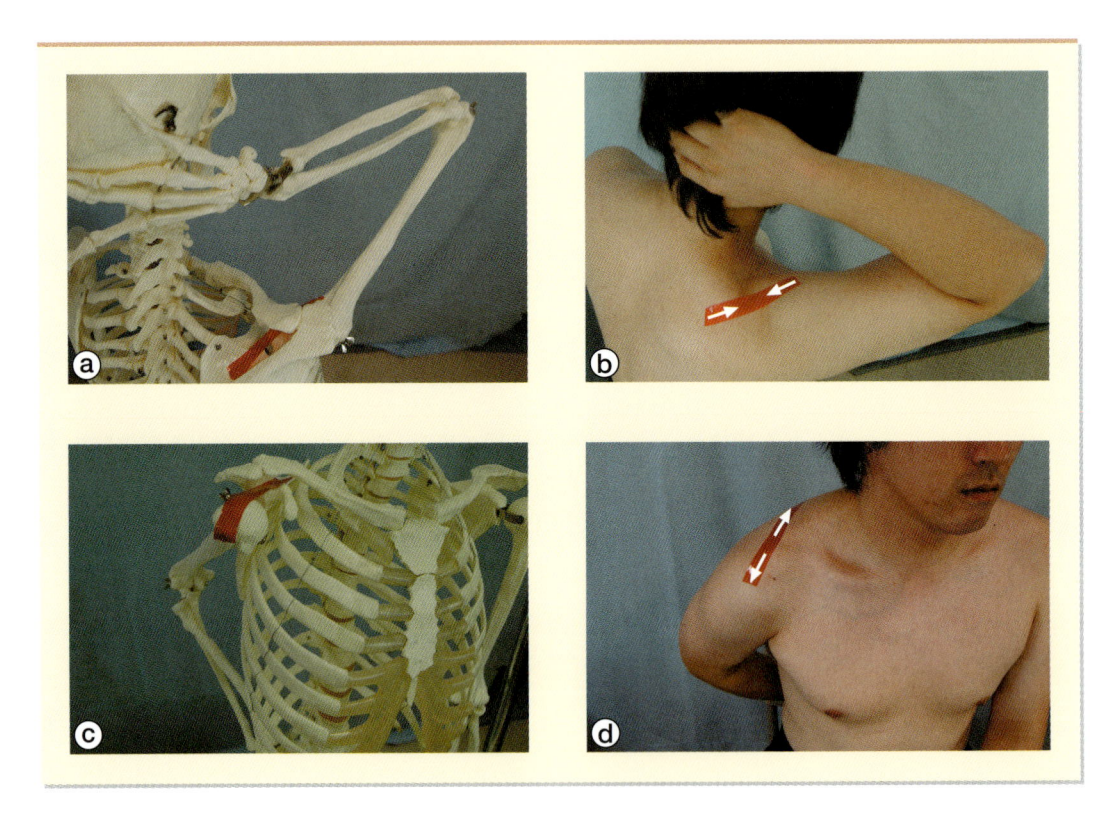

a. 自動運動として，最大外転・外旋位（対側の上角を触るつもり）をとらせる．
b. 体表上からこの肢位を示す．
c. 自動運動として，最大内転・内旋位（対側の下角を触るつもり）をとらせる．
d. 体表上からこの肢位を示す．

意　義

過使用による筋の短縮痛・伸張痛，あるいは生活動作における症状を誘発する．

文献　Apley AG, Solomon L：Concise System of Orthopaedics and Fractures, Butterworth-Heinemann, London, 1988

● **最大外転・外旋位**
　この肢位は棘上筋が短縮しながら烏口肩峰靱帯の直下を通過しており，棘上筋腱（腱板）炎に対して疼痛を誘発することになる．また，棘上筋の短縮性収縮により短縮痛を引き出すことにもなる．

● **最大内転・内旋位**
　この肢位は棘上筋が延長性収縮しながら烏口肩峰靱帯の直下を通過しており，棘上筋腱（腱板）炎に対して疼痛を誘発することになる．また，棘上筋の伸張痛を引き出すことにもなる．

(18) ルディントンテスト (Ludington's test)

方 法

①後頭部で両手を組む．②この肢位からさらに自動運動で肩関節を外転させる．③他動的に外転することで疼痛を誘発する．

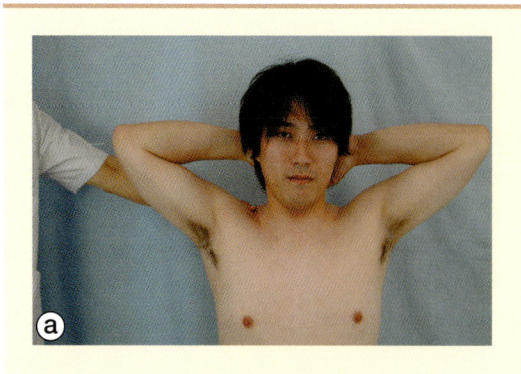

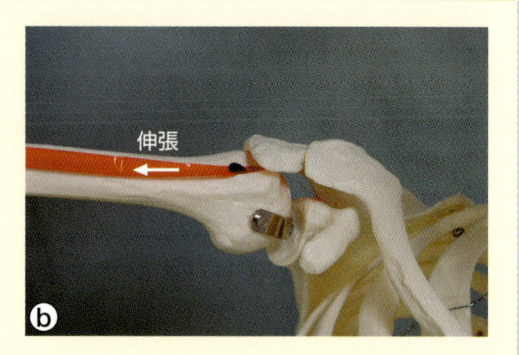

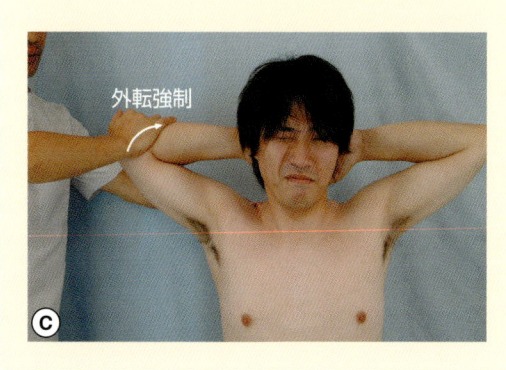

a. 頭部で両手を組ませて肘を開き，外転を行わせる．
b. 外転を行わせた時の上腕骨と上腕二頭筋長頭腱の位置を示す．
c. 他動的に外転を強制すると痛みを誘発することができる．

意 義

本テストで陽性の場合，上腕二頭筋長頭腱鞘炎を疑う．

文献 Ludington NA：Rupture of long head of biceps cubiti muscle. Am J Surg **77**：358, 1923
McGee DJ：Orthopedic Physical Assessment, Saunders, Philadelphia, 1979

● 外転を行わせる
　この肢位は上腕二頭筋長頭腱が伸張されるためストレスが加わる．

(19) アボット・サンダーステスト（Abbott-Saunders' test）

方法

①肩関節外転・外旋位で他動的に挙上する．②そのままゆっくりと下降させる．③上腕二頭筋長頭腱にクリック音を感じる．④上腕二頭筋長頭腱脱臼を疑う．

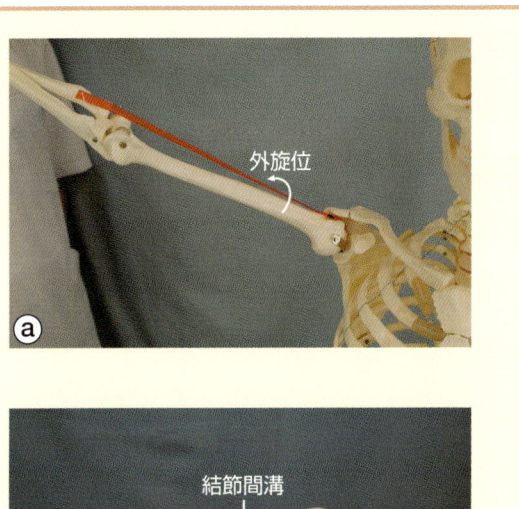

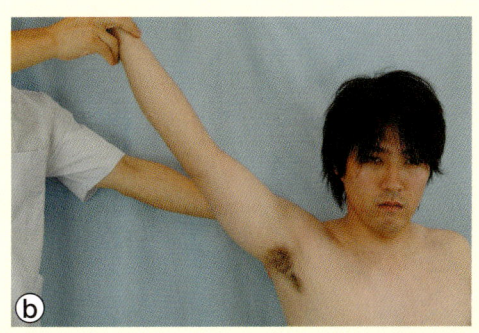

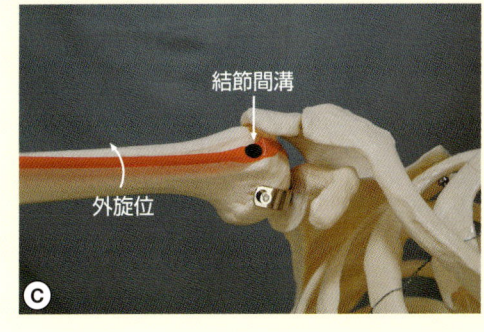

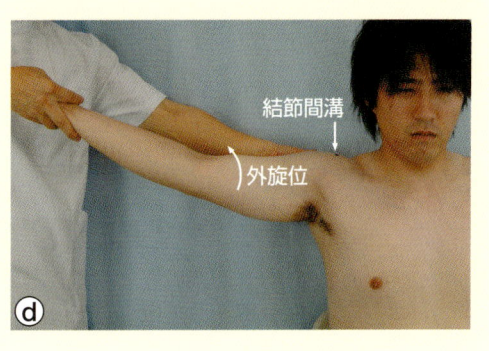

a. 肩関節外転・外旋位で他動的に挙上する．
c. 母指を結節間溝に当て，徐々に上肢を下降すると上腕二頭筋長頭腱に脱臼があればクリック音を感じる．
b. この肢位を体表上から示す．
d. この様子を体表上から示す．

意義

上腕二頭筋長頭腱の亜脱臼を誘発する方法として紹介する．

文献　Abbott LC, Saunders JBM：Acute traumatic dislocation of the tendon of the long head of the biceps brachii. Surgery **6**：817-840, 1939

● 肩関節外転・外旋位
　肩関節外転・外旋位は上腕二頭筋長頭腱が上方を向く．上肢の下降により上腕二頭筋長頭腱の長さの変化をもっとも受けやすくなる肢位である．

II 肘関節と前腕

(1) 関節包
(2) 上腕骨外側上顆
(3) 上腕骨内側上顆
(4) 橈骨頭
(5) 橈骨粗面
(6) 肘頭
(7) 内側側副靱帯
(8) 外側側副靱帯
(9) 尺側手根屈筋
(10) 弓状靱帯
(11) 尺骨神経
(12) 上腕軸
(13) 前腕軸
(14) 肘角
(15) 正中神経
(16) 円回内筋
(17) 伸筋群
(18) 屈筋群
(19) 短橈側手根伸筋
(20) 橈側手根屈筋
(21) 尺側手根伸筋

肘関節と前腕の特徴

　一つの関節腔，二つの機能（屈曲・伸展，回内・回外），三つの関節（腕橈関節，腕尺関節，上橈尺関節）を有する．

関節包をみる

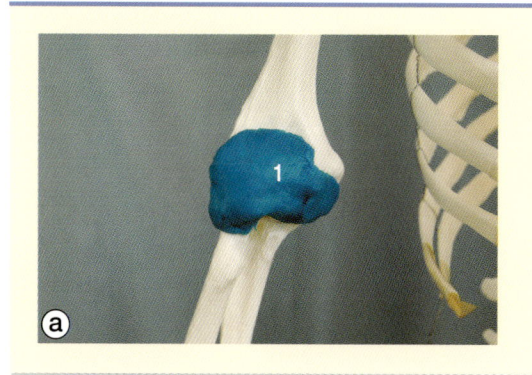

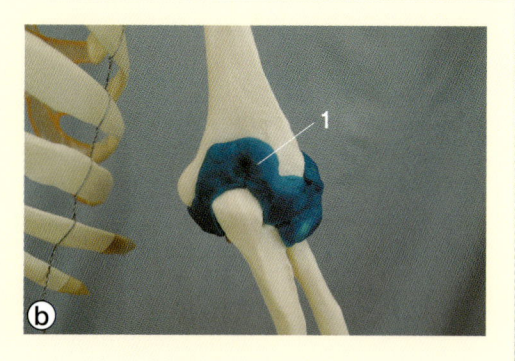

a. 前方からみた関節包（1）はゆったりとし，上腕骨内側・外側上顆は関節包に包まれない．前方では橈骨窩，鉤突窩，滑車切痕の縁，橈骨輪状靱帯まで関節包に包まれる．
b. 後方から関節包をみたもので，肘頭窩から橈骨輪状靱帯まで包まれる．

1 視診・触診

(1) 静的観察

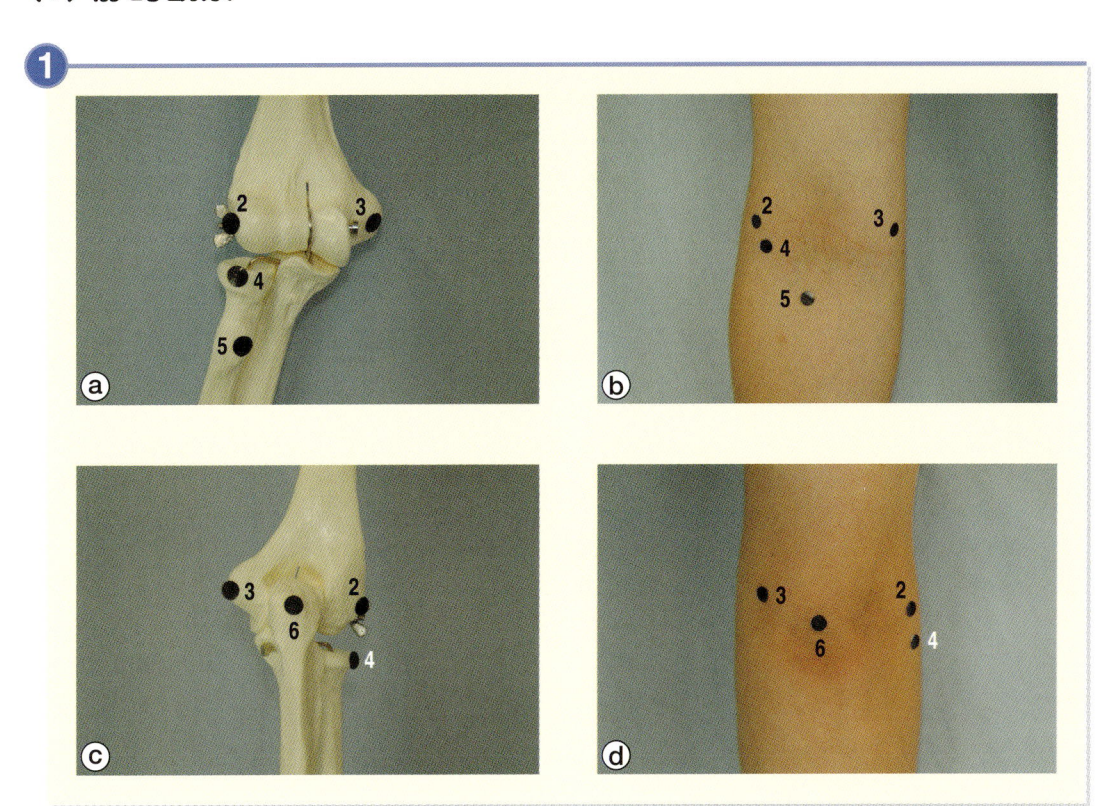

1

肘関節周囲の骨指標を知る

a. 肘関節の前面では上腕骨外側上顆(2), 内側上顆(3), 橈骨頭(4), 橈骨粗面(5)が触診できる.
b. 体表上のポイントを示す.
c. 後面での指標として, 上腕骨外側上顆(2), 内側上顆(3), 肘頭(6), 橈骨頭(4)が触診できる.
d. 体表上のポイントを示す.

❷

ⓐ

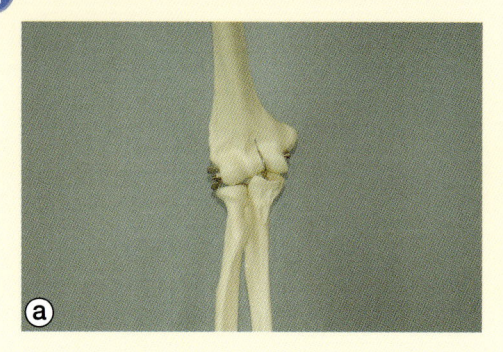

橈骨頭の位置を知る

腕橈関節の部位を確認し，橈骨頭に相対する上腕骨小頭の位置を理解する．

a. 腕橈関節，橈骨頭，それに相対する上腕骨小頭の位置を確認する．

●上腕骨小頭
　この部位は，少年期にみられる離断性骨軟骨炎，パンナー病との関連で理解しておく．

❸

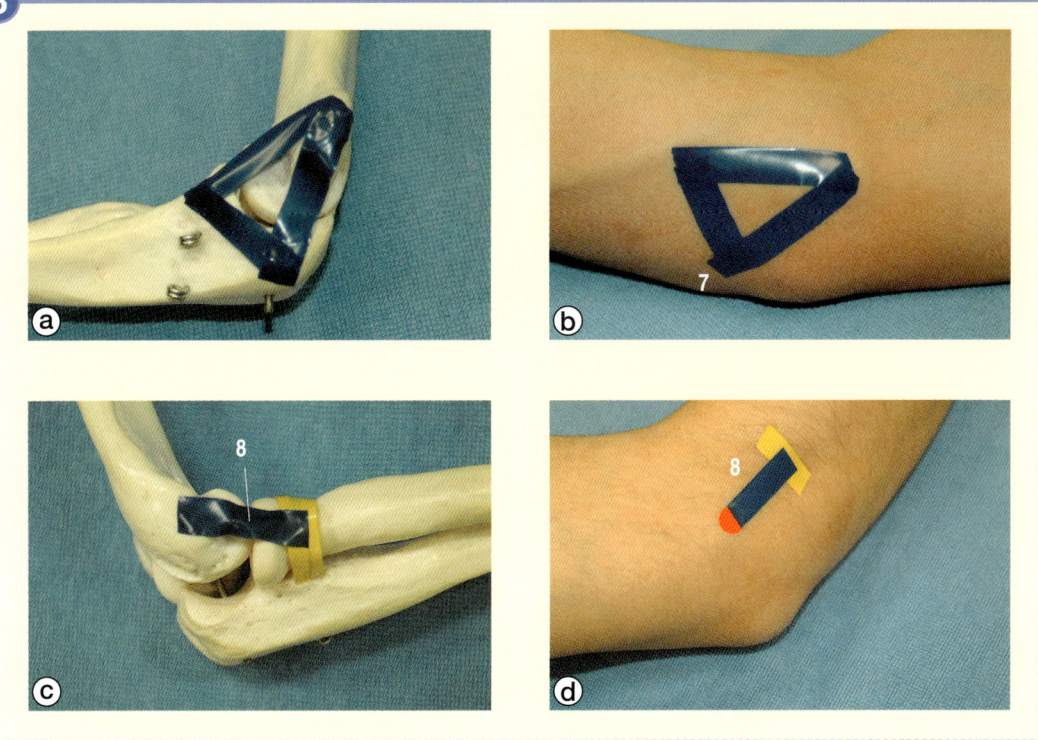

靱帯を知る

　内側側副靱帯(7)は内側上顆から鉤状突起，滑車切痕内側縁（肘頭側縁）につく．線維束として前線維束，後線維束，横線維がある．
　外側側副靱帯(8)は外側上顆から橈骨上部の輪状靱帯につく．

a. 内側側副靱帯(7)は内側上顆から鉤状突起，滑車切痕内側縁にまたがって扇状につく．
b. 体表における内側側副靱帯(7)の位置と形状を示す．
c. 外側側副靱帯(8)は外側上顆から橈骨上部と輪状靱帯につく．
d. 体表における外側側副靱帯(8)の位置と形状を示す．

④

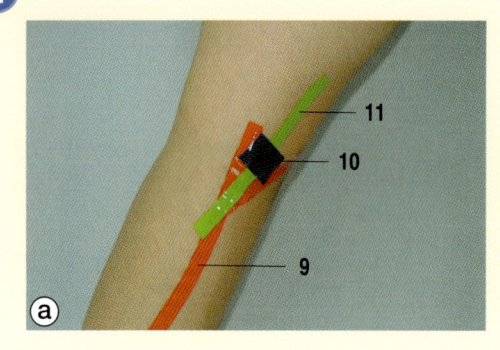

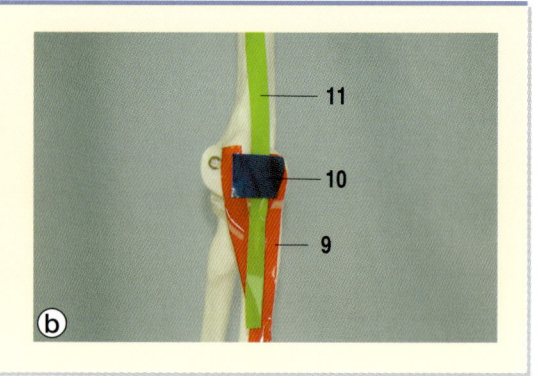

肘頭：肘部管を知る

a. 上腕骨内側上顆と肘頭を起始とする尺側手根屈筋（9）の2頭間に張る靱帯性の弓状靱帯（10）によってトンネルが構成され（肘部管），尺骨神経（11）はこの中を通過する．
b. 弓状靱帯（10）とその直下を通過する尺骨神経（11）を示す．

●尺骨神経
何らかの病変により肘部管で神経障害を呈したものを肘部管症候群という．

⑤ 橈骨粗面を知る

上腕二頭筋の付着部として前腕の回内・回外時の位置が重要となる（p.40, 41参照）．

6

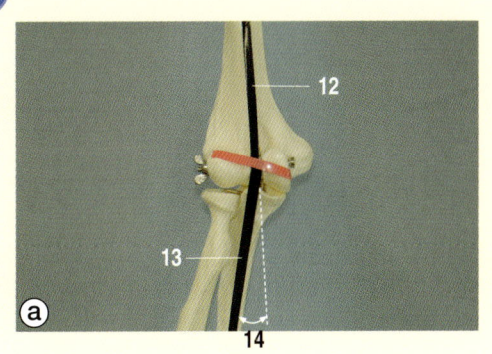

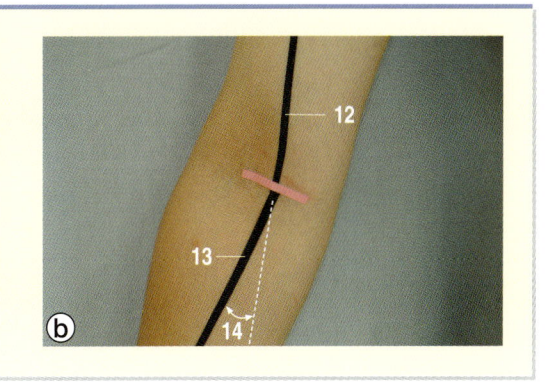

> 肘角を知る

肘関節完全伸展位で上腕軸（12）と前腕軸（13）が外側でなす角（肘角（14））をいう．

a. 肘角は肘関節完全伸展位で上腕軸（12）と前腕軸（13）が外側でなす角である．この角は，上腕骨の滑車が上腕軸（12）に対して約10°外側に傾斜していることによる．
b. 体表上の肘角を示す．

●肘角
　肘角は肘外偏角，あるいは運搬角（carrying angle）ともいわれ，約10〜15°の角度を有する．通常は生理的外反肘として知られる．

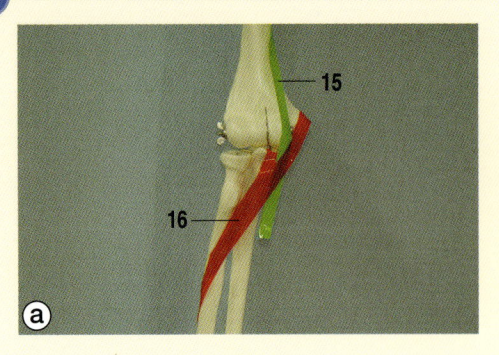

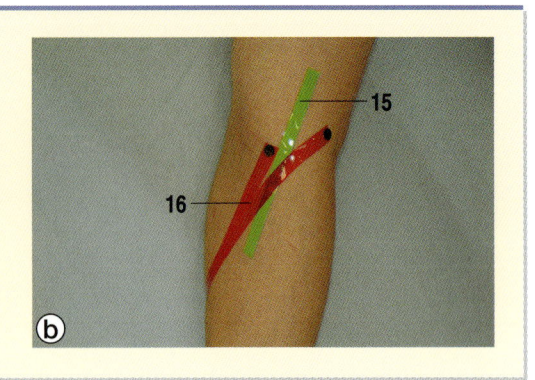

正中神経の走行を知る

　正中神経 (15) は上腕を下降し，尺骨鉤状突起と上腕骨内側上顆に 2 頭の起始を持つ円回内筋 (16) の間を約 95％ の確率で貫通する．

a. 正中神経 (15) は尺骨鉤状突起と上腕骨内側上顆に 2 頭の起始を持つ円回内筋 (16) の間を貫通する．
b. 体表における肘関節前面の円回内筋 (16) と正中神経 (15) の位置を示す．

●円回内筋
絞扼症候群に円回内筋症候群があり，正中神経の障害を呈する．

(2) 動的観察

1

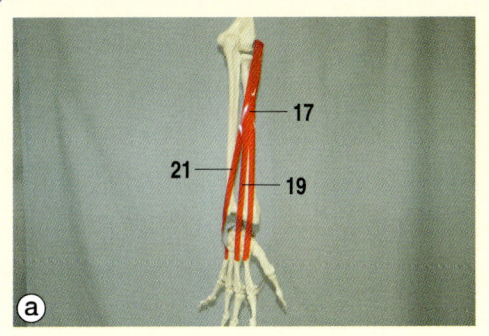

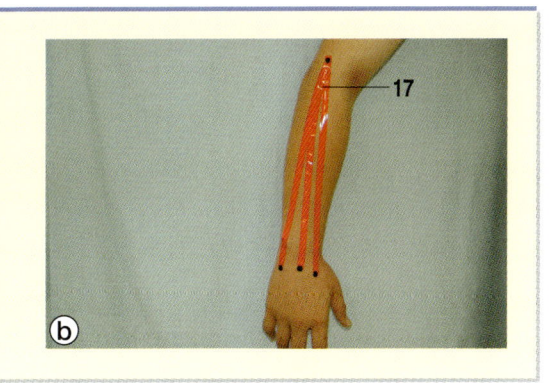

前腕の伸筋群を知る

上腕骨外側上顆に起始をもつ伸筋群 (17) を触診する (母指側より, 長橈側手根伸筋, 短橈側手根伸筋 (19), 尺側手根伸筋 (21)).

a. 上腕骨外側上顆に起始をもつ前腕の伸筋群 (17) を示す.
b. 体表からみた前腕の伸筋群 (17) を示す.

●上腕骨外側上顆
　前腕の伸筋群は外側上顆炎と関係する.

2

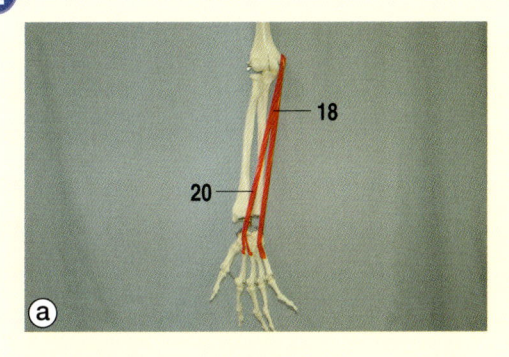

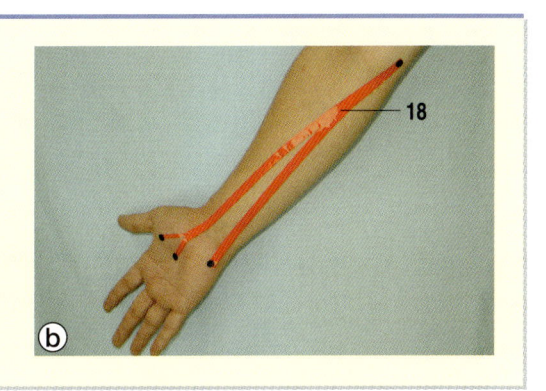

前腕の屈筋群を知る

a. 上腕骨内側上顆に起始をもつ前腕の屈筋群 (18) を示す (母指側より, 橈側手根屈筋 (20), 尺側手根屈筋).
b. 体表からみた前腕の屈筋群 (18) を示す.

●上腕骨内側上顆
　前腕の屈筋群は内側上顆炎と関係する.

2 代表的なテスト

(1) 外側上顆テスト

方法1

①前腕回内位，手関節背屈位とする．②手背に抵抗を加える．③外側上顆に疼痛を訴える．

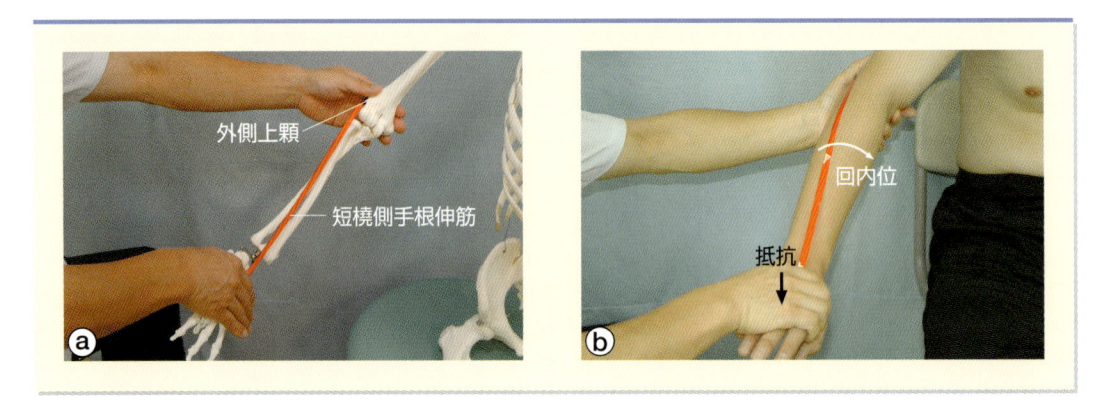

a. 前腕回内位，手関節背屈位で抵抗を加える．
b. 体表上でのテスト法を示す．

方法2　中指伸展テスト（middle finger test）

①前腕回内位，手関節背屈位とする．②中指に抵抗を加える．③外側上顆に疼痛を訴える．

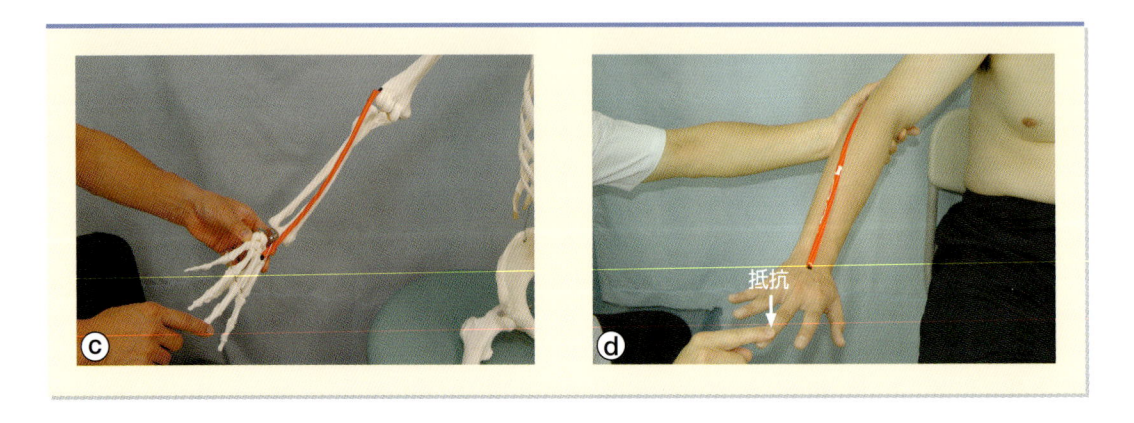

c. 前腕回内位，手関節背屈位で中指の伸展に抵抗を加える．
d. 体表上でのテスト法を示す．

方法 3

①手関節掌屈位・前腕回内位とする．②手背をもち，回外に対して抵抗を加える．③外側上顆に疼痛を訴える．

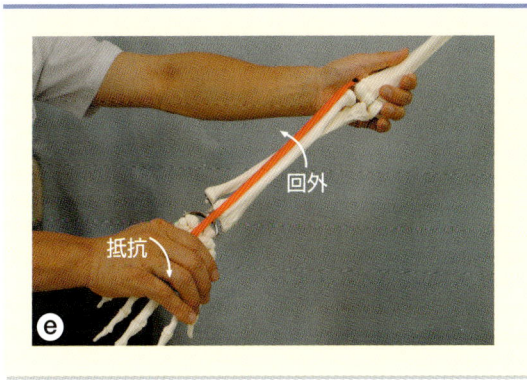

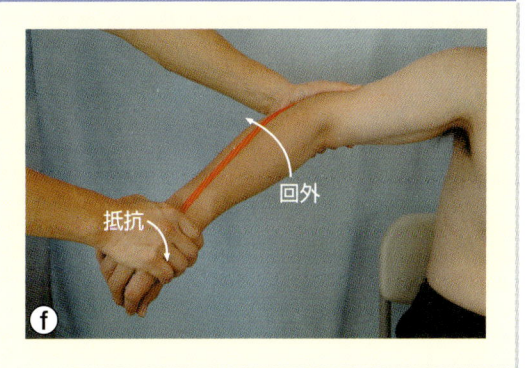

e. 手関節掌屈位，前腕回内位で回外運動を指示する．
f. 回外に対して抵抗を加え，外顆の疼痛を誘発する．

意　義

本テストが陽性の場合，主に短橈側手根伸筋の過使用による外側上顆炎が疑われる．たとえば，手のオーバーユースやテニスでのバックハンド時に生じる骨付着部炎（enthesopathy）などである．

● 短橈側手根伸筋

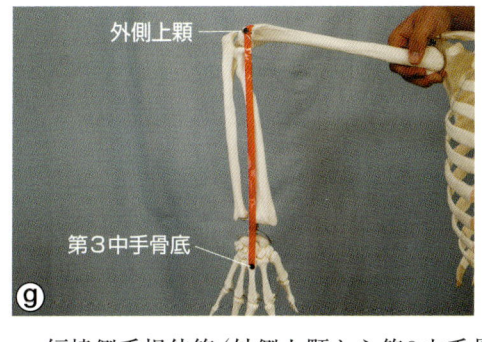

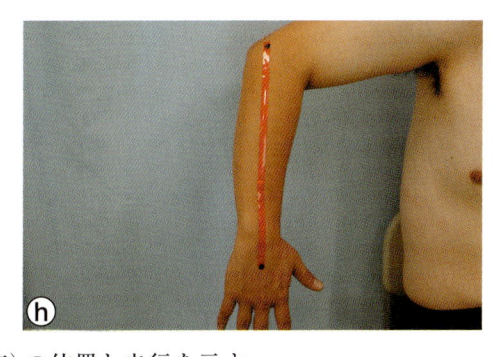

g. 短橈側手根伸筋（外側上顆から第3中手骨底）の位置と走行を示す．
h. 体表上の短橈側手根伸筋の位置を示す．

● 外側上顆炎の病態

　短橈側手根伸筋を主とした骨付着部に浮腫状の変性や微少断裂を認め，多くの場合，腕橈関節の慢性炎症像（滑膜絨毛，乳頭状増生，血管増生など）を呈する．また，後骨間神経の絞扼性神経炎なども考えられる．

(2) チェアテスト (chair test)

方法

①椅子を用意する．②前腕回内位・手関節掌屈位とする．③この肢位で椅子をつまむように持ち上げる．④外側上顆に疼痛を訴える．

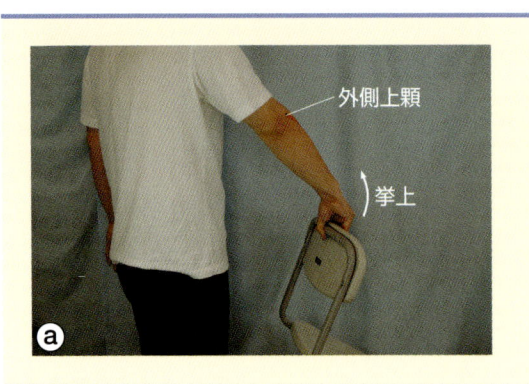

a. 前腕回内位・手関節掌屈位とし，椅子をつまむようにして持ち上げると外側上顆に痛みが誘発される．

意義

本テストが陽性の場合，外側上顆の骨付着部炎が疑われる．

文献 Kaplan EB：Treatment of tennis elbow by denervation. J Bone Joint Surg **41-A**：147, 1959

●外側上顆
短橈側手根伸筋の等尺性収縮によって，外側上顆に疼痛が誘発される．

《参考》外側上顆炎の類似疾患としての後骨間神経麻痺
　橈骨神経は肘関節で浅枝（知覚枝）と後枝（運動枝）に分れ，運動枝は後骨間神経に名称を変更する．この神経は長・短橈側手根伸筋を支配した後，外側上顆と尺骨回外筋稜（肘頭付近）を起始とする回外筋の2頭間（フローゼ：Frohseの腱弓）を通過する．この入口は後骨間神経絞扼の好発部位である．外側上顆炎に類似した疼痛を呈することから類似疾患として考慮する必要がある．鑑別法として，後骨間神経の絞扼は，絞扼後に支配される尺側手根伸筋が麻痺に陥るため，手関節背屈時に橈側偏位となることからわかる．

(3) ゴルフ肘テスト (golf elbow test)

方法

①前腕回外位・手関節背屈位とする．②肘関節屈曲に抵抗を加える．③上腕骨内側上顆に痛みがでる．

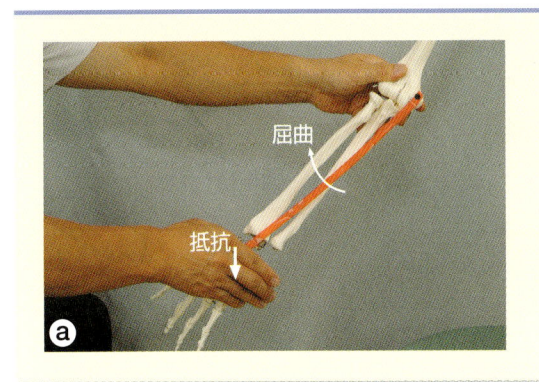

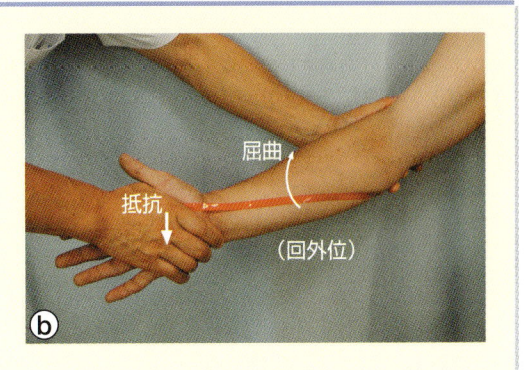

a. 前腕回外位・手関節背屈位から肘関節を屈曲させ，それに対して抵抗を加える．
b. 体表上で，前腕回外位・手関節背屈位から肘の屈曲に対して抵抗を加える様子を示す．

意義

本テストが陽性の場合，主に橈側手根屈筋等の過使用による内側上顆の骨付着部炎が疑われる．たとえば，手のオーバーユースやテニスでのフォアハンド時に生じる骨付着部炎（enthesopathy）などである．

文献 McRae R：Clinical Orthopedic Examination, Churchill Livingstone, New York, p41, 1976

●橈側手根屈筋

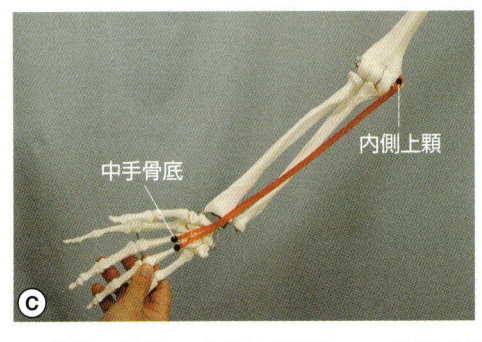

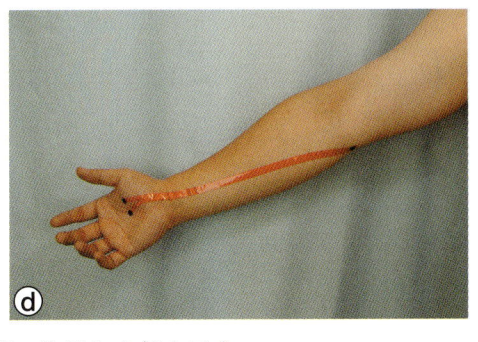

c. 前腕回外位・手関節背屈位での橈側手根屈筋の位置と走行を示す．
d. 体表上で，前腕回外位・手関節背屈時の橈側手根屈筋の走行を示す．

（4）外反ストレステスト（abduction stress test）

方法

①肘軽度屈曲位．②内側側副靱帯と逆の方向にストレスを加える．③関節の動揺の有無をみる．

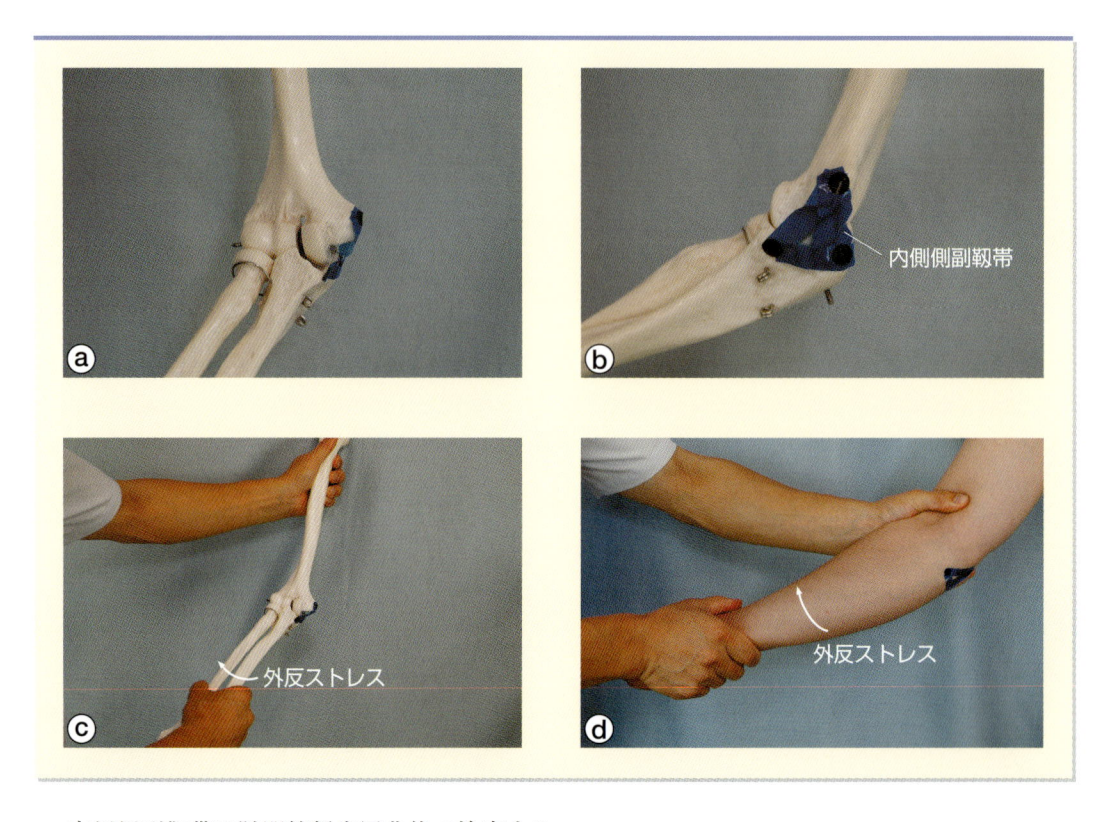

a. 内側側副靱帯は肘関節軽度屈曲位で検査する．
b. 内側側副靱帯の位置と走行を示す．
c. 肘関節に外反方向のストレスを加え，痛みや関節の側方動揺を確認する．写真は肘関節外反により内側側副靱帯にストレスを加えている．
d. 体表上の外反ストレステストを示す．

意義

外傷時，あるいは外傷後の内側側副靱帯損傷を評価する目的で用いられ，側方動揺を認めれば陽性とする．

文献 Morrey BF：The Elbow and it's Disorders, WB Saunders, Philadelphia, 1985

●関節の動揺
通常，関節の動揺には個人差があり，部分断裂ではそれほど動揺が大きくないため，必ず左右差を調べる必要がある．

(5) 内反ストレステスト (adduction stress test)

方 法

①肘軽度屈曲位．②外側側副靱帯と逆の方向にストレスを加える．③関節の動揺の有無をみる．

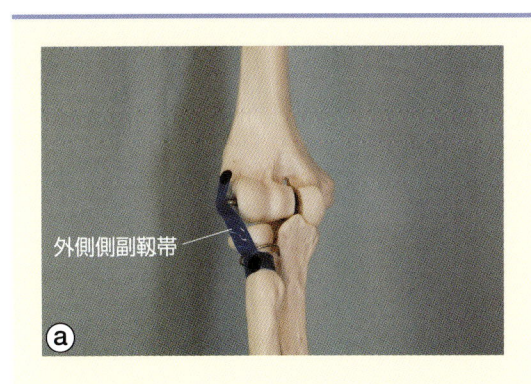

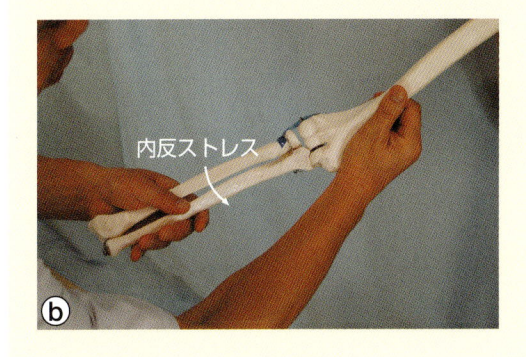

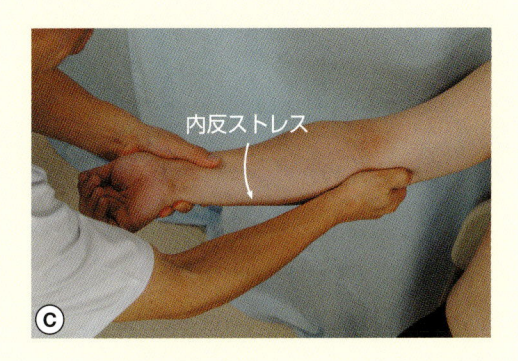

a. 外側側副靱帯の位置と走行を示す．
b. 肘関節軽度屈曲位で肘関節内反により外側側副靱帯にストレスを加える．
c. 内反ストレスを加えた場合，腕橈関節の離開の程度と動揺を確認する．

意 義

外傷時，あるいは外傷後の外側側副靱帯損傷を評価する目的で用いられ，側方動揺を認めれば陽性とする．

文献 Hoppenfeld S：Physical Examination of the Spine and Extremities, Appleton-Century-Crofts, New York, p127, 1976

●関節の動揺
通常，関節の動揺には個人差があり，部分断裂ではそれほど動揺が大きくないため，必ず左右差を調べる必要がある．

(6) チネル徴候（Tinel's sign）

方　法

①尺骨神経溝に尺骨神経を触れる．②上腕骨内側上顆後方を叩打する．③末梢にシビレ感と響きを訴える．

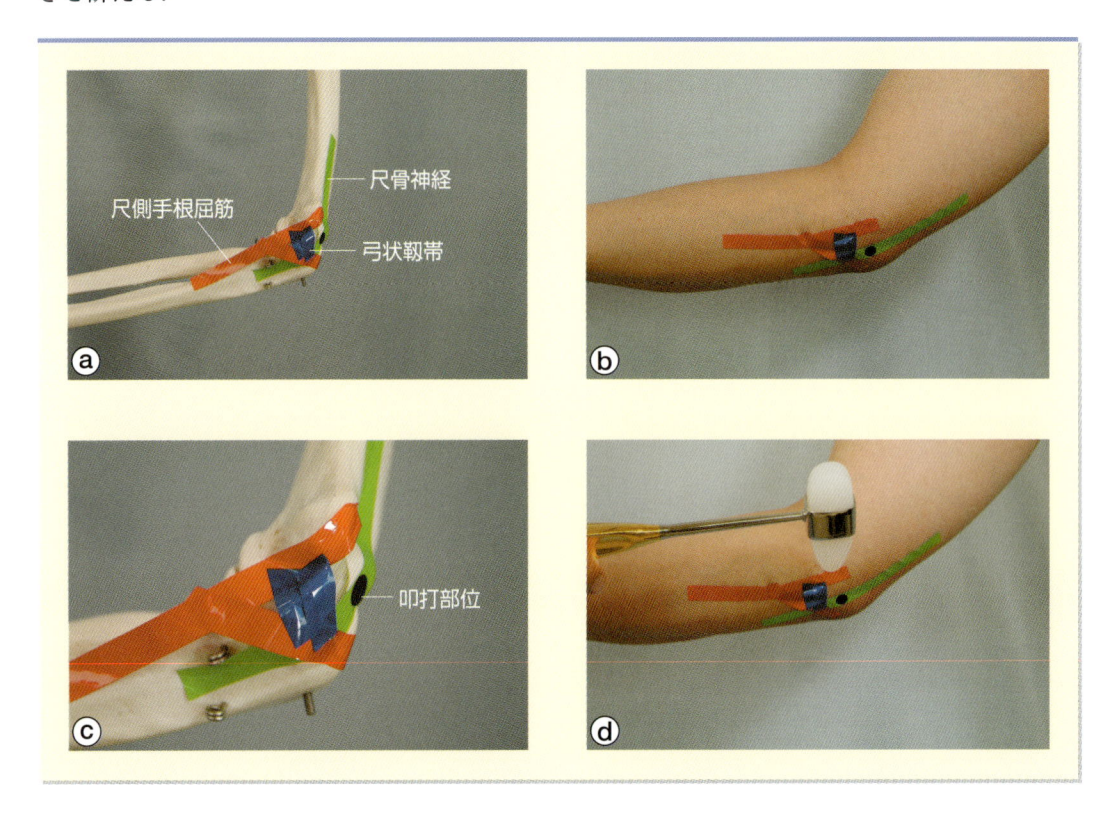

a. 上腕骨内側上顆背側の弓状靱帯直下に肘部管があり，尺側神経が走行する．
b. 体表からみた弓状靱帯直下に尺骨神経溝と尺側神経の走行を示す．
c. 弓状靱帯直下に尺骨神経溝と尺側神経の走行，叩打する位置を示す．
d. 体表上でこの部位を叩打すると末梢へのシビレ感を訴える．

意　義

　本テストが陽性の場合，骨折後の外反肘，変形症（OA），弓状靱帯（肘部管）の絞扼，神経炎・神経腫が疑われる．肘部管は弓状靱帯部で構成される以外に，尺側手根屈筋が円回内筋や浅指屈筋と共有する腱膜部でも構成されており，肘部管の絞扼部位は多岐にわたる．

文献　Tinel J：Le signe du 'Fourmillement' dans les lésions des nerf périphériques. La Presse Médicale **47**：388-389, 1915

●肘部管と弓状靱帯
　内側上顆と肘頭を起始とする尺側手根屈筋の2頭間に張る靱帯性の筋膜を弓状靱帯といい，この筋膜に囲まれた部分を肘部管という．この中を尺骨神経が走行するが，何らかの病的状態から破綻をきたし障害を呈した場合，肘部管症候群という．

（7）肘屈曲テスト

> 方　法

①肘関節を最大屈曲する．②弓状靱帯が緊張する．③尺骨神経が伸張・圧迫される．

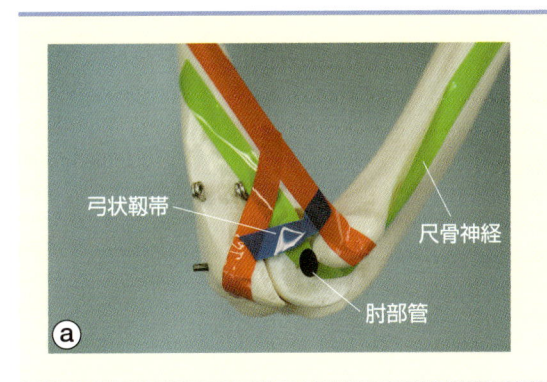

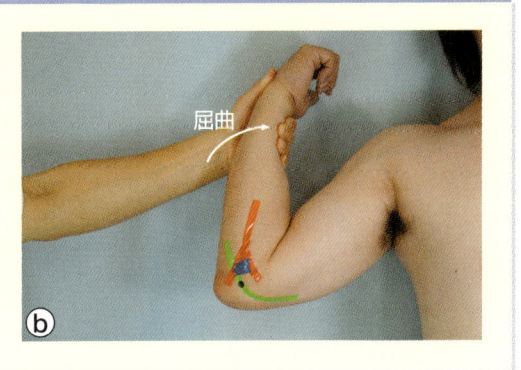

a. 肘関節を最大に屈曲すると，尺骨神経は伸張し，肘部管で圧迫される．
b. 体表から尺骨神経が伸張・圧迫される様子を示す．

> 意　義

本テストが陽性の場合，骨折後の外反肘，変形症（OA），弓状靱帯の絞扼，神経炎・神経腫が疑われる．本テストは尺骨神経の伸張と，肘関節90〜120°屈曲位で弓状靱帯が尺骨神経を圧迫することを応用したものといえる．

●肘関節を最大に屈曲

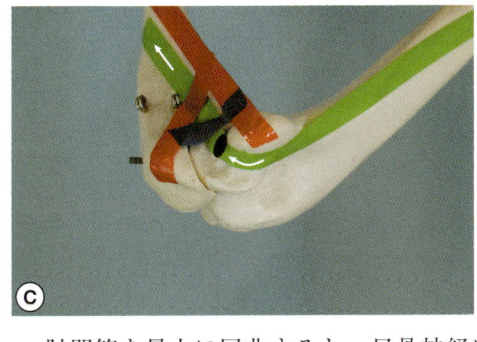

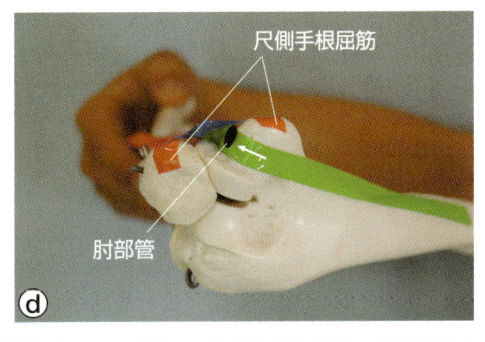

c. 肘関節を最大に屈曲すると，尺骨神経は伸張される．また，弓状靱帯直下の肘部管で圧迫されて末梢にシビレ感を訴える．
d. 弓状靱帯の直下（肘部管）を尺骨神経が走行する．尺骨神経の両側には2頭をもって起始する尺側手根屈筋がみえる．

III 手関節・指関節

(1) 橈骨手根関節
(2) 手根中央関節
(3) 舟状骨結節
(4) 豆状骨
(5) 大菱形骨結節
(6) 有鉤骨鉤
(7) 横手根靱帯
(8) 手根管
(9) 舟状骨
(10) 月状骨
(11) 三角骨
(12) 掌側橈骨手根靱帯
(13) 橈側手根屈筋
(14) 正中神経
(15) 長掌筋
(16) 浅指屈筋
(17) 尺骨神経
(18) 尺側手根屈筋
(19) 橈骨頭
(20) 尺骨頭
(21) 回旋軸
(22) 橈骨茎状突起
(23) 尺骨茎状突起
(24) リスター結節
(25) 橈側側副靱帯
(26) 背側橈骨手根靱帯
(27) 関節円板
(28) 伸筋支帯
(29) 伸筋群
(30) 中手骨頭
(31) 基節骨底
(32) 基節骨頭
(33) 中節骨底
(34) 内側側副靱帯
(35) 掌側板
(36) 指伸筋
(37) 深指屈筋
(38) 虫様筋
(39) 骨間筋

手 関 節

手関節は関節円板で仕切られた橈骨手根関節と下橈尺関節で構成される．機能としては二つ（掌屈−背屈，橈屈−尺屈）を有し，それらの複合運動である分回し運動を可能とする．

1 視診・触診

A. 手　掌

(1) 静的観察

①

ⓐ

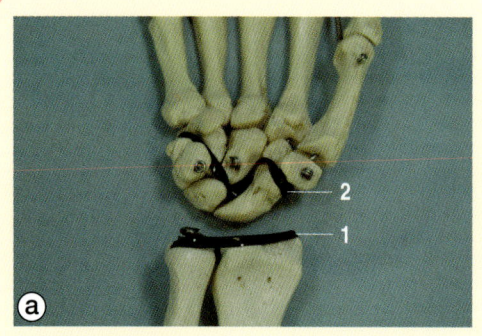

> **手根骨を知る**

手関節は橈骨手根関節(1)と手根中央関節(2)で構成され，手関節の動きはこの両関節の総合的な動きによって作られる．橈骨手根関節(1)は橈骨の遠位端と舟状骨・月状骨，さらに関節円板と三角骨の間をいい，手根中央関節(2)は手根骨を近位手根列と遠位手根列に分ける．

a. 手関節は橈骨手根関節(1)と手根中央関節(2)で構成され，前者は橈骨の遠位端と舟状骨・月状骨，さらに関節円板と三角骨の間をいう．後者は近位手根列と遠位手根列の間をいう．

- ●分回し運動
  関節の運動自由度で2°以上の関節は分回し運動が可能となる．この運動はいわゆる内旋・外旋などの運動とは異なって円錐状に動く運動をいう．
- ●手根骨
  手根骨と中手骨の位置を把握する．大菱形骨は第1指，小菱形骨は第2指，有頭骨は第3指，有鉤骨は第4・5指と関節を構成する．

❷

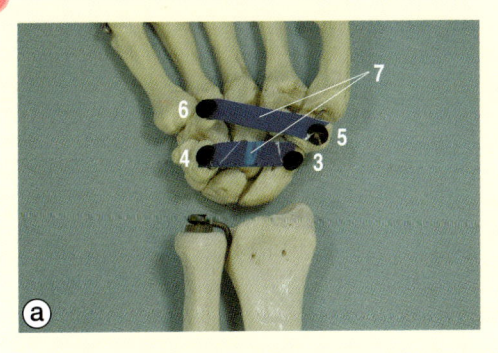

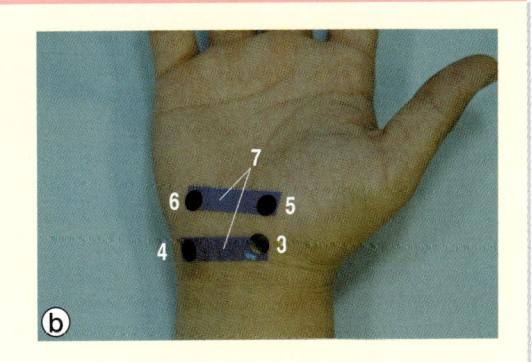

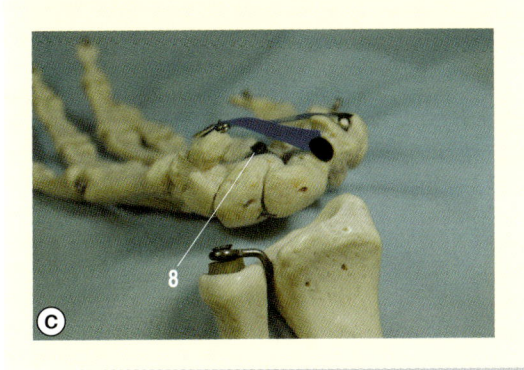

手根管を知る

　手根骨は全体として背側凸の形態をしており，手掌側は凹んでいる．近位手根列は舟状骨結節（3）と豆状骨（4），遠位手根列は大菱形骨結節（5）と有鈎骨鈎（6）の間に横手根靱帯（7）をもち，手根骨間にトンネルを構築する．このトンネルを手根管（8）と呼ぶ．

a. 近位手根列は舟状骨結節（3）と豆状骨（4），遠位手根列は大菱形骨結節（5）と有鈎骨鈎（6）の間に横手根靱帯（7）がある．手根管は横手根靱帯（7）と手根骨の間をいう．
b. 手掌からみた横手根靱帯（7）の位置を示す．
c. 手根管（8）を手の長軸・近位側から見たものである．線維骨性に作られた空間内に浅指・深指屈筋，長母指屈筋，正中神経などが存在する．

❸ ギヨン管を知る

　ギヨン管は豆状骨・有鈎骨鈎と両者を結ぶ豆状有鈎靱帯で構成され，中を尺骨神経が通過する．

> ●**手根管（carpal tunnel），ギヨン管（Guyon canal）**
> 　手根管，ギヨン管は手掌にあって線維骨性のトンネルとして知られる．外傷や退行変性から内腔に狭小化が生じると絞扼症候群を招く．手根管は正中神経が，ギヨン管は尺骨神経が走行することから，症状の違いは神経支配領域により明らかである．

❹

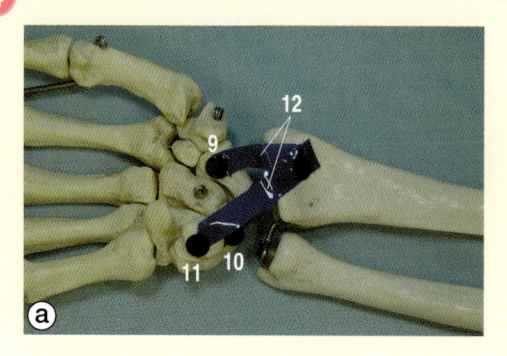

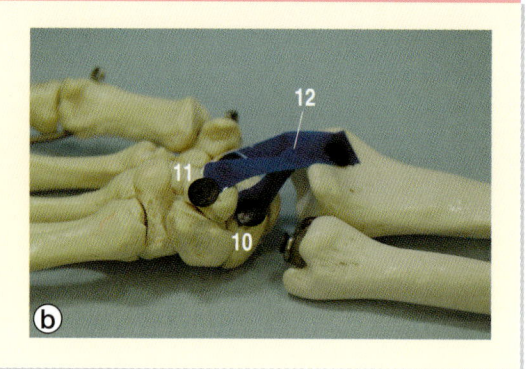

掌側橈骨手根靱帯を知る

　掌側橈骨手根靱帯は橈骨遠位の掌面から舟状骨（9），月状骨（10），三角骨（11）間にあって，橈骨手根関節の動き，とくに背屈・尺屈を制限する．

a. 手掌からみた掌側橈骨手根靱帯（12）を示す．
b. 尺側からみた掌側橈骨手根靱帯（12）を示す．

(2) 動的観察

①

a

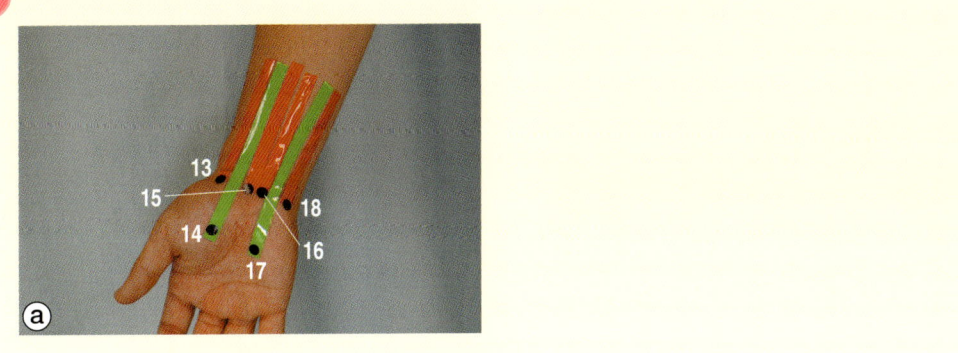

手掌の表在を走行する筋・神経を知る

　手関節手掌部の表在解剖として，手掌母指側から，橈側手根屈筋 (13)，正中神経 (14)，長掌筋 (15)，浅指屈筋 (16)，尺骨神経 (17)，尺側手根屈筋 (18) が並んで存在する．

a. 手掌より筋，神経の配列を示す．

●長掌筋・尺側手根屈筋
　この両筋は手根管外を通過することを理解する．また，長掌筋は手掌腱膜となり手掌の緊張保持に重要である．尺側手根屈筋は豆状骨につき，三角豆状関節が動くことで尺側手根屈筋の張力を調整する．

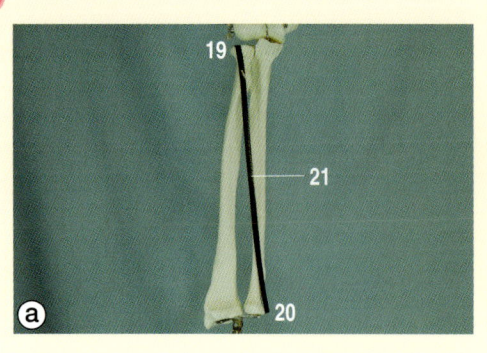

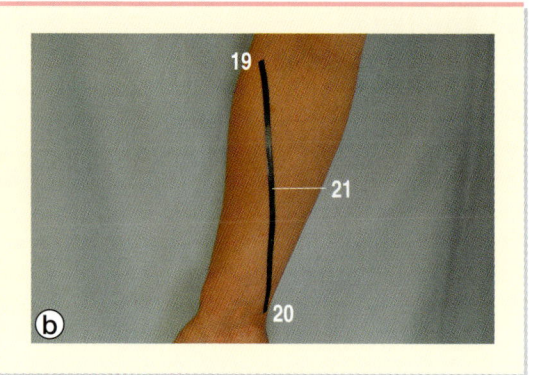

橈骨・尺骨茎状突起，尺骨頭，橈骨頭を触診し，前腕の回旋軸を知る

　前腕の回旋軸（21）は一定していないが，橈骨頭（19）と尺骨頭（20）を結ぶ軸は前腕の回旋軸と考えられる．

a. 前腕の回旋軸は一般的に橈骨頭（19）と尺骨頭（20）を結ぶ軸である．
b. 手掌から前腕の回旋軸を示す．

●尺骨頭
　尺骨頭は尺骨茎状突起のやや橈側で前腕を回内することによって背側に触れる突起物である．

B. 手背

(1) 静的観察

①

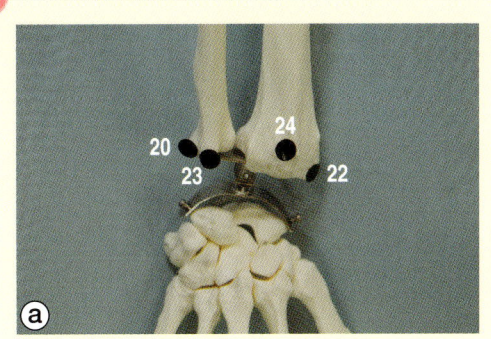

> 手背から見たもので，橈骨茎状突起，尺骨茎状突起，リスター結節，尺骨頭を知る

a. 橈骨茎状突起(22)，尺骨茎状突起(20)，リスター結節(24)，尺骨頭(23)を観察できる．

②

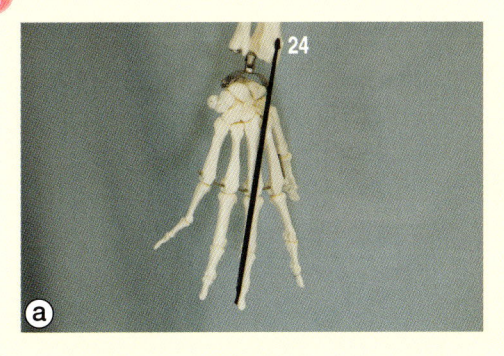

> リスター結節を知る

　リスター結節(24)は橈骨の遠位背側で，橈骨茎状突起(22)の尺側に触れる小さな突起をいう．この結節に長母指伸筋腱が引っかかり大きく方向を変える．また，リスター結節は第3指のライン上にあって，この間に月状骨，有頭骨を触診できる．

a. リスター結節(24)は第3指のライン上にあって，この間に月状骨，有頭骨を触診できる．

❸

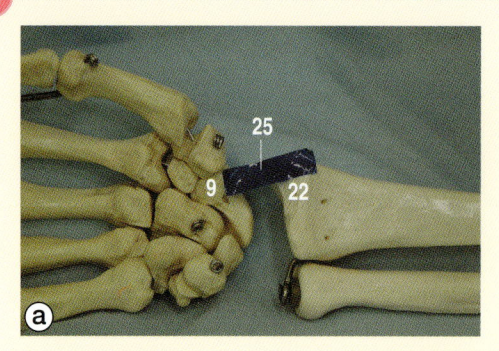

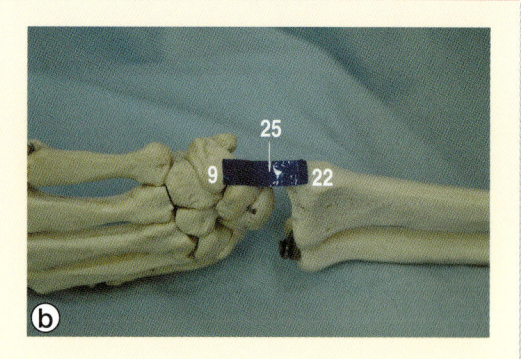

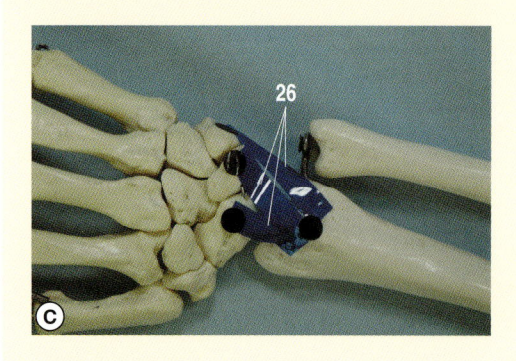

靱帯を知る

(A) 橈側側副靱帯
　　a. 手掌から橈側側副靱帯 (25) を舟状骨 (9) と橈骨茎状突起 (22) の間で観察する．
　　b. 橈側から橈側側副靱帯 (25) を舟状骨 (9) と橈骨茎状突起 (22) の間で観察する．

(B) 尺側側副靱帯
　　三角骨と尺骨茎状突起の間で観察する．

(C) 背側橈骨手根靱帯
　橈骨遠位の背面から舟状骨，月状骨，三角骨間にあって，橈骨手根関節の動き，とくに掌屈・尺屈を制限する．
　　c. 手背からみた背側橈骨手根靱帯 (26) を示す．

4

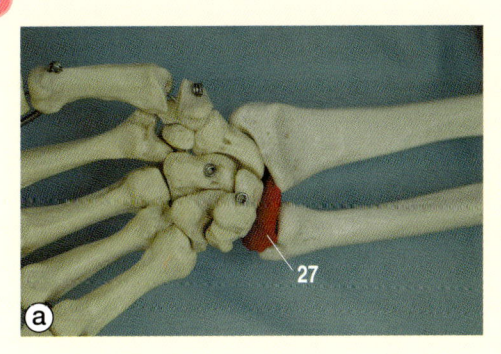

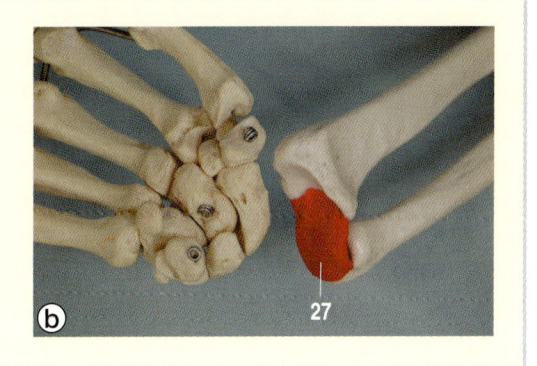

a. b.

関節円板（三角線維軟骨複合体：TFCC）を知る

遠位橈尺関節を連絡し，橈骨の尺骨切痕から尺骨茎状突起の内側に存在する．橈骨手根関節の一部を構築する．中央が薄くなっており，剪断力によって部分断裂を発生しやすい．

a. 関節円板（27）を手掌からみる．
b. 手関節をはずすと，尺側に関節円板（27）を観察できる．

● 関節円板（TFCC：triangular fibrocartilage complex）
　関節円板に相対する手根骨は三角骨である．外力により，三角骨と関節円板が衝突し円板損傷をきたすことが多い．関節円板は線維軟骨様の構造を有する三角線維軟骨複合体で，その周囲を靱帯，関節包などで囲まれる．関節円板の中央は薄く，あらゆる方向の外力を受けて破綻しやすいため，臨床上関節円板損傷としてよく見かける．

❺

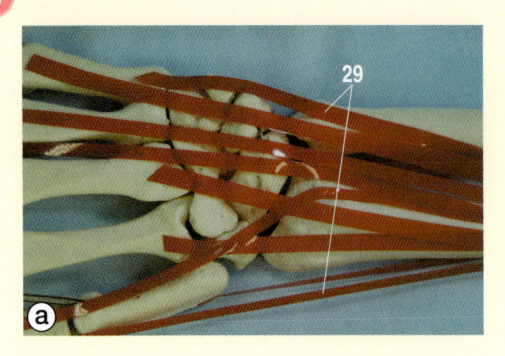

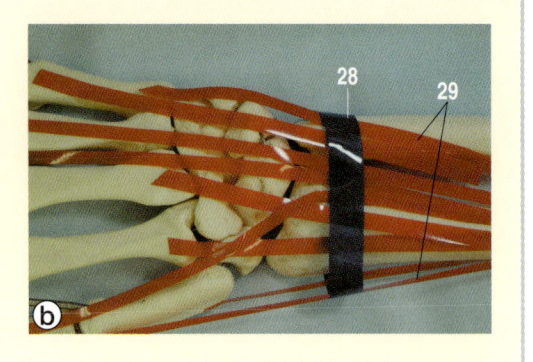

手背の筋と伸筋支帯を知る

　手背は六つのトンネルを有する伸筋支帯(28)によって固定されている．この六つのトンネル内には九つの筋肉があり，橈側から，①長母指外転筋・短母指伸筋，②長・短橈側手根伸筋，③長母指伸筋，④指伸筋・示指伸筋，⑤小指伸筋，⑥尺側手根伸筋が位置する．

a. 手背から前腕の伸筋群(29)をみる．
b. 伸筋支帯(28)を設定して伸筋群を観察する．

2 代表的なテスト

(1) ファレンテスト (Phalen's test)

方法

①手関節の掌屈を60秒間保持する．②正中神経を圧迫．③手掌にシビレが増強する．

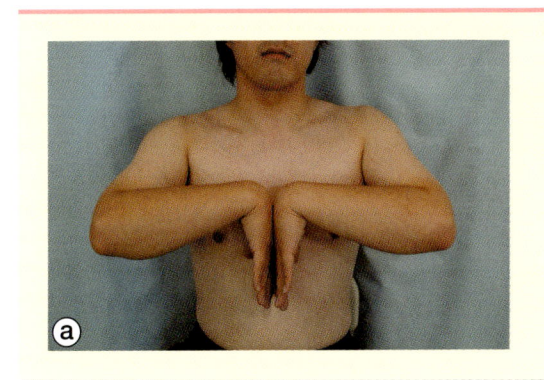

a. ファレンテストを行っているところを示す．手背を合わせて徐々に掌屈を強制すると，手根管内の内圧の高まりと正中神経の圧迫により指先のシビレ，異常感覚が増強する．

意義

本テストは，手根管を狭小化させ内圧を上昇させることによって正中神経支配領域の症状を誘発するものである．骨折の後遺症，関節リウマチ (RA)，占拠性病変，過使用，透析アミロイドーシス（アミロイドの沈着）などで誘発される可能性が高いが，その陽性率は60〜85％程度である．手根管症候群 (carpal tunnel syndrome) の評価によく用いられる．

文献　Phalen GS：Spontaneous compression of the median nerve at the wrist. Am Med Assoc **14**：1128-1133, 1951

《参考》逆ファレンテスト (reverse Phalen's test)

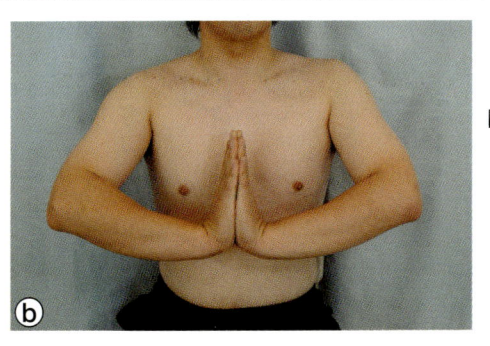

b. 逆に，手掌を合わせて徐々に背屈を強制すると手根管内で絞扼された正中神経の伸張により，ファレンテストと同じように指先のシビレ，異常感覚が増強する．ファレンテストが陽性であれば，本テストも陽性にでる可能性は高い．

(2) 手根管のチネル徴候（Tinel's sign）

> 方　法

①手根管上をポイントとする．②その部位を叩打する．③指先に疼痛が放散する．

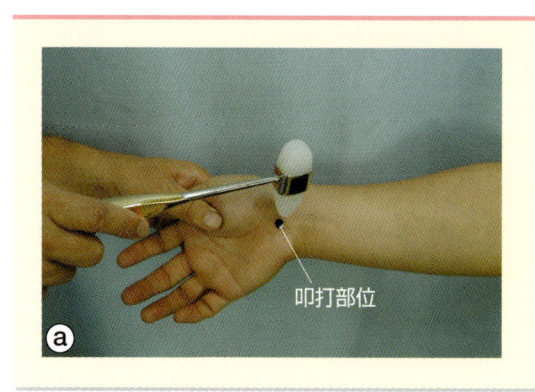

叩打部位

ⓐ

a. 手根管の屋根を構築する横手根靱帯上を叩打すると，手根管内で圧迫・狭窄があれば指先にシビレを訴える．

> 意　義

放散痛が出現すれば陽性とする．神経の障害部位，あるいは再生神経の先端を叩打すると神経の支配領域に疼痛が放散することを応用している．

文献　Tinel J：Nerve Wounds：Symptomatology of peripheral nerve lesions caused by war wounds, Joll CA（ed），Rothwell F（trans），William Wood, New York, 1918

(3) 駆血帯テスト

> 方　法

①手関節周囲をマンシェットにより圧迫する．②約60秒間行う．③シビレが増強される．

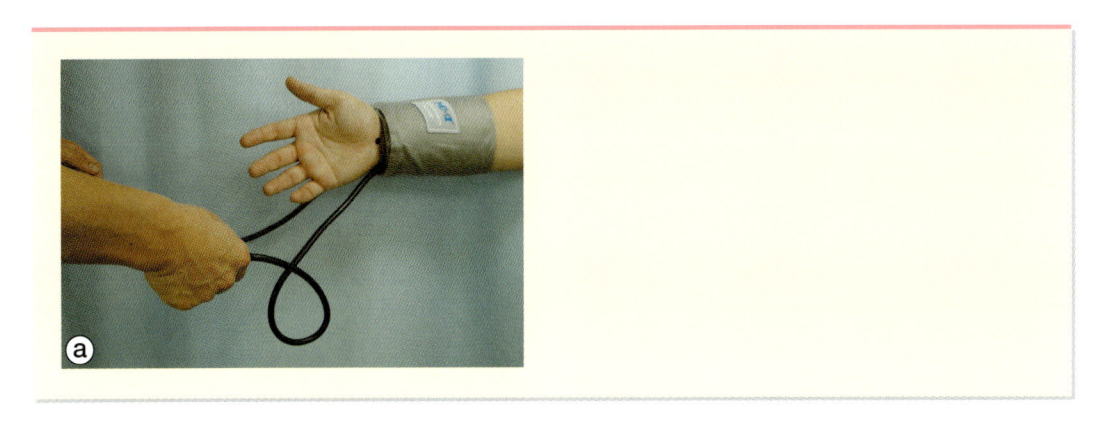

a. 横手根靱帯の近位部をマンシェットで圧迫すると，手根管内で狭窄があれば指先にシビレを訴える．

> 意　義

チネル徴候と同様，外部から手根管周囲を圧迫刺激することで症状の誘発を行う．

文献　McRae R：Clinical Orthopedic Examination, Churchill Livingstone, New York, 1976

(4) 尺側滑動テスト (ulnar grinding test) 〔McMurray's test of the hand〕

> 方　法

①手を握り，手関節を尺屈位にする．②関節面に圧迫を加えながら前腕を回内・回外する．③疼痛とクリック (painful click) を認める．

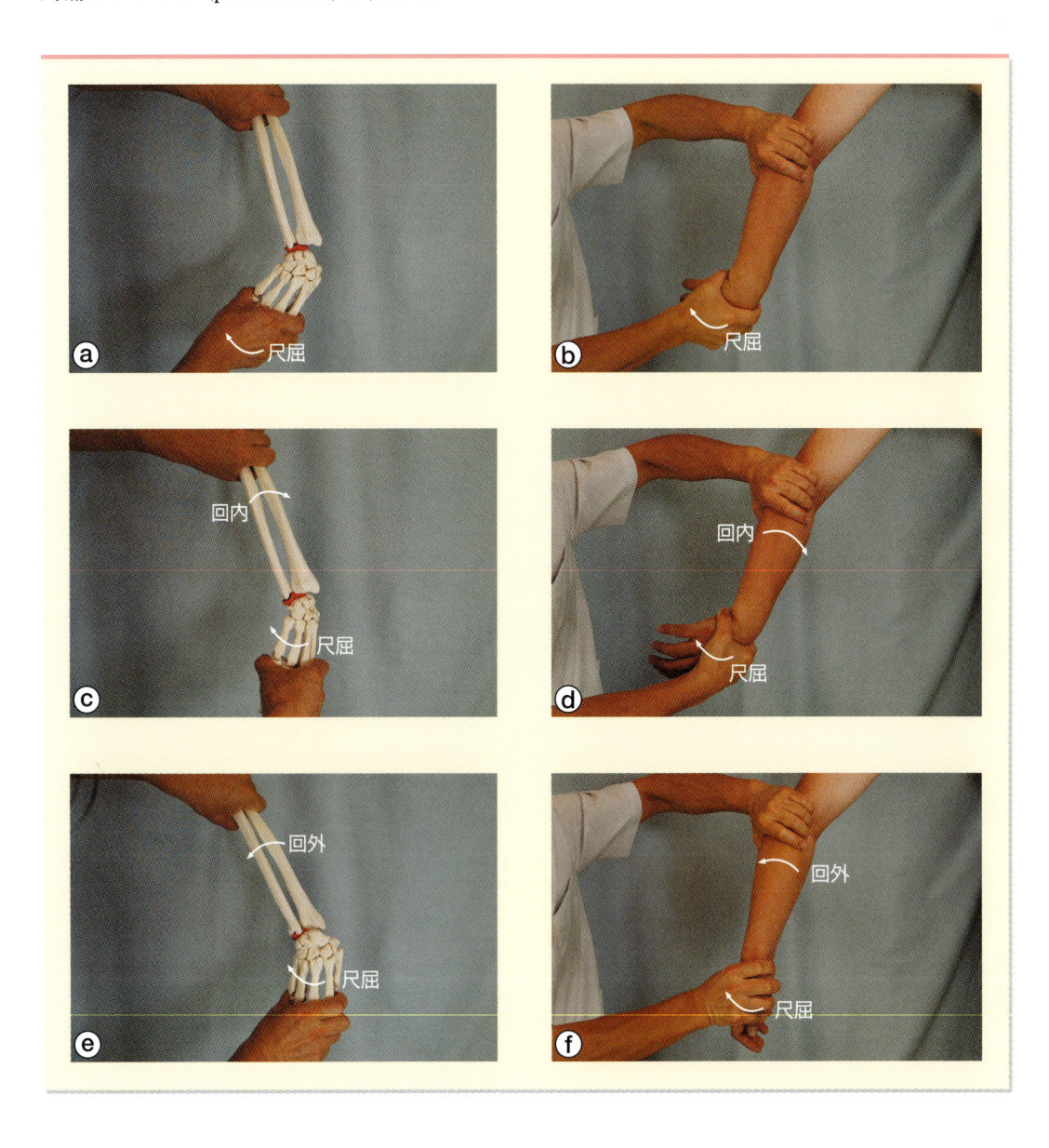

a. 前腕中間位で手関節を尺屈する．
b. 体表からそのポジションを示す．
c. この肢位から前腕を回内する．
d. 体表からその方法と最終ポジションを示す．
e. 徐々に戻して，今度は前腕を回外する．
f. 体表からその方法と最終ポジションを示す．

意 義

本テストが陽性の場合，TFCC損傷が疑われる．TFCC損傷の原因には，転倒時に手をついて発生する外傷性断裂と，非外傷性で慢性的オーバーユースや加齢による変性からくる変性断裂の二つがある．いずれのTFCC損傷においても，手関節の尺屈運動に回旋を加えた場合に症状が誘発され陽性となる．

●手関節を尺屈
最初は，自分で手関節の尺屈を行わせ，尺屈位での回内・回外にて痛み出現の有無を調べる．次に，手関節を他動的に尺屈して圧迫を加えながら回内・回外する．関節円板に痛みや軋音（crepitation）を感じれば陽性とする．

(5) フィンケルスタインテスト (Finkelstein's test)

方 法

①母指を手掌内で握る．②他動的に尺屈を強制する．③腱部に疼痛を訴える．

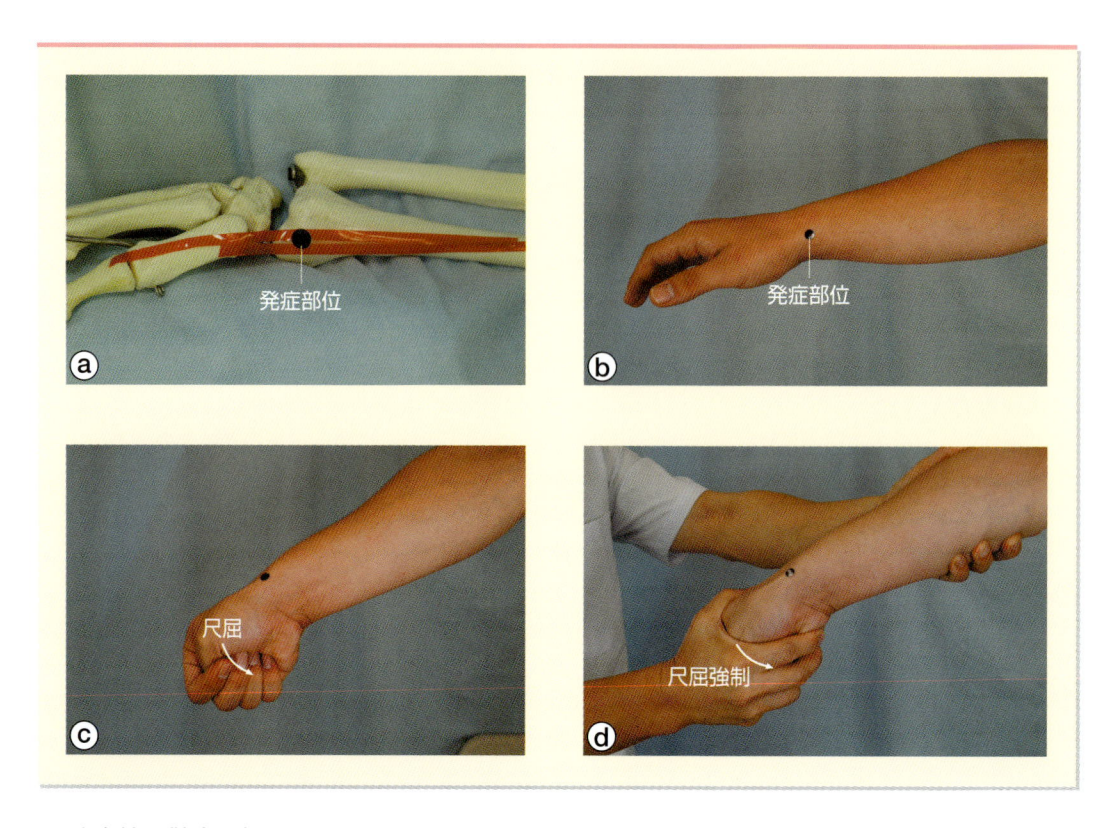

a. 狭窄性腱鞘炎が好発する部位を示す．
b. 体表上で狭窄性腱鞘炎が好発する部位を示す．
c. 母指を掌側内で握る．
d. その状態で他動的に手関節を尺屈する．

意 義

　本テストは他動的に第1伸筋区画内の筋（2〜3本の長母指外転筋と短母指伸筋が隔壁を持って存在する）を伸張することで痛みを誘発し，陽性にて狭窄性腱鞘炎 (stenosing tenosynovitis)，別名ドゥ・ケルバン病 (de Quervain's disease) が疑われる．原因に第1伸筋区画の腱の過使用，特に短母指伸筋腱鞘の狭窄があると考えられている．

文献　Finkelstein H：Stenosising tenovaginitis at the radial styloid process. J Bone Joint Surg 12：590-594, 1930

●発症する部位
　部位は第1伸筋区画内の長母指外転筋，短母指伸筋腱鞘上である．目安として，リスター結節で急激に方向を変える長母指伸筋腱との間に形成されるタバコ窩の橈側と考える．
●尺屈
　母指を手掌内で包み，まず本人が尺屈を行って痛みが出現するかどうか確認する．その後，ゆっくりと他動的に行って調べる．

(6) ギヨン管のチネル徴候

方　法

①ギヨン管の確認と圧痛を調べる．②ギヨン管を叩打する．③手の尺側にシビレが放散する．

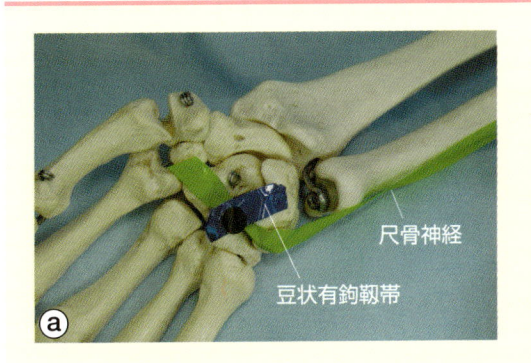

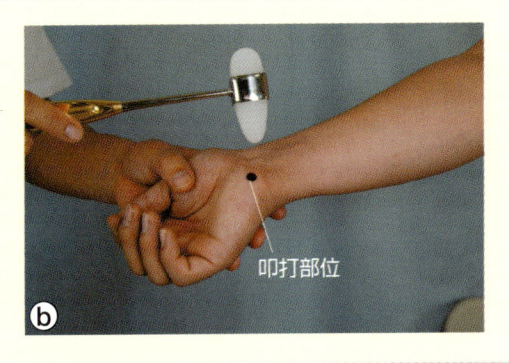

a．ギヨン管（尺骨管）を確認し，その部位を叩打する．
b．体表上から検査する様子を示す．

意　義

本テストはギヨン管（尺骨管）を叩打して愁訴が誘発されるか調べる．放散痛が誘発されれば陽性とする．傷害（急性外傷と障害）や腫瘍（ガングリオン），神経の障害・圧迫，あるいは再生神経部位に対して，その先端を叩打することで症状が誘発される．

●ギヨン管（尺骨管）《参考：尺骨管症候群》
　ギヨン管は手掌で豆状骨と有鉤骨鉤，豆状有鉤靱帯で囲まれた空間をいう．これに関連して，尺骨管症候群の原因の多くは有鉤骨鉤から起始する短小指屈筋が形成する腱弓で尺骨神経が絞扼されることによって生じる症候をいう．小指外転筋を運動枝が支配した後に絞扼されるため，その先の虫様筋，骨間筋，短母指屈筋，母指内転筋が障害される．

指 関 節

　指に関わる関節は中手指節関節（MP関節），指節間関節（IP関節）があるが，それらの関節構造と機能には違いが見られる．MP関節は大きな関節面をもつ中手骨頭と小さな関節面の基節骨底で構成されるため，大きな可動性を有する．また，側副靱帯の走行から伸展時に弛緩し，屈曲時に緊張してMP関節の安定性を得る．一方，IP関節は同じ程度の大きさの骨頭と骨底で関節が構成され，側副靱帯の制限も同程度に受けるため，伸展・屈曲のいずれも関節は安定している．また，指骨の近位端（骨底）の横断面において，掌側は背側に比べて大きく台形状を呈するため，屈曲時に関節の安定性は強まる（静的観察②参照）．

1 視診・触診

（1）静的観察

① 骨端核の成長部分を知る

　骨の成長という観点から指の骨端核の出現部位は，第1指の中手骨においては骨底に骨端核を有するが，他の中手骨は遠位端（骨頭）に存在する．また，指節骨ではすべて近位端（骨底）に存在する．

②

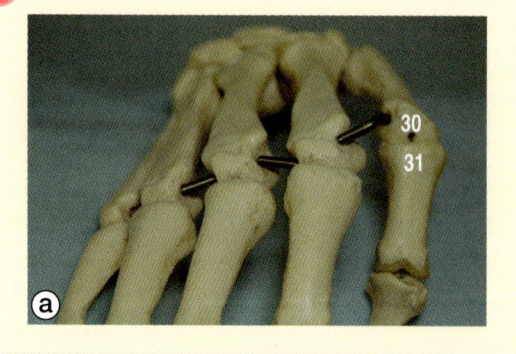

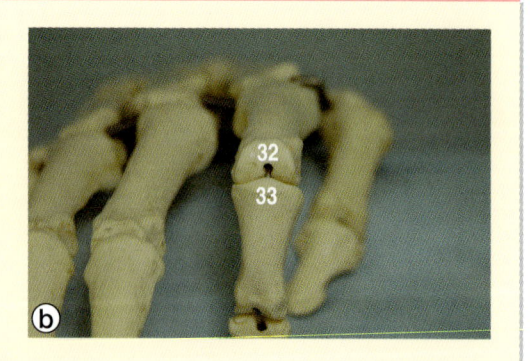

中手指節関節と指節間関節の相違を知る

　中手指節（MP）関節は大きな関節面をもつ中手骨頭と小さな関節面の基節骨底で構成される．一方，指節間（IP）関節は同じ程度の大きさの骨頭と骨底で関節が構成されている．
a. MP関節では中手骨頭（30）の関節面は大きく，基節骨底（31）の関節面は小さい．
b. IP関節において，基節骨頭（32）は中節骨底（33）と，中節骨頭は末節骨底の関節面とほぼ同じ大きさである．

③

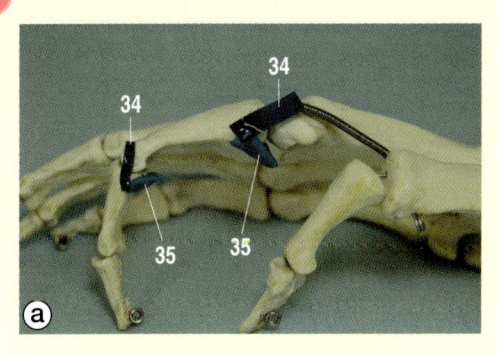

指の側副靱帯と掌側板を知る

　指の関節周囲には内側・外側側副靱帯と関節の遠位から近位に向かう掌側板が存在する．掌側板は骨底にあって蝶番様の動きをし，屈曲時，掌側板は広がって指関節の安定性に貢献する．

a．内側側副靱帯（34）と掌側板（35）の位置を示す．

④ 腱鞘（滑膜性・靱帯性腱鞘）の違いを知る

　腱鞘には腱を周囲から包んでいる滑膜性腱鞘と，腱を指骨に固定する目的の靱帯性腱鞘の二つがある．

(2) 動的観察

　指関節はMP関節，IP関節の精緻な伸展・屈曲運動を行うため，精巧で正確な構造を要求される．その中で，伸筋として指伸筋（ED），屈筋として浅指屈筋（FDS），深指屈筋（FDP）と虫様筋（lumbrical muscle）・骨間筋（IO）を理解することが重要である．

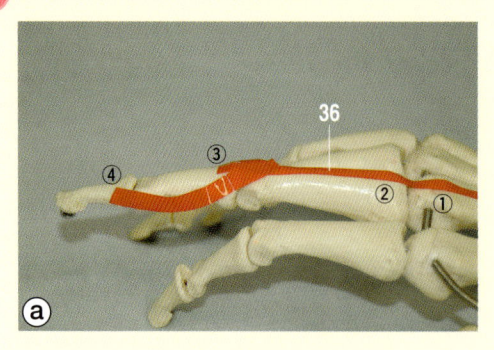

❶

指伸筋の走行と作用を知る

a．指伸筋（36）の走行と停止部を示す．

●走行と停止部
　指伸筋群は上腕骨外側上顆より起始し，末梢に走行して指背腱膜に終わる．その間，中手骨頭では矢状索①によって固定され，引き続いて基節骨底では伸筋腱膜展開部②として強力な停止となる．この線維によって指伸筋の主な作用であるMP関節の伸展が可能となる．さらに末梢にいき中央索③となって中節骨底に，さらに側索④となり末節骨底に終伸腱と名前を変えて終わる．
　これらのことから，指伸筋はMP関節の伸展とMP関節屈曲位でのIP関節の伸展を可能とする．この筋が作用するとエクストリンシックプラス肢位（extrinsic plus position）として，MP関節伸展とIP関節屈曲の肢位を取る．

❷

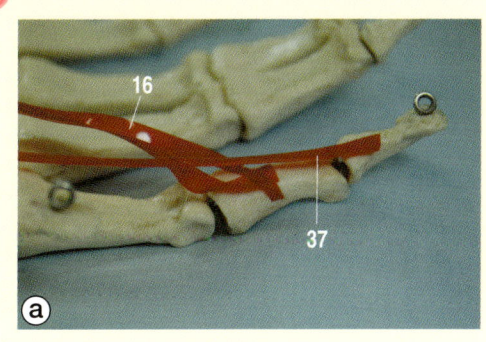

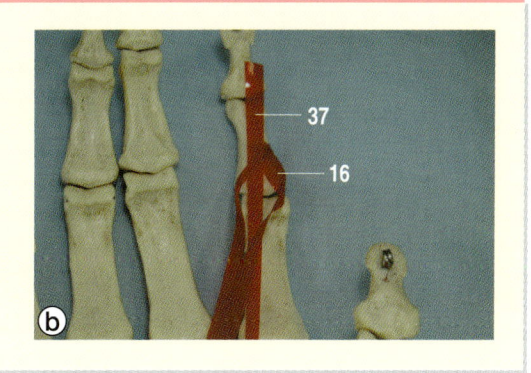

浅指屈筋と深指屈筋の走行と作用を知る

a. 浅指屈筋(16)と深指屈筋(37)の走行と形態を理解する．
b. 掌側からみた浅指屈筋(16)と深指屈筋(37)の走行と形態を理解する．

●走行と作用

　浅指屈筋(flexor digitorum superficialis：FDS)は内側上顆，尺骨鉤状突起，橈骨粗面の3頭をもって起始し，第2～5中節骨底に停止する2関節筋である．この筋の特徴として，中節骨底に付着する前に腱裂孔を有して深指屈筋腱を貫通させる．この間で線維性癒着を生じれば両者間の滑動は障害されて屈曲障害をきたす．深指屈筋(flexor digitorum profundus：FDP)は腱裂孔を通過後に第2～5末節骨底に停止する．また，虫様筋の起始となる．
　作用については，浅指屈筋はPIP関節屈曲，深指屈筋はDIP関節屈曲である．

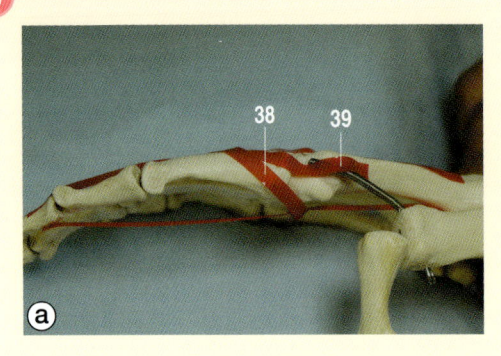

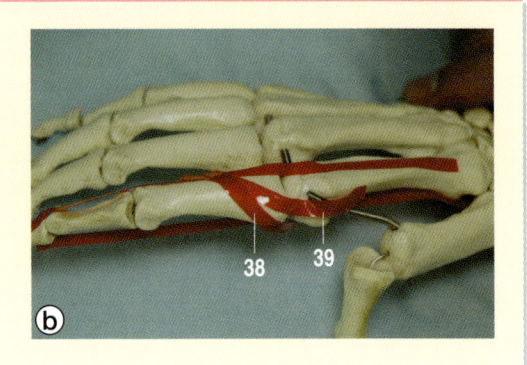

骨間筋，虫様筋の構造と作用を知る

a. 橈側からみた虫様筋（38）と骨間筋（39）を観察する．
b. 橈背側からみた虫様筋（38）と骨間筋（39）を観察する．

● 構造と作用

　虫様筋（38）と背側・掌側骨間筋（39）は同じような作用を持つ．虫様筋は深指屈筋の橈側から起始し指背腱膜に，骨間筋は中手骨の橈・尺側から起始して指背腱膜に停止する．写真から，虫様筋は筋の立ち上がり角が大きいためMP関節屈曲の開始筋として，骨間筋は骨から起始しているため強力なMP関節の屈筋として作用する．これらの筋は手内筋（intrinsic muscle）と呼ばれ，これらの筋が作用するとイントリンシックプラス肢位（intrinsic plus position）として，MP関節屈曲とIP関節伸展の肢位を取る．

2 代表的なテスト

(1) 内転・外転ストレステスト
（adduction/abduction stress test）

方 法

①MP, PIP, DIPそれぞれに検査する関節を軽度屈曲位とする．②患側の靱帯と逆方向にストレスを加える．③関節の動揺の程度を観察する．

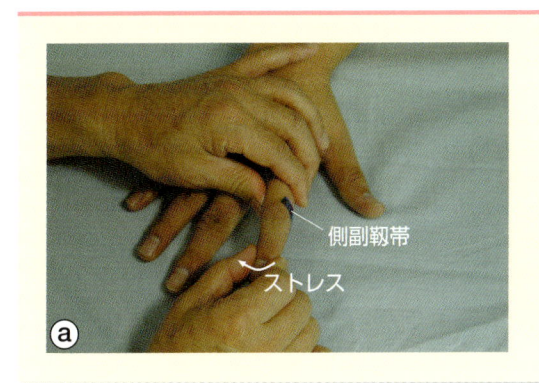

a. 第2指PIP関節の外側側副靱帯の動揺をテストしている．指は軽度屈曲位とし，関節に内転・外転ストレスを加える．その他の関節についても同様に行う．

意 義

本テストは動揺を認めれば陽性とする．指の側副靱帯に損傷があると，患側と逆方向に動揺が見られる．

(2) 指関節のグラインドテスト (grind test)

方法

①MP関節，IP関節の各関節間をテストする．②関節の長軸方向に圧迫と回旋を加える．③関節に疼痛を訴える．

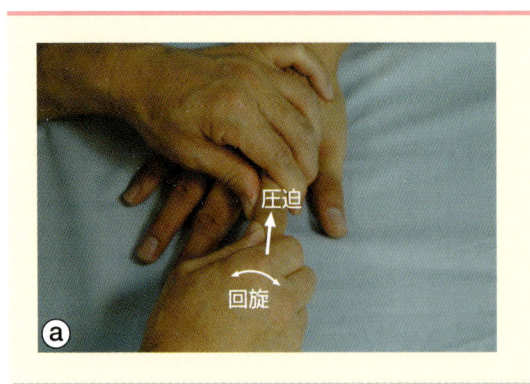

a. 第2指PIP関節の圧迫テストをしている．その他の関節についても同様に行う．

意義

指の関節面に異常があると，圧迫・回旋を加えることで症状が誘発される．症状が誘発されれば陽性とする．

● 圧迫テスト
指の関節症の場合，関節に圧迫を加えながら回旋を行うと痛みを訴える．

(3) 指関節の牽引テスト（traction test）

方 法

①MP，IPの各関節間をテストする．②関節の長軸方向に牽引と回旋を加える．③側副靱帯に疼痛を訴える．

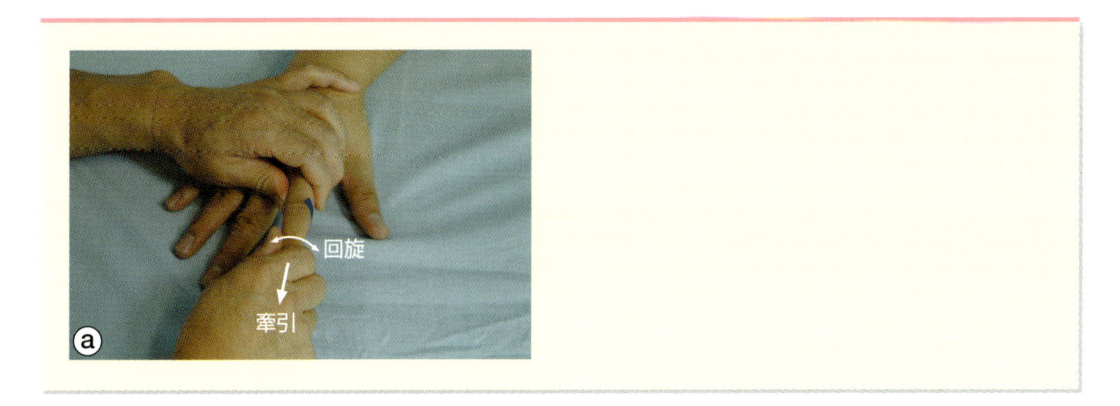

a. 第2指PIP関節の牽引テストしている．その他の関節についても同様に行う．

意 義

指の側副靱帯に損傷があれば，関節に牽引・回旋を加えることで損傷部位に症状がでる．症状が誘発されれば陽性とする．

●牽引テスト
指の側側副靱帯の損傷の場合，指間に牽引を加えながら回旋を行うと痛みを訴える．

脊柱の考え方

　脊柱の主な役割として，①頸椎は頭部(体重の約13％)の支持と可動性，②胸椎は体幹の支持と内臓の保護，③腰椎は体幹の支持がある．その他，仙腸関節を含めた骨盤は脊柱からの体重の支持と分散，骨盤内臓の保護がある．

(1) 椎孔	(10) 環椎横靱帯	(19) 椎間板
(2) 上関節面	(11) 鉤状突起	(20) 棘上靱帯
(3) 歯突起窩	(12) 脊髄神経溝	(21) 棘間靱帯
(4) 横突孔	(13) 椎弓根	(22) 髄核
(5) 前結節	(14) 関節突起	(23) 線維輪
(6) 後結節	(15) 椎弓板	(24) 脊髄神経
(7) 横突起	(16) 椎体	(25) 髄核脱出
(8) 歯突起	(17) 肋骨突起	
(9) 棘突起	(18) 椎間関節	

1 視診・触診

(1) 静的観察

1

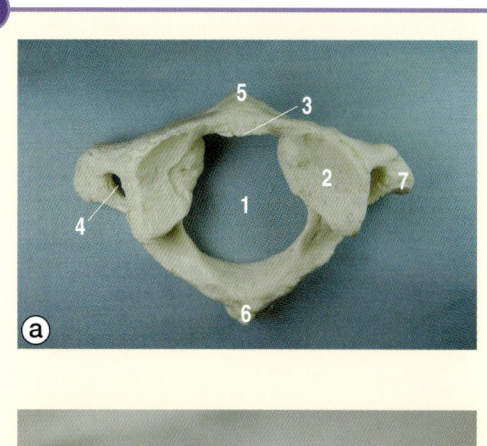

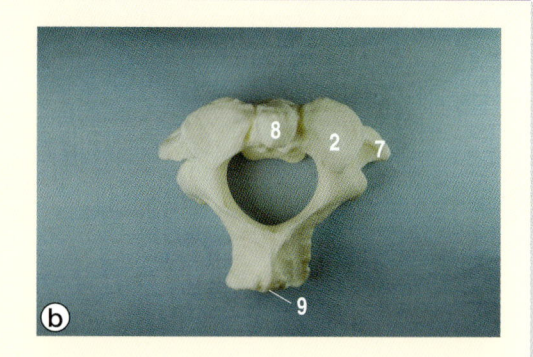

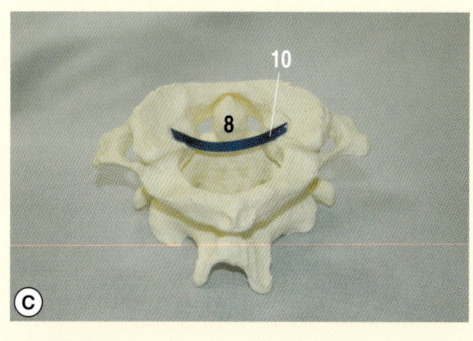

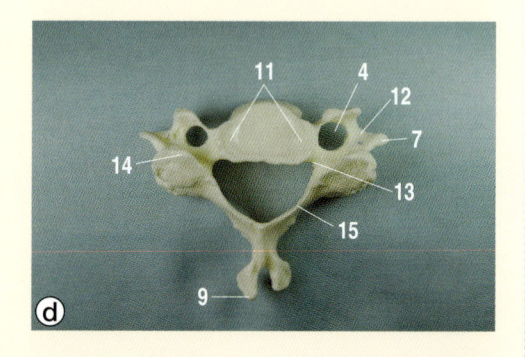

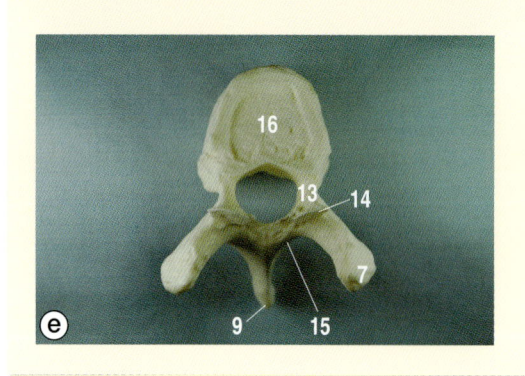

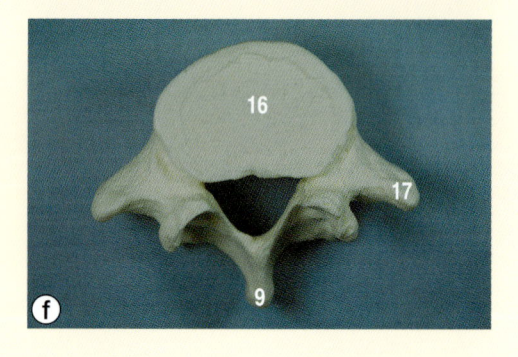

各椎体の骨の構造を知る

a. 上位頚椎（環椎，軸椎）の一つ，環椎（第1頚椎）である．前後径より横径が長く後頭骨を乗せている．中央に椎孔(1)，後頭骨を乗せる上関節面(2)，歯突起と正中環軸関節をつくる歯突起窩(3)，椎骨動脈を通す横突孔(4)，前後の骨の高まりを前結節(5)，後結節(6)，横に横突起(7)を観察する．
b. 軸椎（第2頚椎）は環椎と関節する歯突起(8)（正中環軸関節）と上関節面(2)（外側環軸関節），横の横突起(7)，後方に二つに分かれた棘突起(9)を観察する．
c. 正中環軸関節の左右に張る環椎横靱帯(10)が歯突起(8)の後方移動を予防する．
d. 環椎，軸椎以外の頚椎はほぼ同様の形をしている．特徴は，椎体とその横にある鉤状突起(11)である．上下の鉤状突起は関節包に包まれた鉤状関節（ルシュカ関節）をつくり，頚椎の屈伸の動きを誘導し，側屈は制限する．また，横突起(7)は椎骨動脈を通す横突孔(4)と直角に交叉する脊髄神経溝(12)をもち，脊髄神経溝は前外方を向く．横突起(7)の前後は斜角筋の起始部となる．後弓は前から，椎弓根(13)，関節突起(14)，椎弓板(15)，二つに分かれた棘突起(9)の順に並ぶ．
e. 胸椎を示す．椎体(16)，椎弓根(13)，椎弓板(15)，上下関節突起(14)（椎間関節），横突起(7)，棘突起(9)を観察する．特に，横突起(7)の先端前面は肋椎関節を構成する．
f. 腰椎を示す．前後径より横径が大きい椎体(16)，関節突起と同レベルにある肋骨突起(17)（横突起），やや内外側に適合する椎間関節，発達した棘突起(9)を観察する．

以上から，椎体各部の特徴をまとめると，
①椎体は，椎間板との連結により体重を支持し，静的支持機構の役割をもつ．
②椎間関節は，解剖学的関節の構造をもち，椎骨の可動性と上下の椎体間の支点となる．
③横突起，棘突起は靱帯，筋の付着部となり，運動の推進と制限を行う動的役割をもつ．
④椎弓は椎体後面とで椎孔を形成し，それが連続して脊柱管を構成する．

●正中環軸関節
　車軸関節であり，歯突起は環椎の前弓と環椎横靱帯でつくられた骨性靱帯輪の中にある．前方は関節腔をもつ滑膜性関節であり，後方は関節包を持たず歯突起と環椎横靱帯の間は線維性脂肪組織で埋められる．

●外側環軸関節
　環椎の下関節面と軸椎の上関節面で構成され，左右対象にある．正中環軸関節の動きに従って動く．

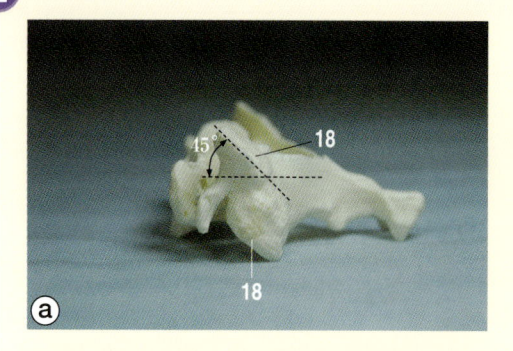

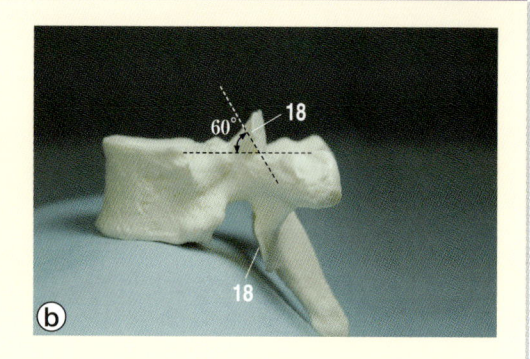

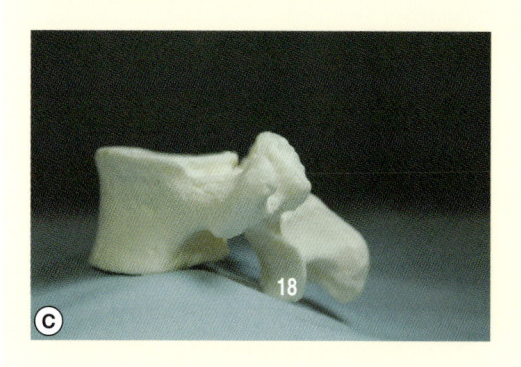

各椎体の椎間関節面を知る

a. 下部頚椎の椎間関節（18）は，前額面に平行，水平面に対して45°の立ち上がりをもつ．
b. 胸椎の椎間関節（18）は，前額面に対して軽度後方に開き，水平面に対して60°の立ち上がりをもつ．
c. 腰椎の椎間関節（18）は，前額面に対して後方に45°開き，水平面に対して90°の立ち上がりをもつ．

❸

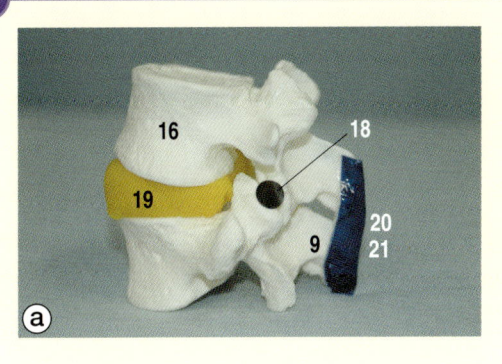

2椎骨間の基本的動きを知る（機能的構成ユニット）

椎骨は個々の椎間関節(18)を運動の支点とし，前方に安定性をもつ椎体(16)，後方に棘上靱帯によるスプリング作用で動きを制限される棘突起(9)が存在し，これらをまとめて機能的構成ユニットとして捉えるとわかりやすい．

a. 前方に椎体(16)と椎間板(19)，中央に椎間関節(18)，後方に棘上靱帯(20)，棘間靱帯(21)をもつ棘突起(9)がある．これらを機能的ユニットと考える．周囲の靱帯として，前縦靱帯（椎体前方をおおう），後縦靱帯（椎体後方をおおう），黄色靱帯（椎孔の後面をおおう），棘間靱帯(21)（上下の棘突起間を結ぶ），棘上靱帯(20)（上下の棘突起上縁を結ぶ：頚椎では，項靱帯），横突間靱帯（上下の横突起を結ぶ）がある．

(2) 動的観察

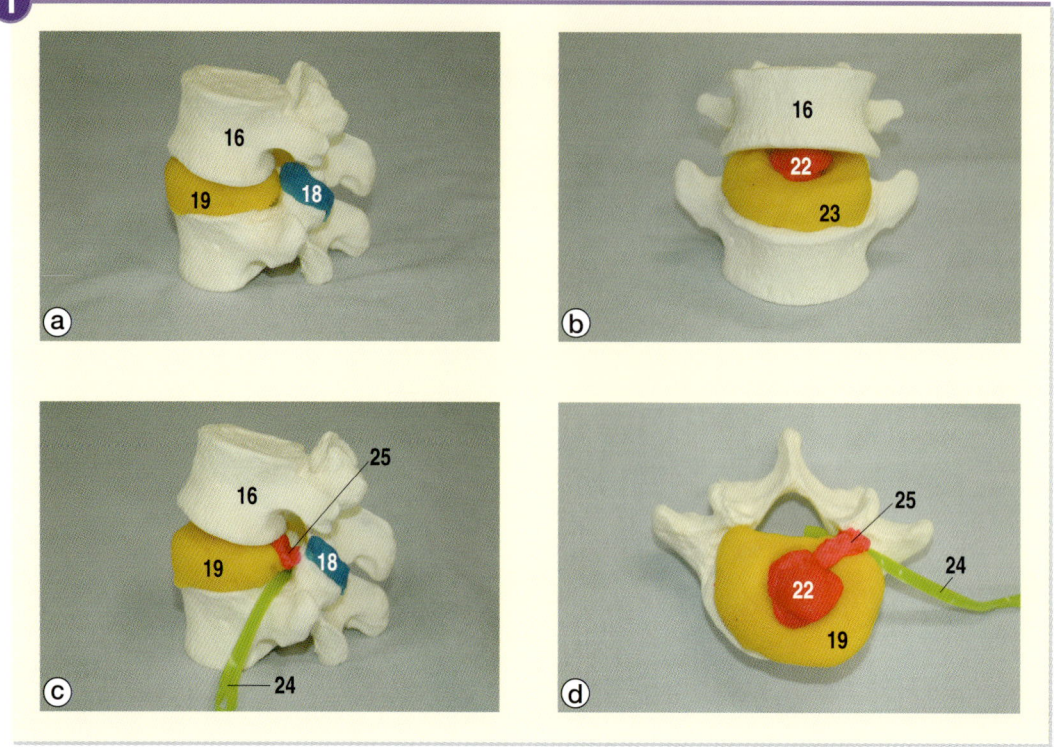

❶

ⓐ ⓑ ⓒ ⓓ

椎間板と髄核脱出を知る

　神経，血管の存在しない椎間板(19)は，中央の髄核(22)と周囲の線維輪(23)で構成される．椎間板は90％の水分を含んだ球状のゼラチン様の物質である．線維輪は，髄核(22)を取り込んだ伸展性の少ない線維組織からなる．

　圧迫力の分散は髄核が約80％，線維輪が20％を受け持つ．椎間板(19)の変性によって圧の受容が低下すると，その分，椎間関節への負担が増加することになる．さらに，変性が進むと圧迫力には比較的強いが，回旋力には弱い椎間板(19)は断裂をきたし，髄核脱出の過程をたどることになる．

a. 上下二つの椎体(16)の組み合わせと，椎間板(19)，椎間関節(18)を示す．
b. 椎間板は，中央の髄核(22)と周囲の線維輪(23)で構成される．
c. 回旋力には弱い椎間板(19)が断裂をきたし髄核脱出(25)の過程をたどると，外方を走る脊髄神経(24)を圧迫する．
d. 髄核が脱出して(25)脊髄神経(24)を圧迫する様子を示す．

Ⅳ 頚椎

(1) 大後頭結節
(2) 上項線
(3) 乳様突起
(4) 第2・4頚椎棘突起
(5) 第7頚椎棘突起
(6) 横突起
(7) 第1肋骨
(8) 前斜角筋
(9) 中斜角筋
(10) 腕神経叢

頚椎の特徴

　頚椎は上位頚椎が可動性重視，下位頚椎が支持性重視の2タイプの役割があげられる．また，横突孔が脳に至る血液循環の通路にもなっており，この部位の損傷によって重度な症状が出現する．また，脊髄神経，自律神経の症状も誘発されやすい部位といえる．

　頚部は前面から見た場合，顔面と体幹の間にあって頚切痕（胸骨）と鎖骨を下縁とする領域をいう．後面からは，大後頭結節を含む上項線を上限とし，乳様突起を起始とする胸鎖乳突筋を外側縁，第7頚椎棘突起を下限とした領域であり，その中央に頚椎棘突起が縦に並ぶ．体表では，後頭骨から下がってまず第2棘突起，次に第4棘突起を触れることができ，以下順に第7棘突起（隆椎）までを触診できる．頚部の前屈にて触診はより行いやすくなる．また，背臥位にて頚部の筋を弛緩すると頚椎の横突起を触れることができる．

1 視診・触診

(1) 静的観察

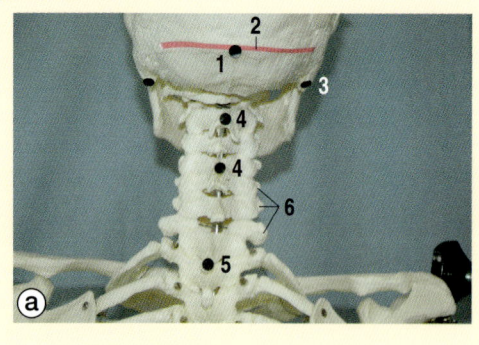

a. 頚部後面からみた骨指標を示す．

骨指標を知る

　頚部後面から触診できる主な部位は，大後頭結節(1)，上項線(2)，乳様突起(3)，第2・4頚椎棘突起(4)，第7頚椎棘突起(5)，横突起など(6)である．

a. 頚部後面からみた骨指標を示す．

❷

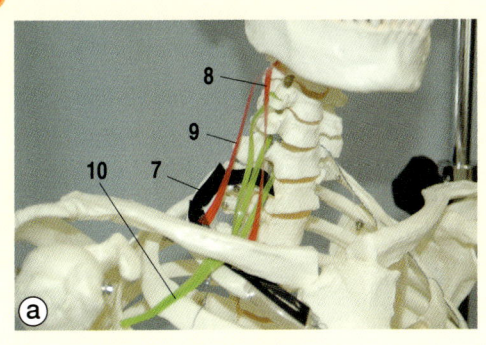

斜角筋と腕神経叢を知る

　鎖骨上窩において，第1肋骨と頚椎横突起の前・後結節から起こる前・中斜角筋間を通過する腕神経叢を理解する．

a. 鎖骨上窩における第1肋骨(7)と前斜角筋(8)，中斜角筋(9)間を通過する腕神経叢(10)を観察する．

❸ 検査の対象とする部位を知る

　頚部の支持組織(軟部組織)，椎間孔の異常(狭窄など)，椎間板の異常(損傷)，脊髄の損傷を観察することが検査の主目的となる．

2 代表的なテスト

(1) オドノヒュー検査（O'Donoghue's maneuver）

方 法

①まず側屈・回旋時の痛みの有無を自動運動で確認しておく．②次に，頭部を両手で軽く保持し，検者が頚部に対して側屈，あるいは回旋動作を他動的に加える．③さらに抵抗に打ち勝って側屈，あるいは回旋を行わせる．

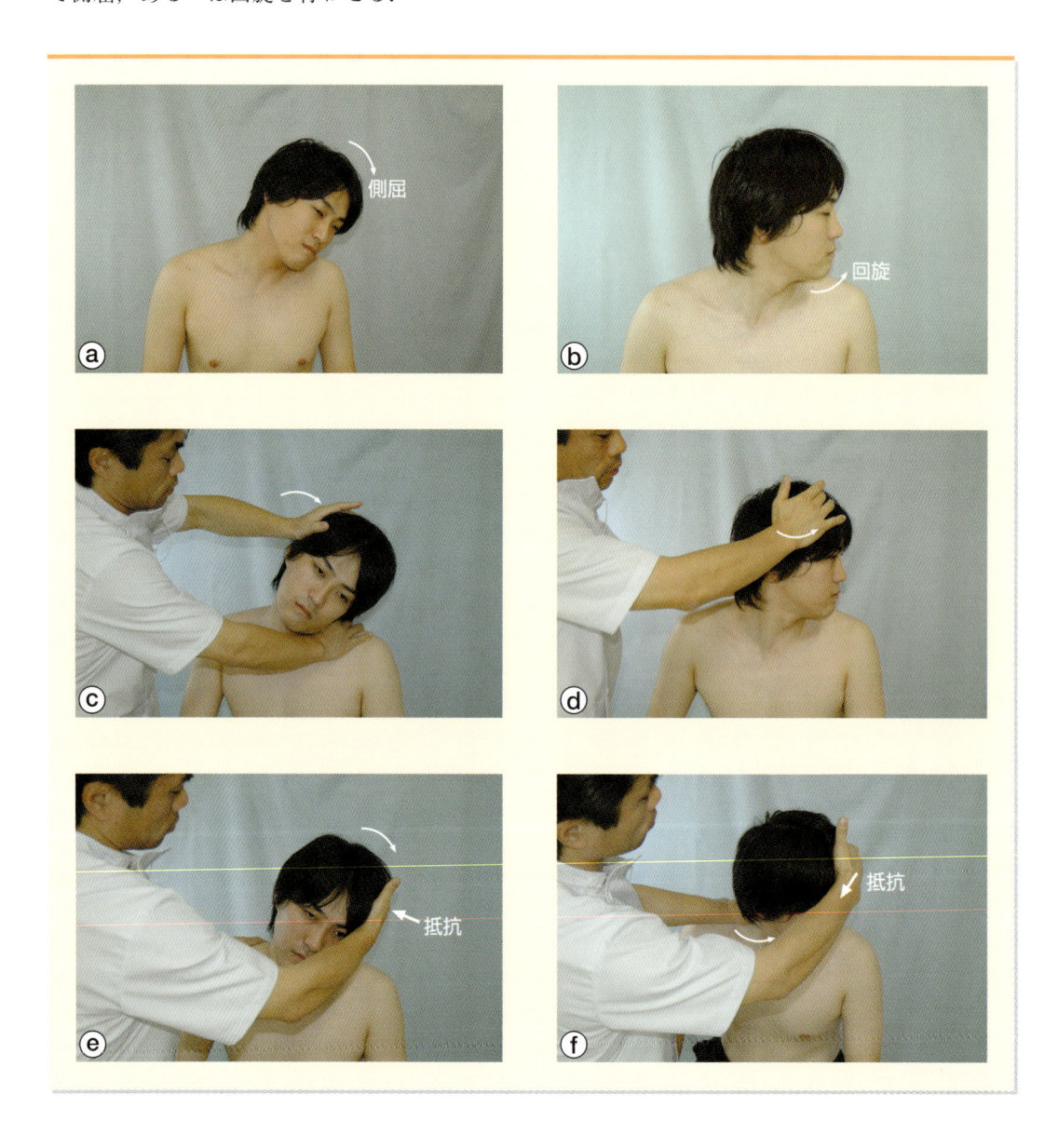

a. 自動運動で頸部の側屈を行い，痛みの有無とその部位を調べておく．
b. 自動運動で頸部の回旋を行い，痛みの有無とその部位を調べておく．
c. 次に，他動的に頸部を側屈し，痛みの有無を調べる．
d. 他動的に頸部を回旋し，痛みの有無を調べる．
e. 側屈に対して抵抗を与え，痛みの有無を調べる．
f. 回旋に対して抵抗を与え，痛みの有無を調べる．

意 義

自動運動にて愁訴を訴えれば頸部の筋の損傷を疑い，抵抗を加えて愁訴が出現すれば靱帯の損傷が疑われる．

文献 O'Donoghue DH：Treatment of Injuries to Athletes, 3rd Ed, WB Saunders, Philadelphia, 1976

●自動運動
　自動運動を行わせる目的は主として筋を収縮させて損傷部位に疼痛を誘発させることにある．よって，筋の機能解剖を理解してテストを行うことが重要となる．

●抵抗を与える
　運動に抵抗を与えることで損傷靱帯の疼痛を誘発することになる．

●筋・靱帯の軟部組織損傷
　いわゆる軟部損傷には，以下の定義が用いられる．
　捻挫(sprain)は，生理的運動域を超えた運動が強制された場合に関節周囲の靱帯が損傷されることをいう．一方，筋線維の部分断裂である不全断裂を肉離れ(strain)といい，筋の完全断裂(rupture)とは異にする．また，鈍器などで叩打され挫滅した場合，皮膚に開放創を認めない場合を挫傷(contusion)，開放創を認めれば挫創(contused wound)という．

(2) ソート・ホールテスト (Soto-Hall's test)

方法

①上肢は頭上に外転挙上しておく．②仰臥位で胸骨を固定し，頭部を支持して他動的に頚椎を前屈する．③頚椎の局所痛を確認する．④症状があれば頚椎の骨・靱帯の損傷を疑う．

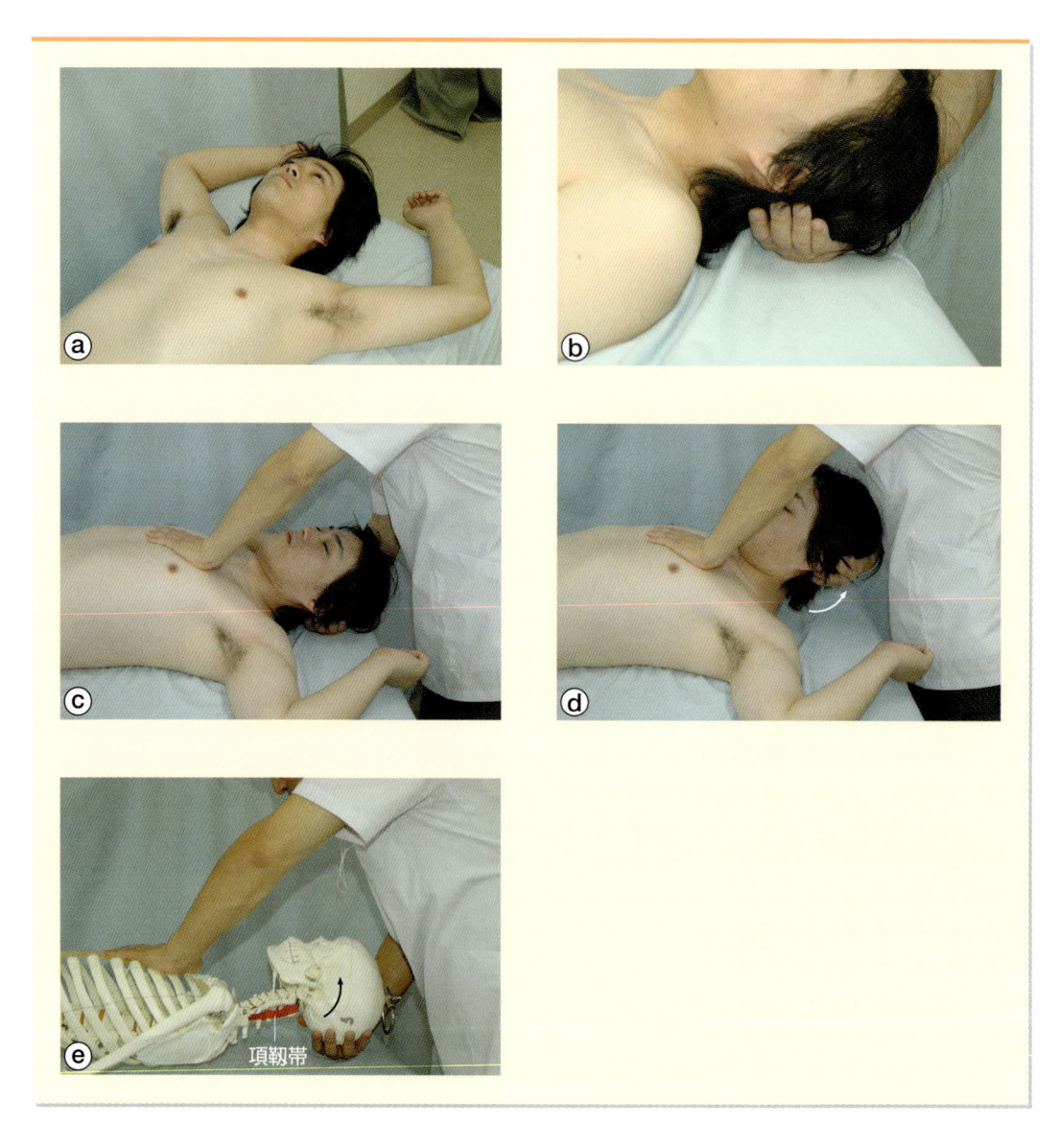

a. 背臥位で安静にし，上肢は頭上におく．
b. 一方の手で後頭部を支持する．
c. 他方の手で胸骨を軽く固定する．
d. 胸骨を固定したまま頭部をゆっくりと屈曲させる．頚椎，上部胸椎に限局性の痛みを訴えれば陽性とする．
e. 項靱帯を伸張している様子を骨で示す．

意義

本テストで頚椎の局所に症状を認めれば頚椎の骨あるいは靱帯の損傷が疑われる．

文献 Soto-Hall R, Haldeman K：A useful diagnostic sign in vertebral injury. Surg Gynecol Obstet **61**：827-831, 1935

(3) 棘突起叩打テスト（spinal percussion test）

方 法

①坐位で頚椎を軽度屈曲する．②各棘突起を叩打する．③局所痛を確認する．

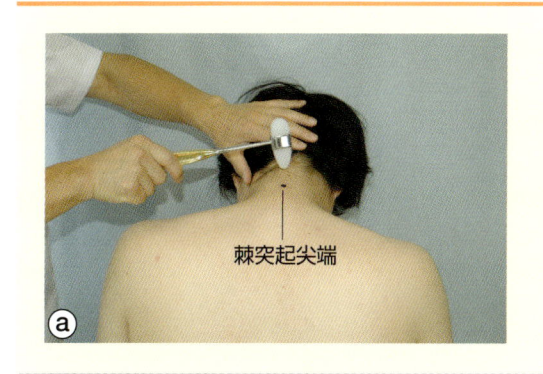

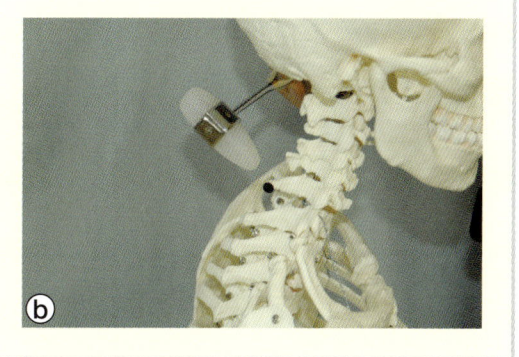

a. あらかじめ，棘突起を確認しておき棘突起尖端を打腱槌で叩打する．
b. 棘突起の位置を確認のうえ，正確に叩打する．

意 義

本テストで頚椎の局所に症状を認めればその部位の頚椎の骨あるいは靱帯の損傷が疑われる．

文献 O'Donoghue D：Treatment of Injuries to Athletes, 4th Ed, Saunders, Philadelphia, 1984
Turek SL：Orthopaedics, 3rd Ed, Lippincott, Philadelphia, 1977

(4) アドソンテスト（Adson's test）

方法1

①坐位で患側の橈骨動脈を確認する．②頚を患側に回旋，あるいはその状態で伸展する．③脈の減弱の有無をみる．

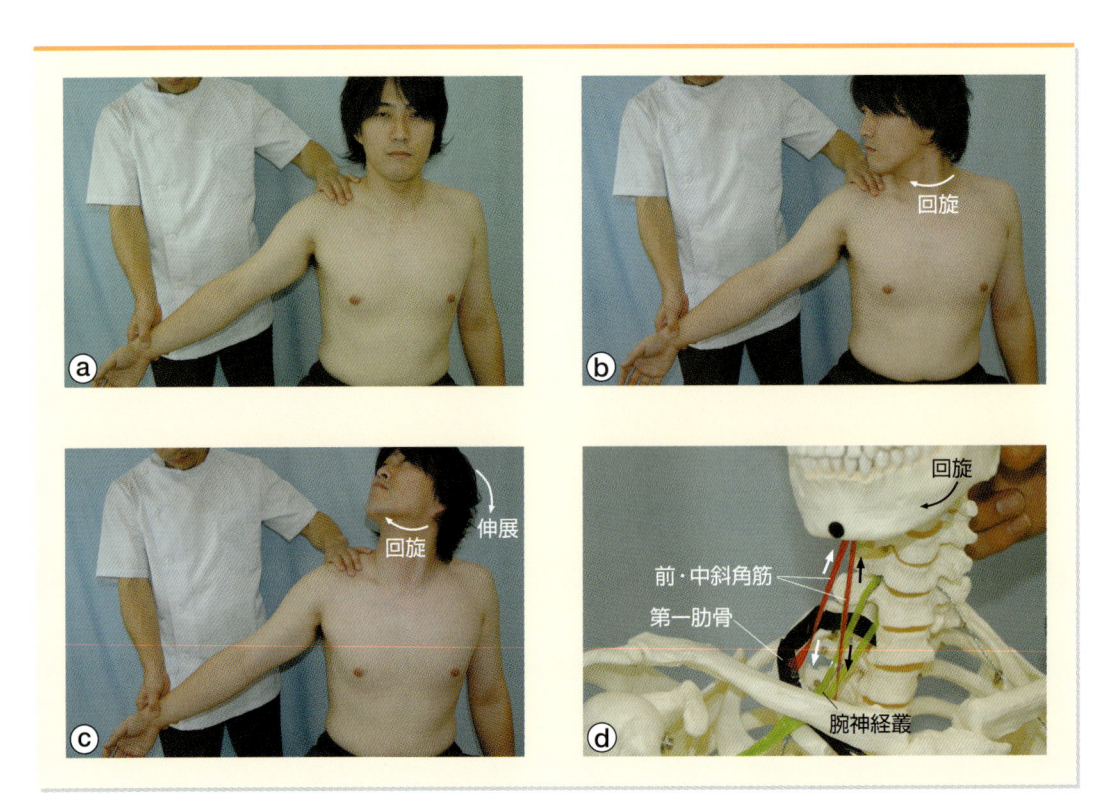

a. 検査に入る前に患側の橈骨動脈を確認する．
b. 頚部を患側にゆっくりと回旋させる．
c. 次に，頚部を伸展する．頚部の回旋と同時に伸展を行ってもよい．脈拍の消失の有無を確認する．
d. この時の様子を骨で示す．

● **脈拍の消失の有無**
脈拍の消失があれば，斜角筋，鎖骨下筋による絞扼，あるいは頚肋を疑う．

> 方法2

①検査に入る前に患側の橈骨動脈を確認する．②頚部を健側にゆっくりと回旋・伸展させる．③脈の減弱の有無をみる．

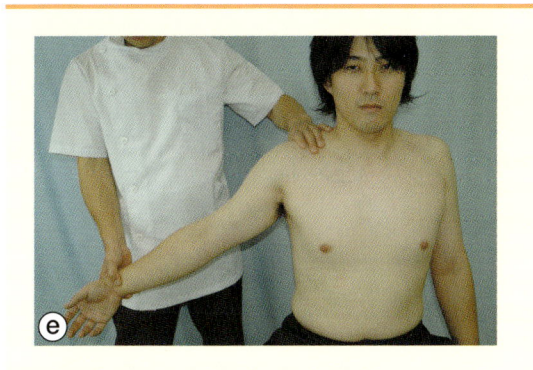

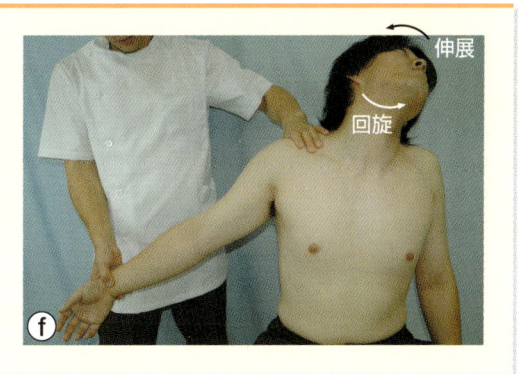

e. 検査に入る前に患側の橈骨動脈を確認する．
f. 頚部を健側にゆっくりと回旋・伸展させ，脈拍の消失の有無を確認する．

> 意　義

　本テストで日常見られる愁訴が再現すれば胸郭出口症候群，特に斜角筋の異常（絞扼）が疑われる．脈拍の減弱や消失は健常者でもみられるため注意を要する．

文献　Adson AW：Surgical treatment for symptoms produced by cervical ribs and the scalenus anticus muscle. Surg Gynecol Obstet 85：687, 1947

● 胸郭出口症候群
　病態に異常がなくても約20％が陽性となる．その場合でも"素因あり"と判断する方がよい．他の誘因テストとして，腱反射，知覚検査，MMT，頚椎の運動性，圧痛点を確認する．また，症状発現までの時間を記録し，脈拍の消失よりも愁訴の発現を重視すべきである．

● 斜角筋
　斜角筋の作用は同側への側屈と同側への回旋を行う．そのため，顔を患側に回旋した時に神経・血管束は絞扼されやすくなり，陽性に出ることが多い．

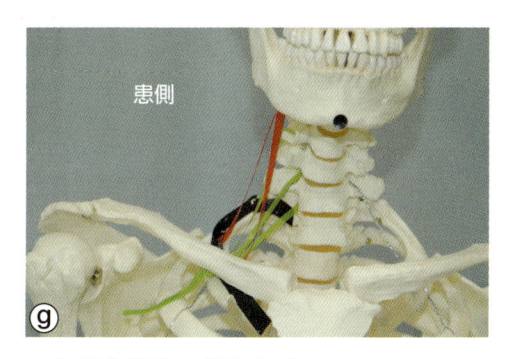

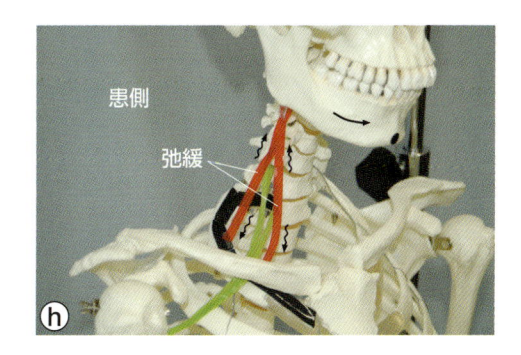

g. 頚部中間位の様子を示す．
h. 頚部を健側に回旋すると，斜角筋は弛緩し神経・血管を圧迫することは少ない．

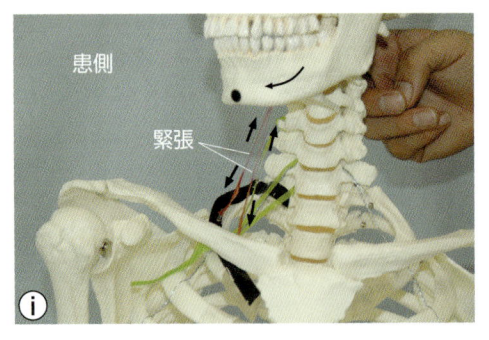

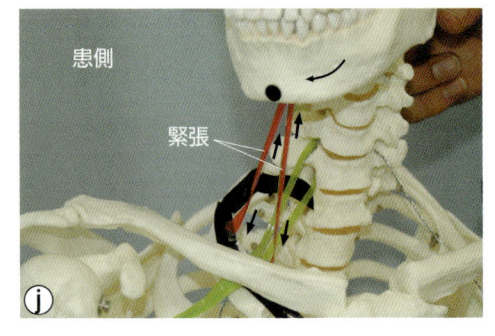

i. 頚部を患側に回旋すると，斜角筋は緊張し神経・血管を圧迫する．
j. 緊張した状態を拡大して示す．

(5) 肋鎖テスト (costoclavicular test)

方 法

①坐位で患側の橈骨動脈を確認する．②胸を十分に張らせて頚を前屈する．③脈の減弱，愁訴の再現を確認する．

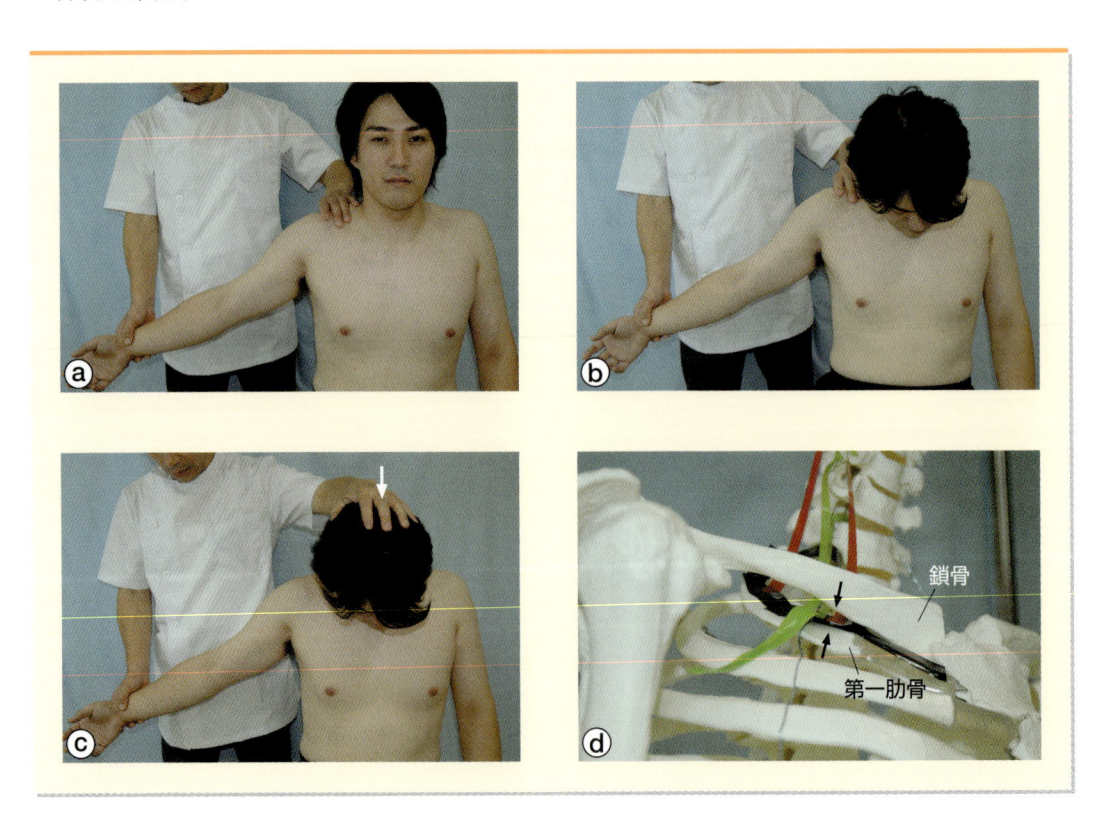

a. 患側の橈骨動脈を確認しておく．
b. 胸を十分に張らせた状態で頚部を自分で前屈する．
c. 症状の誘発を目的に他動的に頚部を前屈させることもある．
d. 頚部を前屈すると，肋鎖間に狭小などの異常があれば圧迫されて脈の減弱を認める．

意 義

本テストで愁訴が再現されれば肋骨・鎖骨間の狭窄による神経・血管の圧迫が疑われる．同様のテストにエデンテスト（Eden's test）があり，これは胸を張った状態で両上肢を後下方に伸展すると肋鎖の圧迫によって愁訴が再現される．

文献 Falconer MA, Li FWP：Resection of first rib in costoclavicular compression of the brachial plexus, Lancet **59**：63, 1962
Falconer MA, Weddel G：Costoclavicular compression of the subclavian artery and vein：Relation to scalene anticus syndrome. Lancet **2**：542, 1943

●頚部を前屈
陽性の場合，鎖骨と第1肋骨間での圧迫を疑う．
神経叢，鎖骨下動・静脈は前・中斜角筋を通過後に鎖骨と第1肋骨間を通過する．この間が狭小化していると，頚部の前屈にて神経・血管束が圧迫されることになる．

（6）ライトテスト（Wright's test）
〔上肢過外転保持テスト　hyperabduction test〕

方　法

①坐位で患側の橈骨動脈を確認する．②上肢を外転・外旋させる．③脈の減弱，愁訴の再現を確認する．

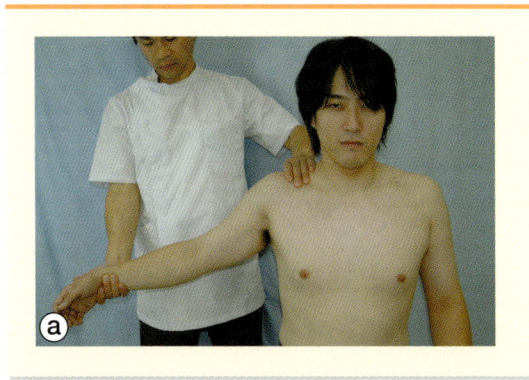

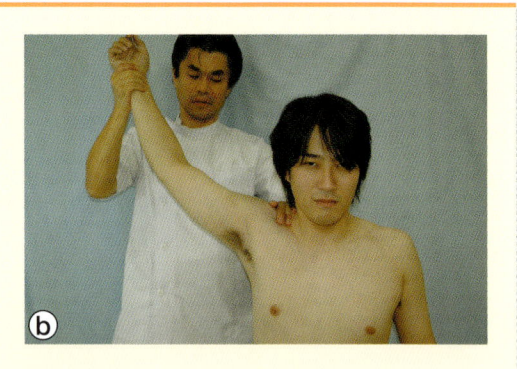

a. 患側の橈骨動脈を確認する．
b. 上肢を外転・外旋させ，動脈の拍動の変化をみる．

意　義

本テストで動脈の拍動が消失すれば小胸筋による神経・血管の絞扼が疑われるが，健常者でも約50％に見られることから，信頼性はあまり高くないと考えられる．

文献　Wright IS：The neurovascular syndrome produced by hyperabduction of the arms. Am Heart J **29**：1, 1945

- ●上肢を外転・外旋
  この肢位で陽性の場合，小胸筋による神経・血管の絞扼障害が疑われる．外転をしばらく継続（約1分間）して，その間の脈拍消失の有無，日常の愁訴の再現を調べる．
- ●小胸筋の解剖
  小胸筋の下には腕神経叢，鎖骨下動・静脈が通過する．小胸筋の緊張が強くなるとこれらを圧迫・絞扼し遠位の橈骨動脈の拍動に影響を与える．

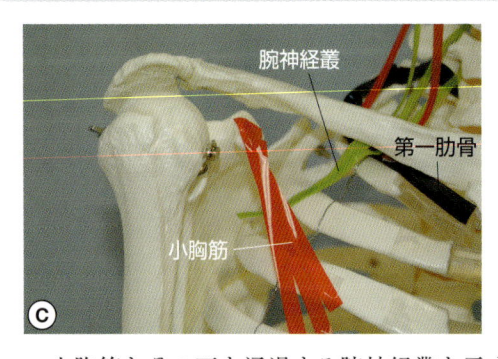

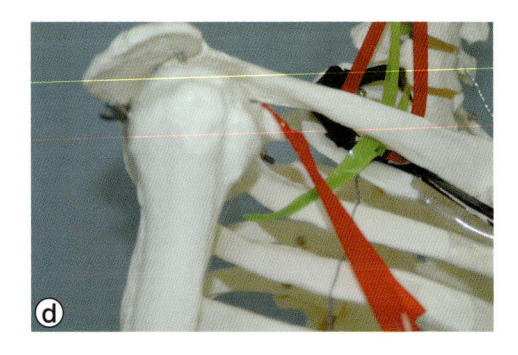

c. 小胸筋とその下を通過する腕神経叢を示す．
d. この部位を拡大して示す．

(7) 牽引テスト (traction test)

> 方　法

①坐位で患側の橈骨動脈を確認する．②肩軽度外転位，肘伸展位のまま上肢を末梢に牽引する．
③脈の減弱の有無を確認する．

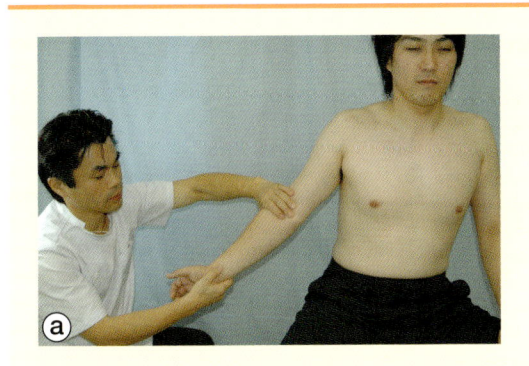

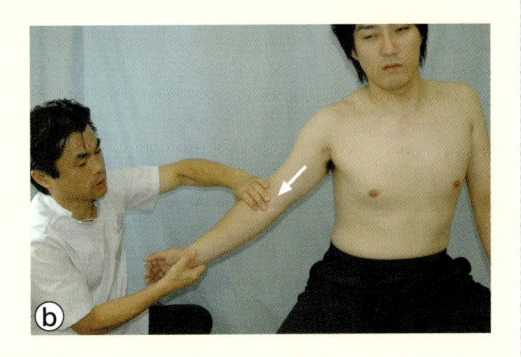

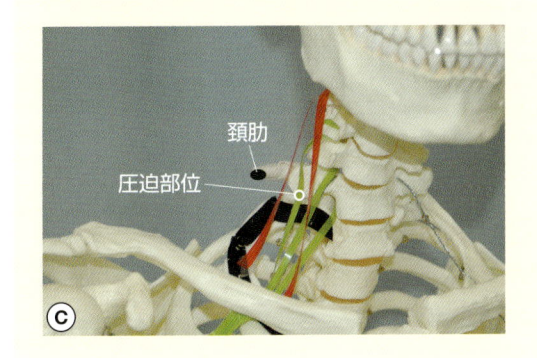

a. 橈骨動脈を確認しておき，他方の手で上腕部を把持する．
b. 徐々に上肢を末梢に牽引し，その時の拍動の消失を確認する．
c. 上肢を末梢に牽引したときの頚部の状況を示す．

> 意　義

本テストが陽性の場合，頚肋が疑われる．

文献　McRae R：Clinical Orthopedic Examination, Churchill Livingstone, New York, 1976

●末梢に牽引
　徐々に上肢を末梢に牽引した場合，頚肋があると神経・血管が機械的に圧迫され，絞扼障害を呈する．すなわち，頚椎の肋骨化（頚肋）によって腕神経叢，動・静脈は圧迫を受ける可能性が高まるが，さらに上肢を下方に牽引すると頚肋による下方からの圧迫力が増し，陽性となりやすい．

(8) 椎間孔圧迫テスト (foraminal compression test)

> 方　法

①坐位で頭頂部に検者の両手をおく．②頭から下方に圧迫しながら首を回旋する．③患側に放散痛を訴えるか確認する．

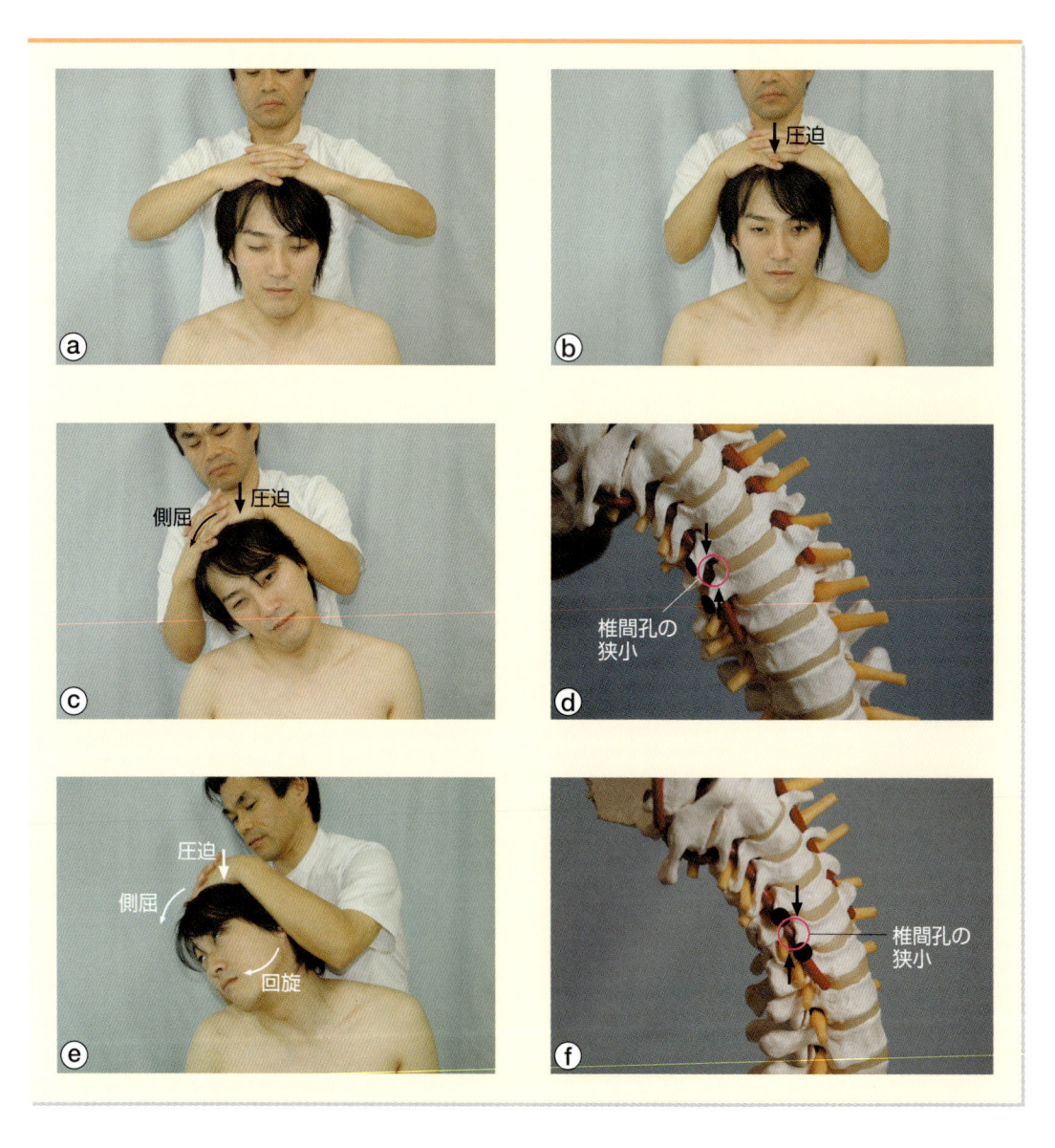

a. 坐位で検者は頭頂部に両手を組む．
b. 頚椎の下方（長軸方向）に軽く圧迫を加える．
c. 圧迫をしたまま左右にゆっくりと側屈する．
d. 側屈により屈側の椎間孔が圧迫・狭小化され，症状が発現する．
e. 症状が見られない場合，追加として左右に軽く回旋を加える．
f. 回旋により椎間孔が圧迫・狭小化され，症状が発現しやすくなる．

意 義

本テストで放散痛が再現されれば，頸椎椎間孔の狭小化が疑われる．

文献　Spurling RG, Scoville WB：Lateral rupture of the cervical IVD's — a common cause of shoulder and arm pain. Surg Gynecol Obstet **78**：350-358, 1944
Harris NM：Cervical spine dysfunction. GP **32**：78-88, 1967
Depalma A, Rothman RH：The intervertebral Disc, Saunders, Philadelphia, p88, 1970

●側屈
　頸椎の側屈時，単純に前額面での動き以外に必ず回旋が入る．たとえば，右側屈時は顔面が左に回旋するような頸椎の回旋が連動する．

●回旋
　頸椎の側屈，回旋で上肢に放散痛を訴えれば陽性とし，椎間孔の圧迫，閉塞を疑う．

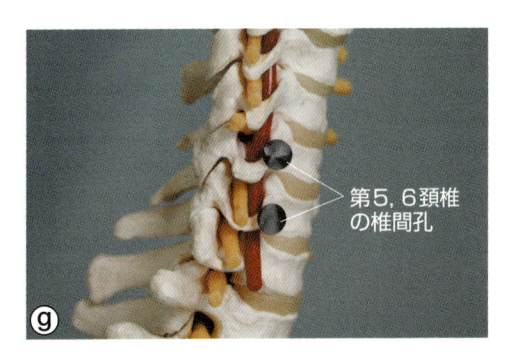

g. 第5，6頸椎における椎間孔を示す．椎骨動脈は頸椎の横突孔を頭蓋に向かって進入し，また脊髄神経は横突起の脊髄神経溝を前外方に向かって走行する．
　この部位で椎骨動脈と脊髄神経は直角に交叉することになる．椎間孔の前方にはルシュカ関節，後方は椎間関節があるため，頸椎の動きはある程度制限されるが外傷や関節変形を伴うと本テストによって陽性にでやすい．

(9) ジャクソン側屈圧迫テスト
(Jackson's compression test)

> 方　法

①坐位で頚部を安静にする．②まず頚を側屈した後，頭部を圧迫する．③放散痛の有無を確認する．

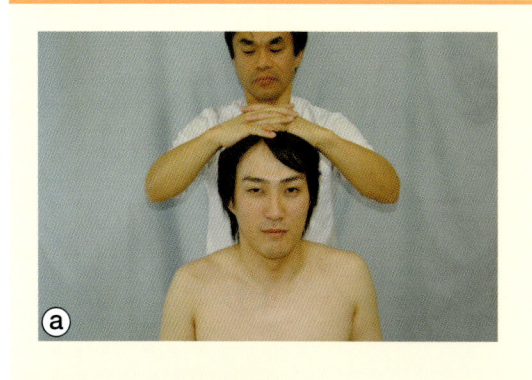

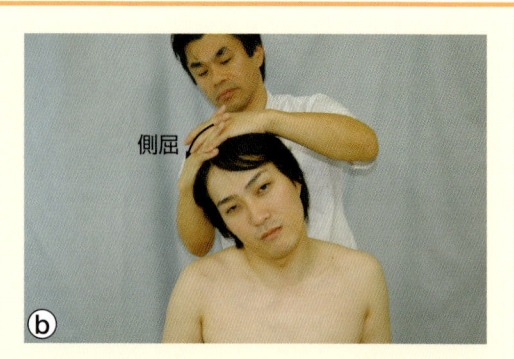

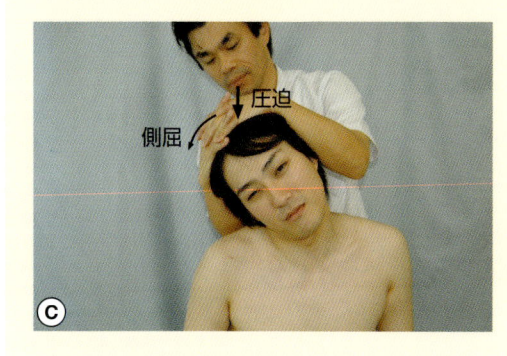

a. 坐位で頚部を安静にする．
b. 頚部を左右に側屈させて症状の有無をみる．
c. さらに，側屈位で頭頂から圧迫を加えて放散痛の有無を確認する．

> 意　義

本テストで愁訴が再現されれば，側屈した側の頚椎椎間孔の狭小化が疑われる．前述の椎間孔圧迫テストに準じる．

文献　Jackson R：The Cervical Syndrome, 3rd Ed, Charles C. Thomas, Springfield, Illinois, p153-154, 1966

●圧迫
側屈位で頭頂から圧迫を加えて放散痛が見られれば，椎間孔の圧迫，閉塞，狭小化を疑う．

(10) ジャクソン回旋圧迫テスト
(Jackson's compression test)

方 法

①坐位で頚部を安静にする．②頚を患側に回旋させる．③その後，頭頂部をゆっくりと圧迫する．④放散痛の有無を確認する．

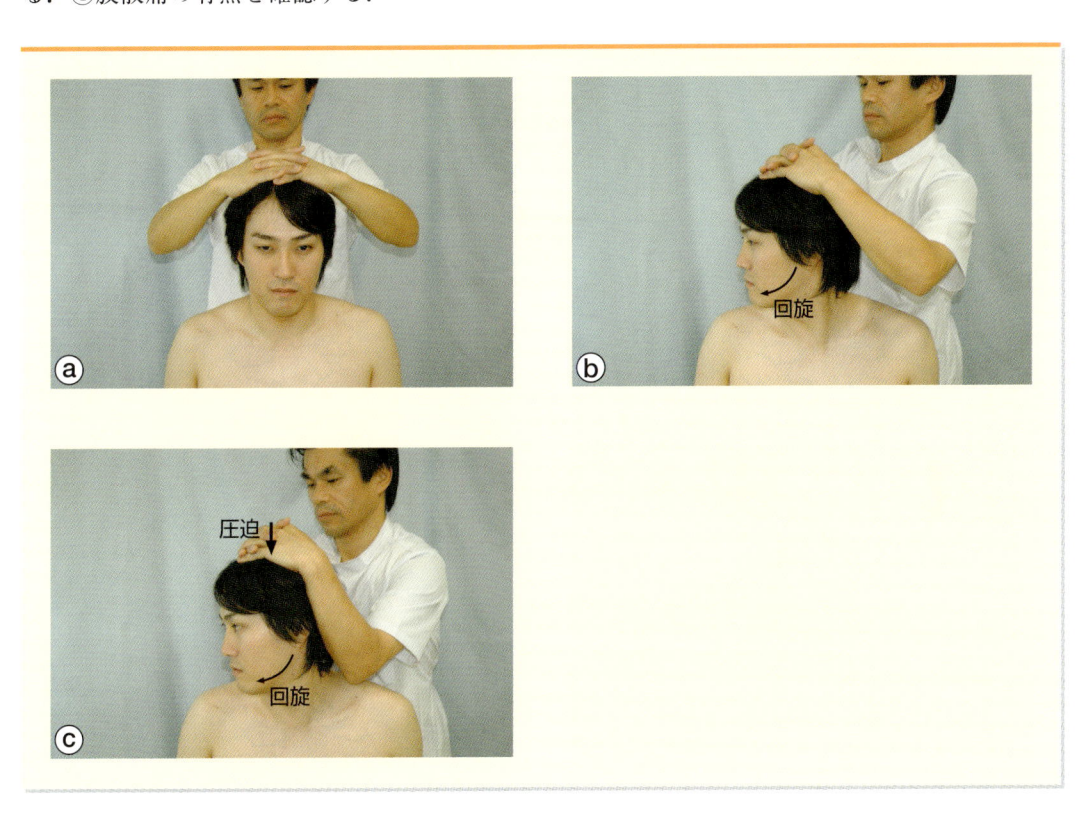

a. 坐位で頚部を安静にする．
b. 頚部を患側に回旋させる．
c. さらに，回旋位で頭頂から圧迫を加えて放散痛の有無を確認する．

意 義

　本テストで放散痛が再現されれば，回旋側の頚椎椎間孔の狭小化が疑われる．前述の椎間孔圧迫テストに準じる．

文献 Jackson R：The Cervical Syndrome, 3rd Ed, Charles C. Thomas, Springfield, Illinois, p153-154, 1966

● 圧迫
回旋位で頭頂から圧迫を加えて放散痛が見られれば，椎間孔の圧迫・狭小化，閉塞が考えられる．

(11) スパーリングテスト（Spurling's test）

方法

①坐位で頸を左右に回旋し，患側（疼痛側）を確認する．②患側に側屈させて疼痛や放散痛の有無をみる．③さらに伸展させて症状の変化をみる．④限局性の疼痛は椎間関節，放散痛は神経根症が疑われる．

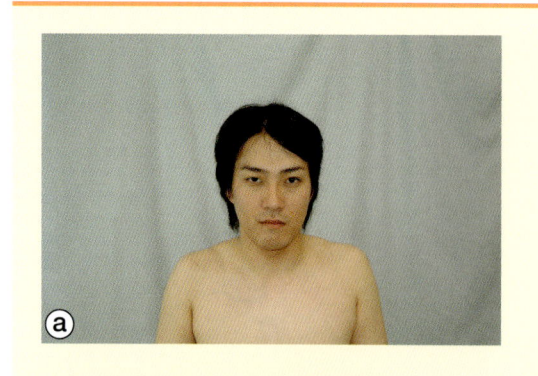

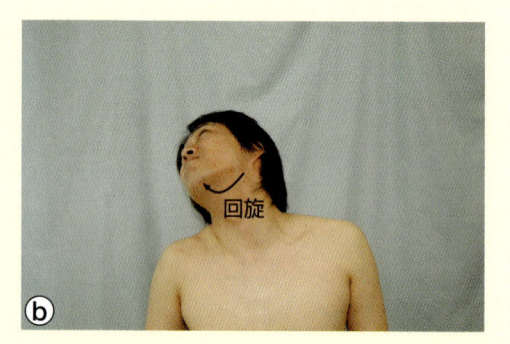

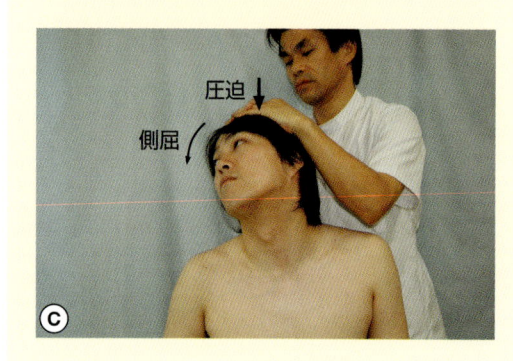

a. 坐位で安静を保つ．
b. 頸部を左右に回旋させ，疼痛の部位と程度を確認する．
c. 疼痛のある側に側屈・伸展を，さらに頭頂部から30秒程度の圧迫を加え疼痛の程度が増加するかどうかを確認する．

意義

本テストで限局性の疼痛が認められれば椎間関節が，放散痛の場合は神経根の圧迫が疑われる．

文献 Spurling SG, Scoville WB：Lateral rupture of the cervical intervertebral disc. A common cause of shoulder and arm pain. Surg Gynecol Obstet **78**：350-358, 1944

● 側屈・伸展
　この方法以外に，頭頂部より軽く圧迫を加えて局所痛か，放散痛かを確認する方法もある．この場合，20～30秒間圧迫を継続することで疼痛を増強させることがある．局所痛であれば椎間関節症，放散痛であれば神経根の圧迫症状を疑う．

(12) 肩引き下げテスト
(Jackson's shoulder depression test)

方 法

①坐位で安静を保つ．②患側の肩を押し下げ，他方の手で頸を反対側に側屈する．③検査側に痛みが出現するかどうかを確認する．

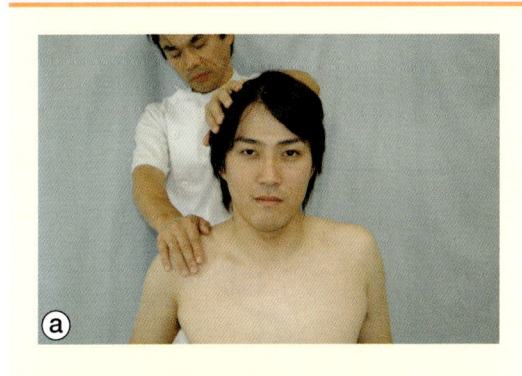

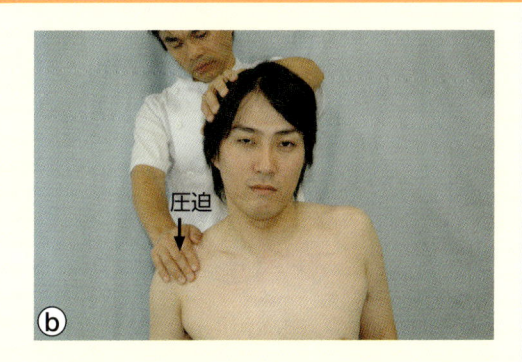

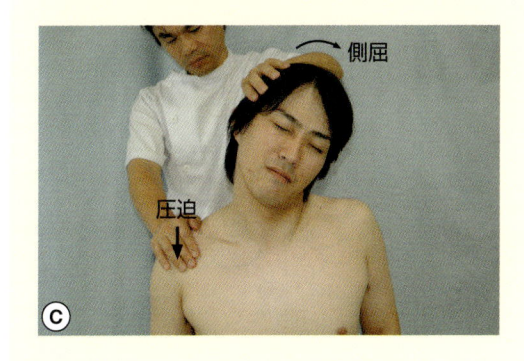

a. 坐位で安静を保つ．検者は頭部と肩に手を当てる．
b. 頭部を固定したままで，患側の肩を徐々に押し下げる．
c. さらに，頭部を反対側に側屈しながら検査側の痛みの発現を確認する．

意 義

本テストで検査側に愁訴を訴えれば神経根症状が疑われる．

文献 Jackson R：The Cervical Syndrome, 3rd Ed, Mosby, St. Louis, 1985

● 頭部を反対側に側屈
　疼痛・放散痛があれば陽性とし，牽引による神経根症状を疑う．検査前にあらかじめ筋の緊張や癒着を考慮しておく．

(13) 肩の伸展テスト（Eaton's test）

> 方　法

①坐位で検者は患側に立つ．②頭部を健側に倒す．③同時に患側の手関節を背屈しながら肩関節を伸展（後下方に牽引）する．

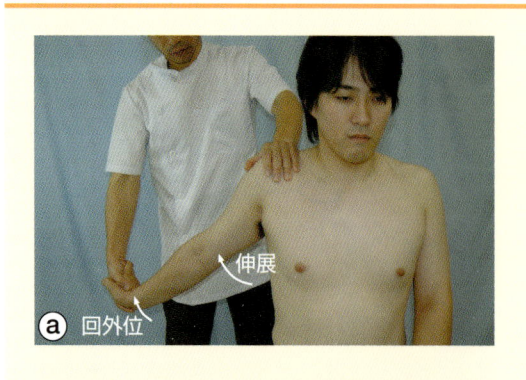

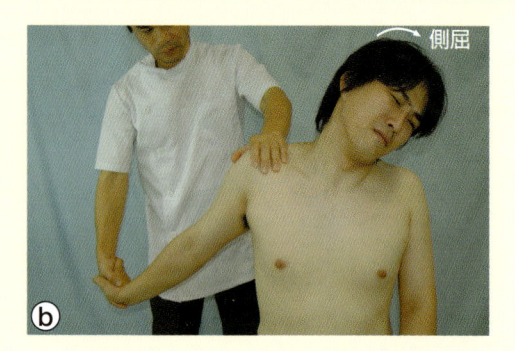

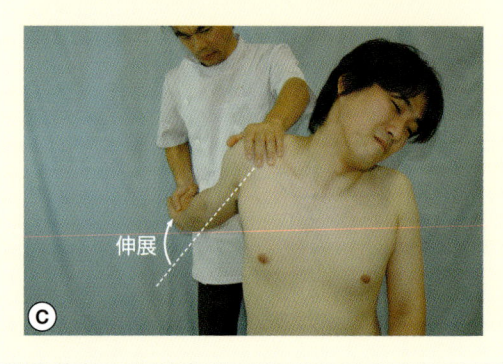

a. 検者は患側に立ち，患側上肢を回外位で軽く伸展する．
b. 頭部を健側に側屈する．
c. 同時に患側の手関節を背屈しながらさらに肩関節に伸展（後下方に牽引）を加える．

> 意　義

本テストで放散痛が出現すれば椎間孔の狭小化，腕神経叢の絞扼が疑われる．

文献　Eaton LM：Neurologic causes of pain in the upper extremities with particular reference to symptoms of protruded intervertebral disk in the cervical region and mechanical compression of the brachial plexus. Surg Clin North Am **26**：810-833, 1946

●伸展テスト
　本テストは病状を誘発しやすいテストとして用いられており，上位・下位頚椎のいずれに対しても用いられる．

●伸展
　この時，放散痛を認めれば椎間孔の狭小化などの原因により腕神経叢が伸張，あるいは絞扼されていることが考えられる．

V 胸椎

(1) 上角
(2) 第2胸椎
(3) 肩甲棘根部
(4) 第3胸椎
(5) 下角
(6) 第7〜8胸椎
(7) 脊柱の側弯
(8) 第7頸椎
(9) 第12胸椎
(10) 第7胸椎の棘突起先端
(11) 第8胸椎の横突起

1 視診・触診

(1) 静的観察

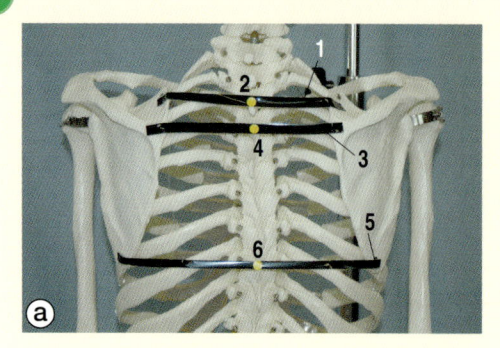

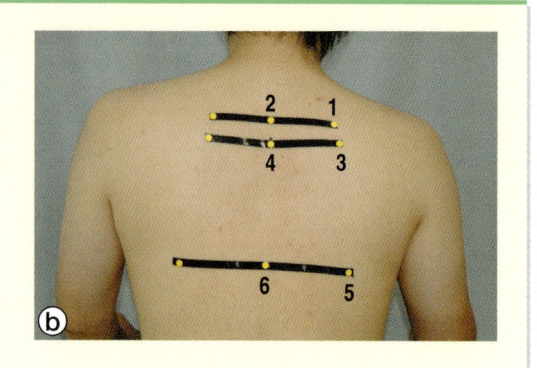

1

胸椎における肩甲骨の位置を知る

　肩甲骨の位置から，上角(1)は第2胸椎(2)，肩甲棘根部(3)は第3胸椎(4)，下角(5)は第7〜8胸椎(6)を一応の目安とする．

a. 骨指標から，上角(1)は第2胸椎(2)，肩甲棘根部(3)は第3胸椎(4)，下角(5)は第7〜8胸椎(6)を一応の目安とする．
b. 体表から胸椎と肩甲骨との位置関係を確認する．

❷

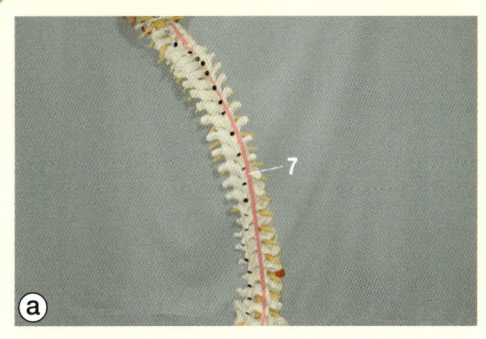

胸椎と肋骨の動きを知る

　肋骨は胸椎と肋椎関節を介して連結している．胸椎の動きは当然，肋骨の動きに大きな影響を与える．たとえば，胸椎の右凸側弯において凸側に肋骨の高まり（肋骨隆起）を観察できる．また，脊柱の側弯により椎体は凸側に回旋するが，腰椎においてはその逆方向となる．

a. 脊柱の側彎により椎体の回旋は凸側に回旋する．ただし，腰椎においてはその逆方向となる．ラインは脊柱の右凸側弯（7）から，胸椎は右に回旋，腰椎は左に回旋している．

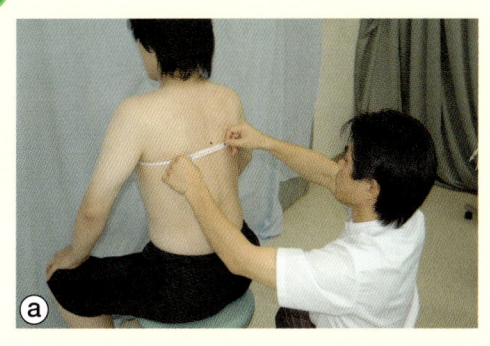

❸

胸椎と胸郭の動きを知る

　胸郭の拡張と縮小は前方の胸骨，後方の肋椎関節，肋横関節の動きの総合されたものである．よって，胸椎の可動性，肋軟骨の骨化状態などによって胸郭の周径は変化する．これらを呼気・吸気時に計測することで胸椎と胸肋間の動きを知ることができる（p.135参照）．

a. 胸郭の周径を呼気・吸気時で計測し，その差を求めることで胸椎の可動性を推測できる．

4

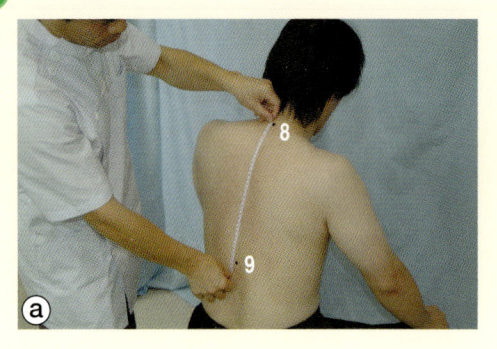

棘突起間の動きを知る

　胸椎においても第7頸椎(8)から第12胸椎(9)棘突起を目安に，その間の距離を計測する（p.136参照）．結果から強直性脊椎炎の有無が考慮できる．

a. 体幹の中間位，最大伸展位，最大屈曲位における距離を確認する．

5

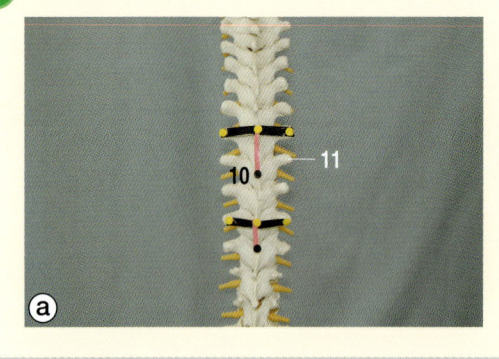

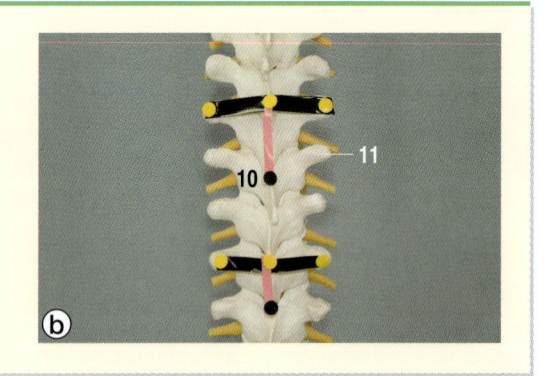

胸椎の棘突起と椎間関節の位置を知る

　胸椎の棘突起は他の椎体と異なって長く下方に延びる．その位置は一椎体下方であり，たとえば第7胸椎の棘突起先端(10)は第8胸椎の横突起(11)（あるいは椎間関節）の位置にあたる．

a. 下部胸椎の棘突起と横突起の位置を示す．
b. 第7胸椎の棘突起先端(10)は第8胸椎の横突起(11)（あるいは椎間関節）に位置している．

2 代表的なテスト

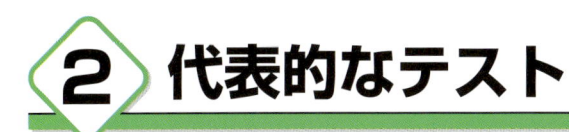

(1) 棘突起叩打テスト (spinal percussion test)

方法

①坐位をとる．②頚部，体幹を軽度前屈位とする．③打腱槌で棘突起上と両サイドの傍脊柱筋を叩打する．

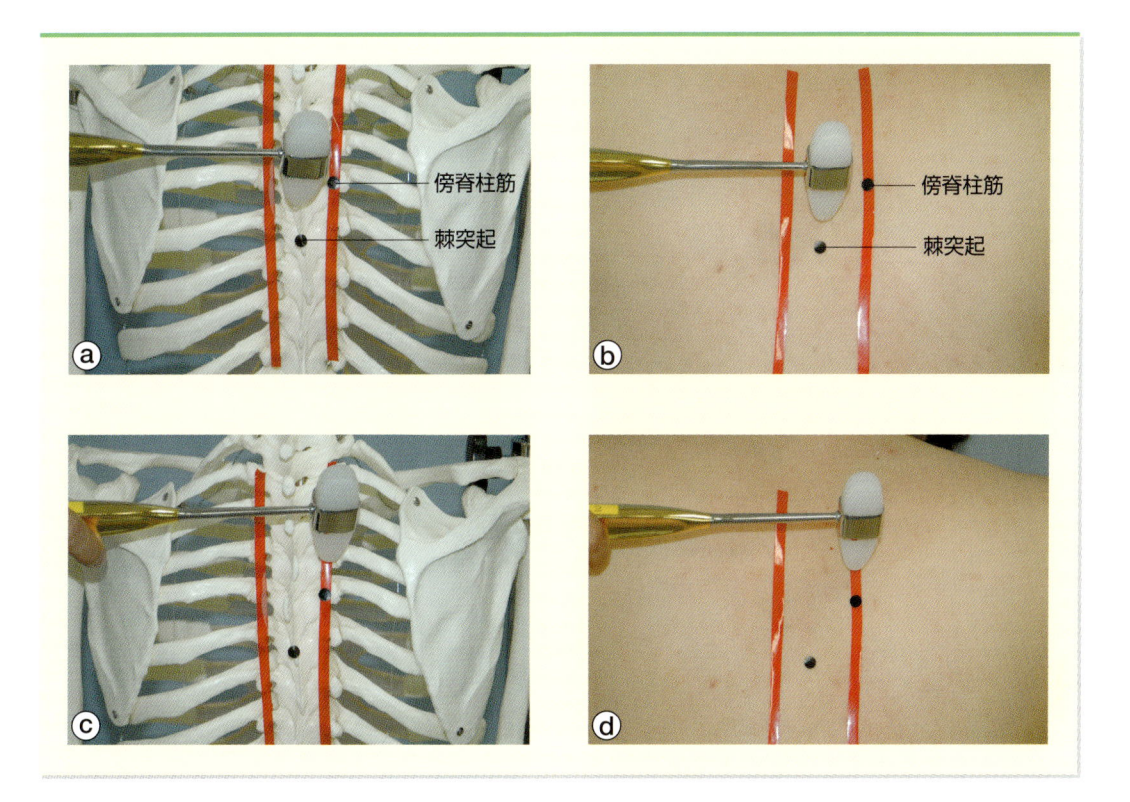

a. 打腱槌で棘突起上を叩打する．
b. 体表上でその様子を示す．
c. 打腱槌で両サイドの傍脊柱筋を叩打する．
d. 体表上でその様子を示す．

意義

本テストで棘突起上に疼痛を訴えれば骨折を，傍脊柱筋上に叩打痛があれば筋の挫傷が疑われる．

文献 O'Donoghue D：Treatment of Injuries to Athletes, 4th Ed, Saunders, Philadelphia, 1984
Turek SL：Orthopaedics, 3rd Ed, Lippincott, Philadelphia, 1977

● 棘突起上と傍脊柱筋
棘突起上に叩打痛があれば骨折を疑う．傍脊柱筋に叩打痛があれば筋の挫傷を疑う．

(2) ソート・ホールテスト (Soto-Hall's test)

方 法

①背臥位をとる．②頚椎を固定して，上部胸椎を対象に屈曲する．③上部胸椎に局所痛を認めるかどうかを確認する．

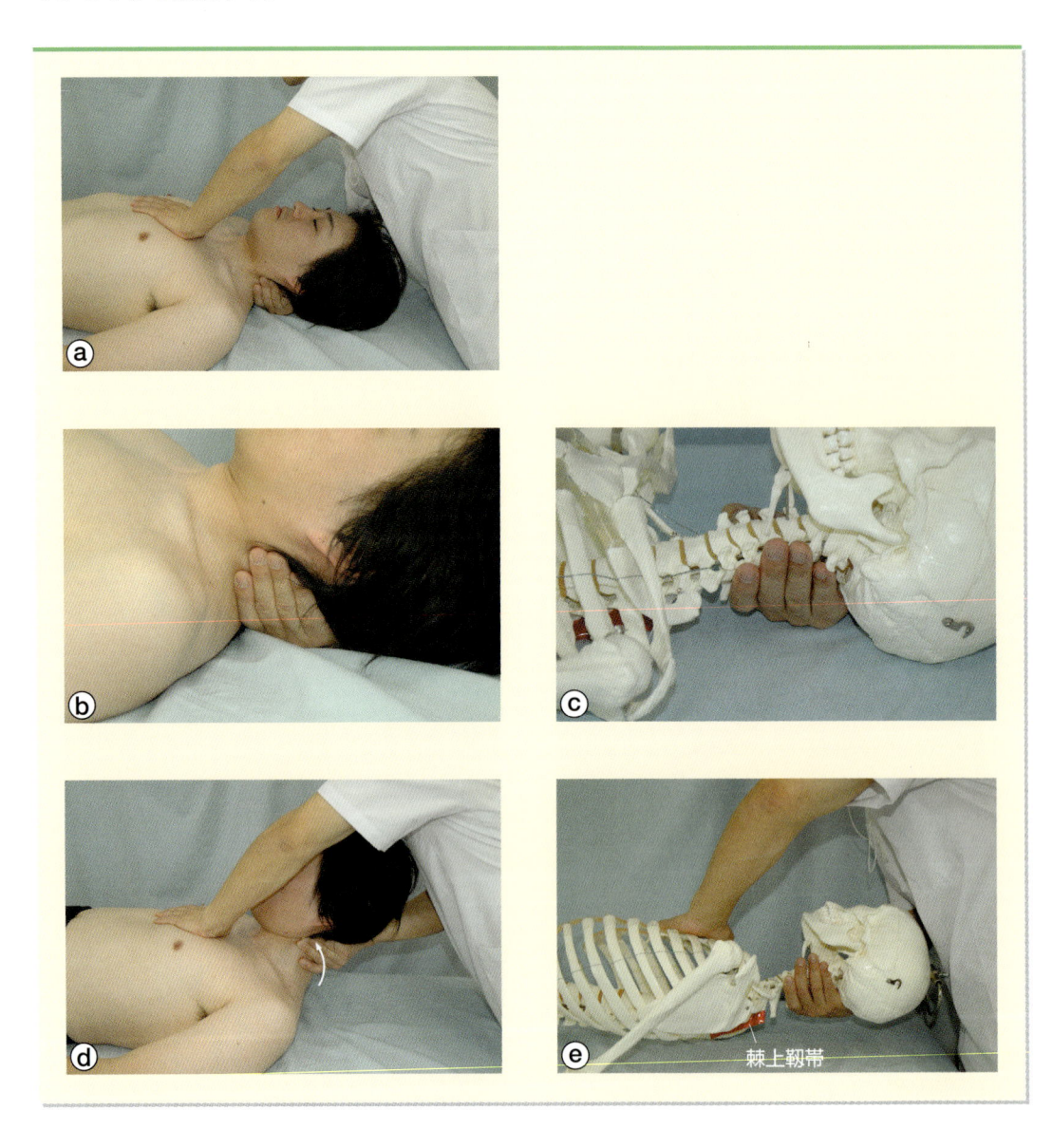

a. 頚部の後方を手掌全体で保持し，胸骨上に他の手掌をおく．
b. 頚部の後方を手掌全体で保持している様子を示す．
c. その時の様子を骨で示す．
d. 胸骨を固定したままで，上部胸椎にストレスをかけるように徐々に屈曲していく．
e. 棘上靱帯を伸張する様子を骨で示す．

意 義

本テストにより上位胸椎に疼痛，愁訴を訴えれば関節疾患や靱帯損傷が疑われる．

文献 Sato-Hall R, Haldeman K：A useful diagnostic sign in vertebral injury. Surg Gynecol Obstet **61**：827-831, 1935

●上部胸椎
　疼痛を訴えれば関節・靱帯損傷を疑う．

(3) 胸骨圧迫テスト (sternal compression test)

> 方　法

①背臥位をとる．②胸骨に両手を重ねて置く．③胸骨全体を上から下に何回かに分けて圧迫する．④肋骨側面に疼痛を認めるかを調べる．

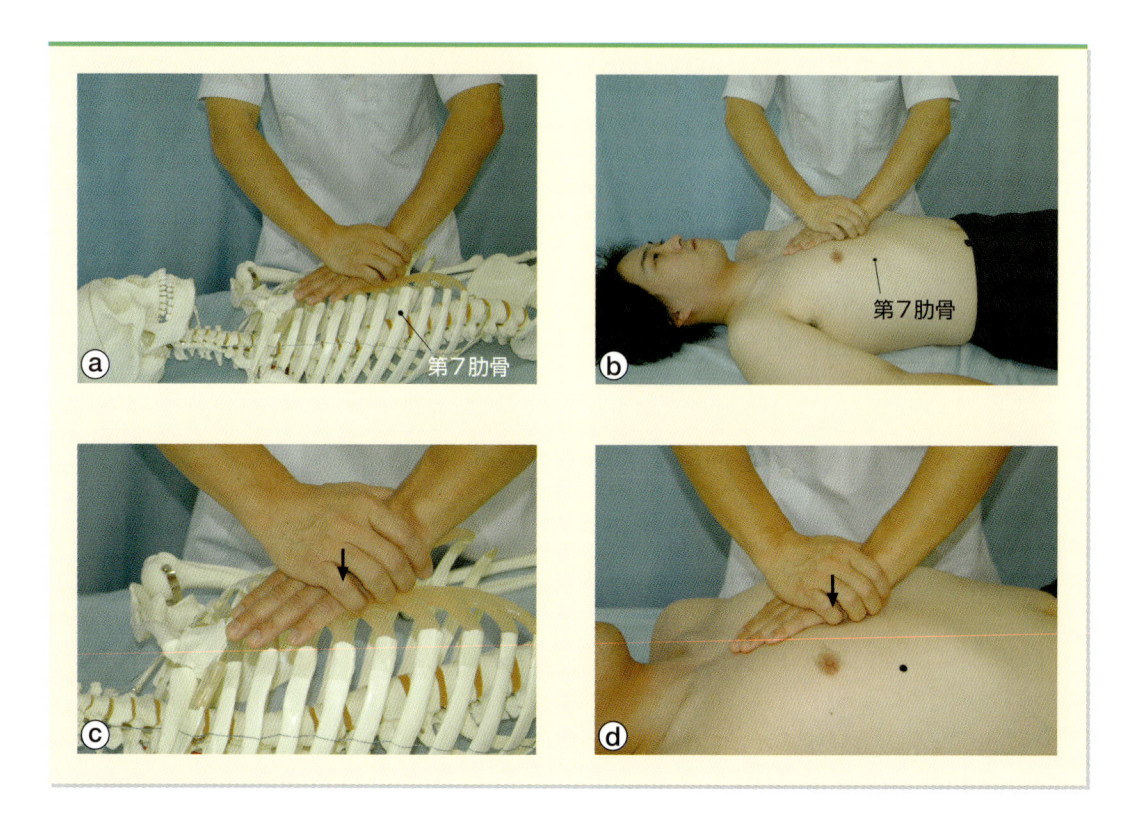

a. 胸骨上に手を組んでおく．
b. その様子を体表から示す．
c. 次に，両手で胸骨上を下方に徐々に圧迫する．痛みを訴えればこの操作を中断する．
d. その様子を体表から示す．

> 意　義

本テストで痛みを訴えれば肋骨骨折が疑われ，その部位を確認する．

● 痛みを訴えれば
　痛みを訴えた場合，肋骨骨折を疑い，叩打などを行ってその部位を確認する．

(4) ビーバー徴候（Beevor's sign）

方　法

①背臥位をとる．②この状態で上半身を挙上する．③臍が上下のどちらに移動するかを観察する．

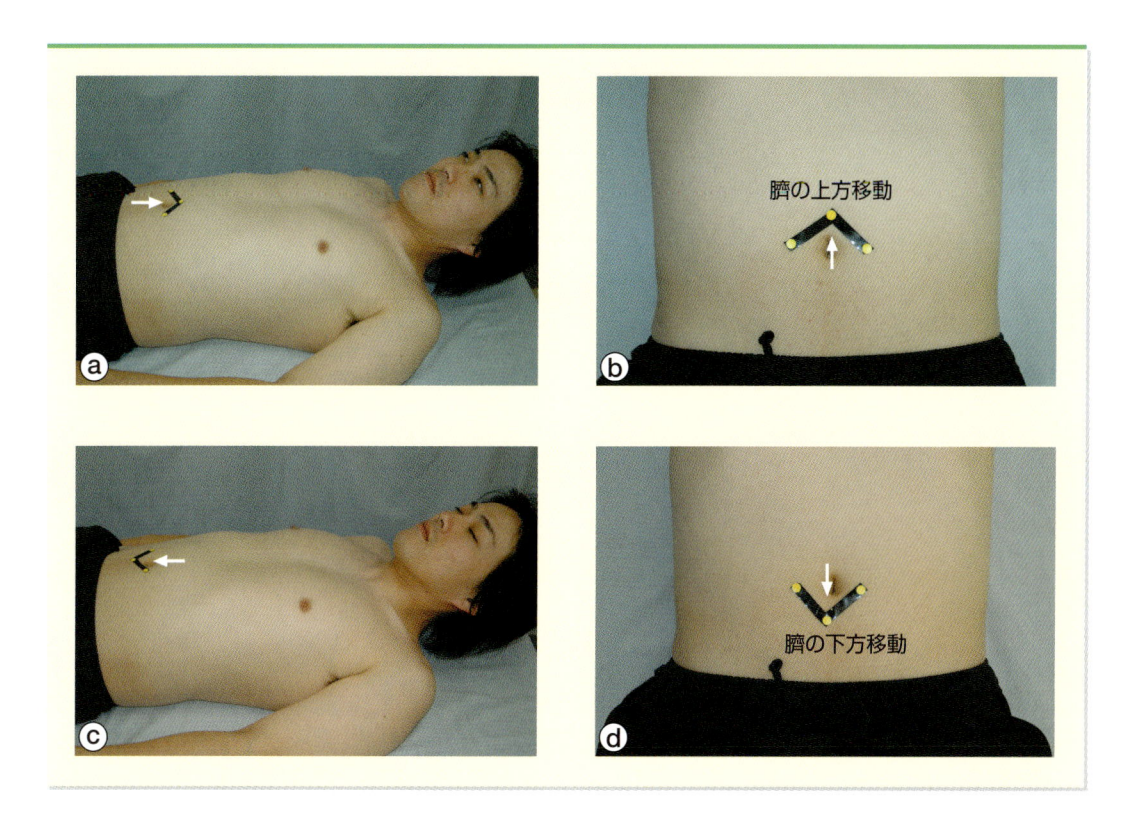

a. 背臥位で頸を屈曲すると臍が上方に移動する．
c. 頸を屈曲すると臍が下方に移動する．
b. 臍が上方に移動する様子を示す．
d. 臍が下方に移動する様子を示す．

意　義

脊髄の器質的障害が存在するかをテストする．とくに，第10胸椎レベルの障害を示唆するといわれている．テストから臍の上下の移動によって，第10胸椎を境界とする神経根障害が疑われる．

文献　Rodnitzky RC：Van Allen's Pictorial Manual of Neurological Tests, 3rd Ed, Year Book, Chicago, 1988

● 臍が上・下方に移動
　臍が上に移動した場合，第10～12胸椎神経根障害を，下に移動した場合，第7～10胸椎神経根障害を疑う．胸髄の障害があると，腹筋の収縮が行われず，健側に引かれることからこのサインがでる．

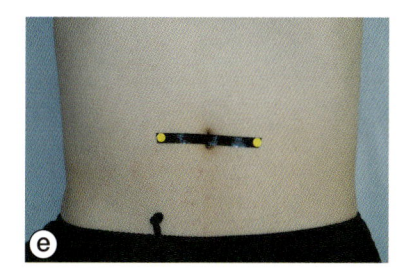

e. 正常では臍が水平に観察できる．

（5）シュペルマン徴候（Schepelmann's sign）

> 方　法

①坐位をとる．②腕を組んで体幹を側屈する．③屈側時の痛みの有無を調べる．

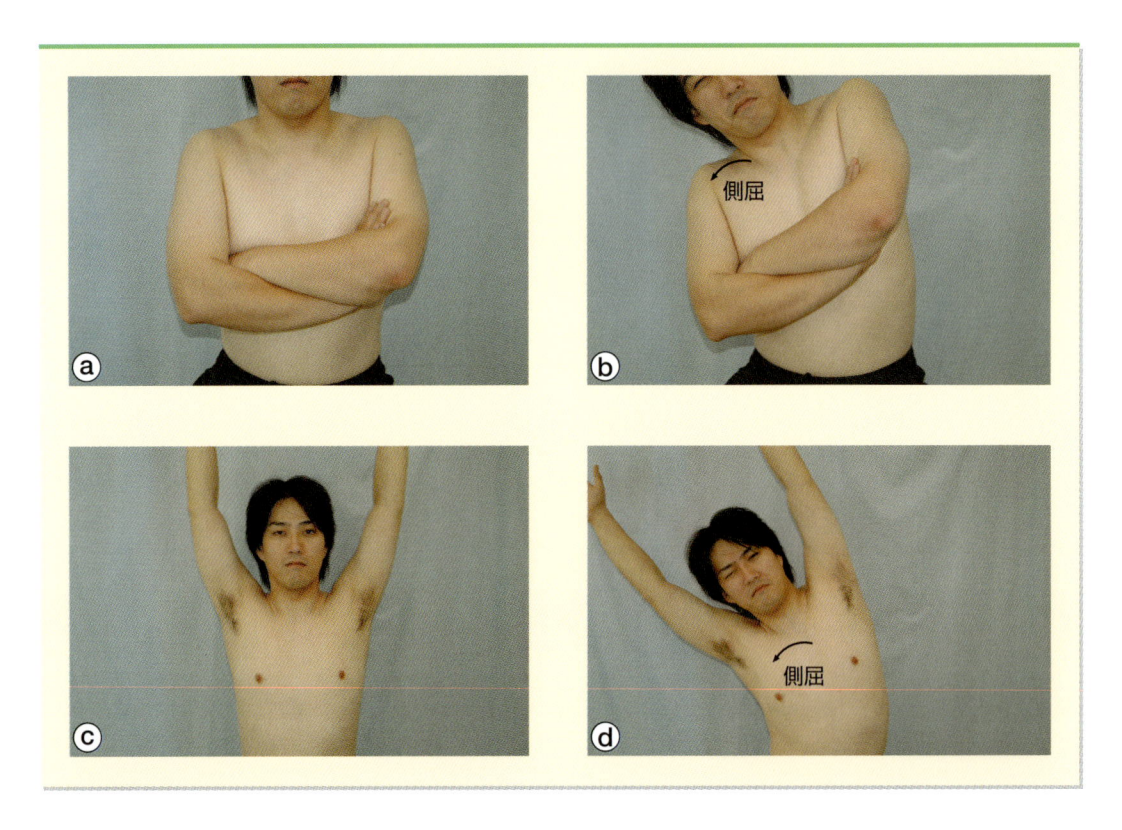

a. 背中を真っ直ぐにし腕を組んで胸を張る．
b. そのまま体幹を側屈させる．
c. 他の方法として，上肢を挙上して体幹をまっすぐにのばす．
d. そのまま体幹を側屈させる．

> 意　義

本テストで体幹の屈側に疼痛を訴えれば圧迫刺激による肋間神経炎，伸張側に痛みがあれば胸膜の線維性炎症が疑われる．

●側屈
　側屈させた場合，屈側に痛みがあれば肋間神経炎，伸張側に痛みを訴えれば胸膜の線維性炎症を疑う．

(6) 胸部拡張テスト（chest expansion test）

方　法

①坐位をとる．②胸郭（乳頭：第7肋間レベル）の呼気時と吸気時の周径を計測する．③この差を確認する．

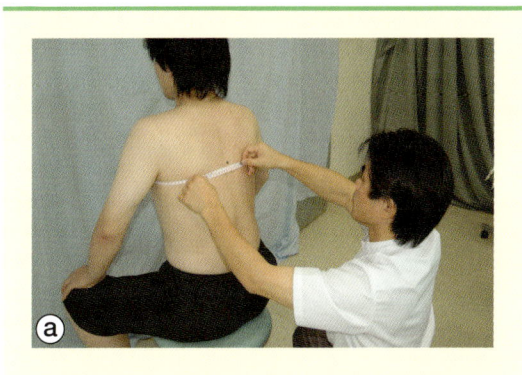

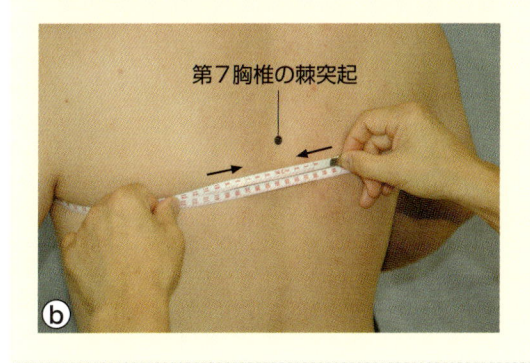

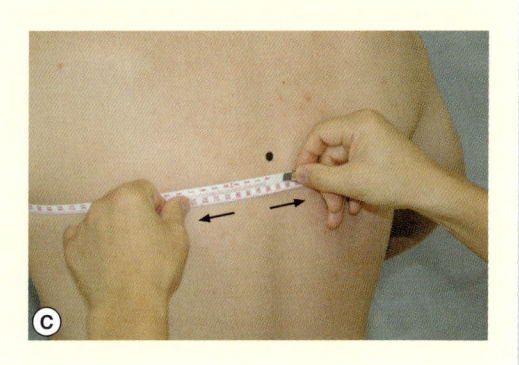

a. 乳頭と第7肋間の高さにメジャーを水平にあてる．
b. 呼気時の周径を計測する．黒点は第7胸椎棘突起を示す．
c. その後，吸気時の周径を計測する．

呼気時と吸気時の差を求めて胸郭の可動性とする．

意　義

本テストで胸郭の動きが少ない場合は強直性脊椎炎が疑われる．

文献　Moll JMH, Wright V：An objective clinical study of chest expansion. Ann Rheum Dis **31**：1-8, 1982

● 呼気時と吸気時の差
　吸気時と呼気時の差は正常で3.5〜5.0 cmである．2.5 cm以下の場合，強直性脊椎炎を疑う．

（7）棘突起間の計測

> 方　法

①坐位をとる．②棘突起間（第7頸椎〜第12胸椎）の距離を計測する．③体幹の最大伸展にて同様の計測をする．④次に，体幹の最大屈曲にて計測する．⑤両者間の差を求めて評価する．

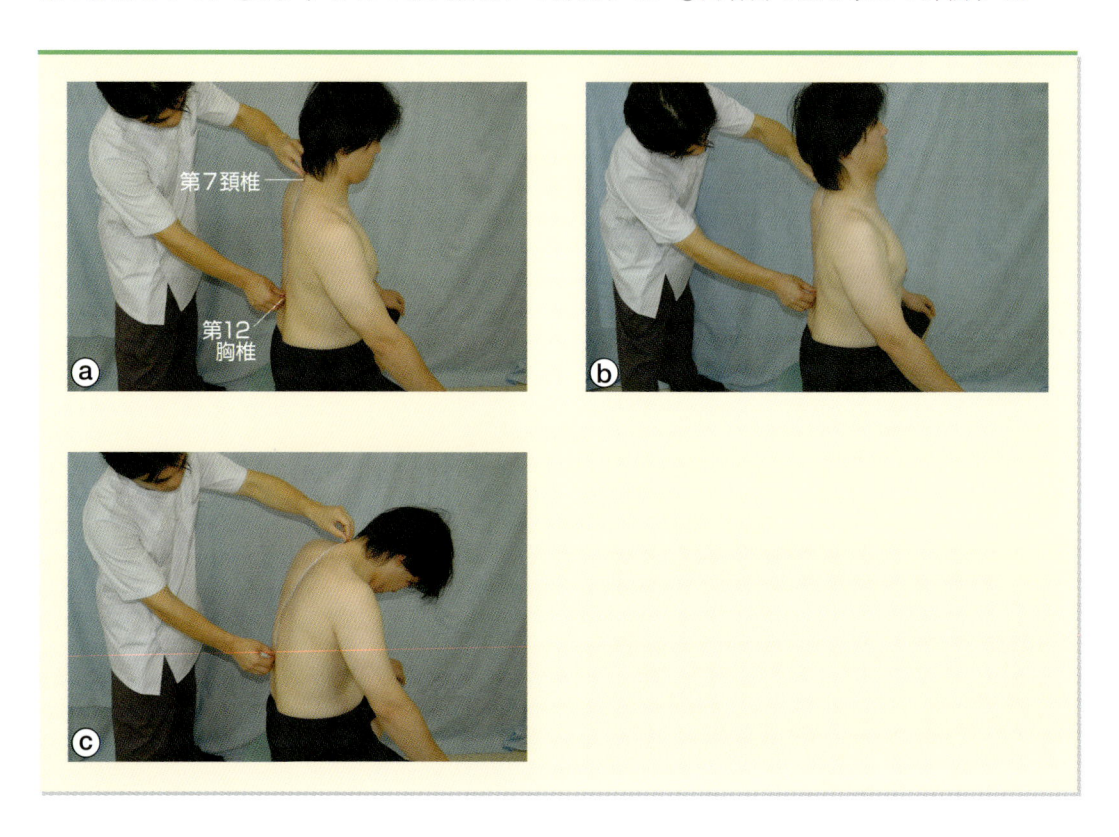

a. 坐位で体幹を真っ直ぐにし，棘突起間の距離を計測するため，第7頸椎から第12胸椎にメジャーをあてる．
b. 体幹の最大伸展にて計測する．
c. 体幹の最大屈曲にて同様の計測をし，両者間の差を求めて評価する．

> 意　義

本テストで胸郭の動きが少ない場合は強直性脊椎炎が疑われる．

VI 腰椎

(1) 腸骨稜
(2) ヤコビ線
(3) 椎間関節
(4) 腸骨線維束
(5) 仙骨線維束
(6) 椎間孔
(7) 腰方形筋
(8) 腰椎肋骨突起
(9) 椎体
(10) 椎間板
(11) 腸骨窩
(12) 腸恥隆起
(13) 腸腰筋

腰椎の特徴

　腰部を体表上で見た場合，腸骨稜と肋骨下縁の範囲にあり，その間に5個の腰椎棘突起を確認できる．腸骨稜上端を通るヤコビ線は第4～5腰椎棘突起間を決める上での目安となり，また腸骨稜と広背筋，外腹斜筋で囲まれた陥凹を腰三角という．腰部の筋は脊柱起立筋と総称され，表在には内側から棘筋，最長筋，腸肋筋がある．また，深層には横突棘筋として椎弓側より回旋筋，多裂筋，半棘筋がある．一方，後方からみた骨盤に関わる筋として，坐骨結節に起始するハムストリングスがあり，骨盤の動きは下肢伸展挙上（SLR）で理解できるようにこれらの筋の影響を強く受ける．腰椎間の動きは椎間関節の形態に影響され，屈曲・伸展がもっとも大きく，側屈・回旋は小さい．さらに骨盤を構成する仙腸関節との関係は重要である．

1 視診・触診

(1) 静的観察

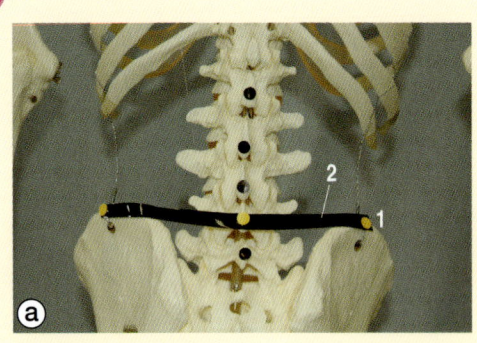

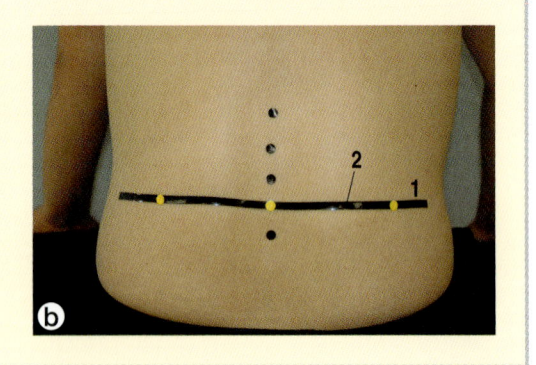

❶

骨指標を知る

　各棘突起と腸骨稜，さらに左右の腸骨稜を結んだヤコビ線を理解する．

a. 各棘突起と腸骨稜，さらに左右の腸骨稜(1)を結んだヤコビ線(2)を示す．
b. 体表から各棘突起とヤコビ線(2)を示す．

● ヤコビ線
　ヤコビ線は第4～5腰椎棘突起間に位置することから，棘突起触診時の目安となる．

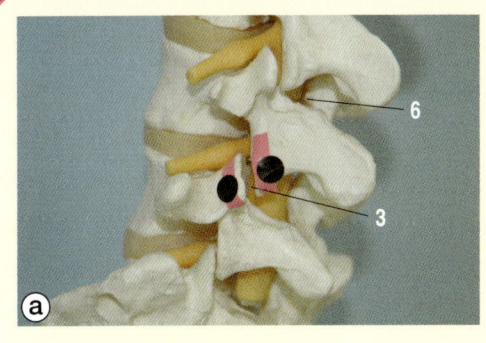

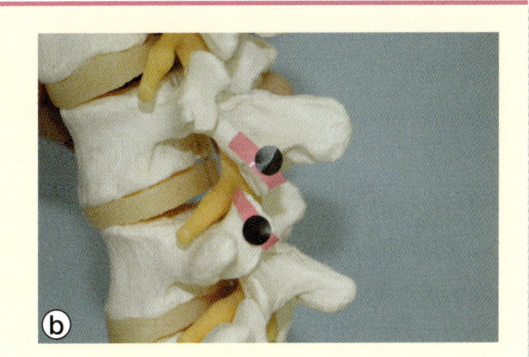

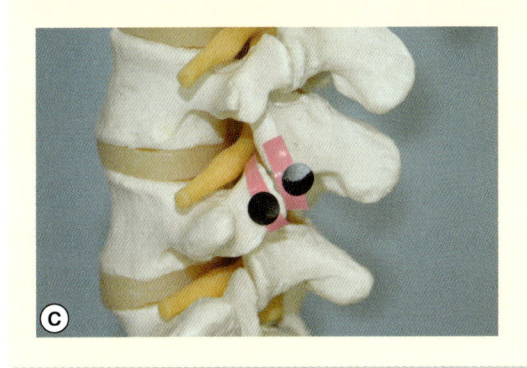

椎間関節の動きを知る

腰椎の椎間関節は矢状面にあるため，腰部の屈曲・伸展に有利である．また，屈曲時は椎間関節(3)が離開し椎間孔(6)は広がる．伸展時は関節面が衝突し椎間孔は狭小化する．

a. 腰椎の中間位では椎間関節は傾きを持たない．
b. 屈曲時は椎間関節が離開し椎間孔は中間位のときより広がる．
c. 伸展時は関節面が衝突し椎間孔は中間位のときより狭小化する．

●関節面が衝突
　椎間関節の障害原因として，腰椎伸展時のインピンジメント，関節捻挫，椎間関節炎，椎間関節症などがあげられる．また，椎間関節の低可動性も障害の原因として潜在する．

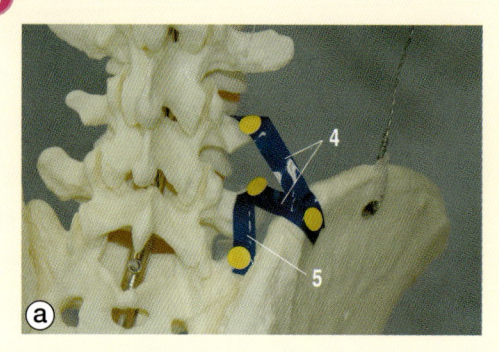

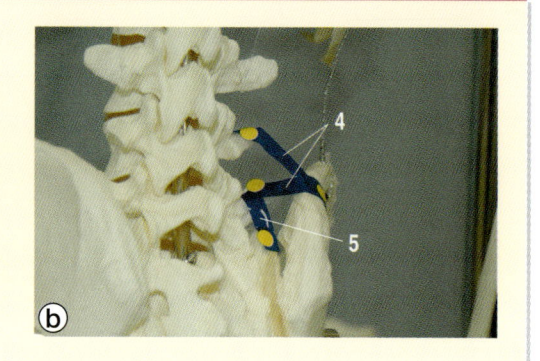

靱帯を知る

腸腰靱帯は，第4, 5腰椎，横突起から腸骨稜（腸骨線維束）と仙骨翼（仙骨線維束）に至る2種類の靱帯からなる．この靱帯によって第4, 5腰椎の支持性と仙腸関節の動きを制限する．一方，第3腰椎は骨盤との間に靱帯性の支持がなく，また腰椎の中央に位置することからもっとも外力を受けやすく臨床上のポイントとなる．

a. 後方から腸骨線維束（4）と仙骨線維束（5）からなる腸腰靱帯を示す．
b. 斜め後方から腸腰靱帯の位置と方向を示す．

●腸腰靱帯
　腸腰靱帯は上部線維と下部線維に分けられ，下部線維は腰椎の伸展と仙骨の動きを制動する．上部線維は腸骨に付着し腰椎の屈曲を制動する．また，腸腰靱帯は腰椎の側屈を制限する．

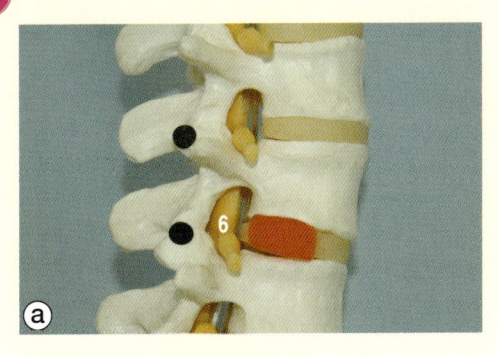

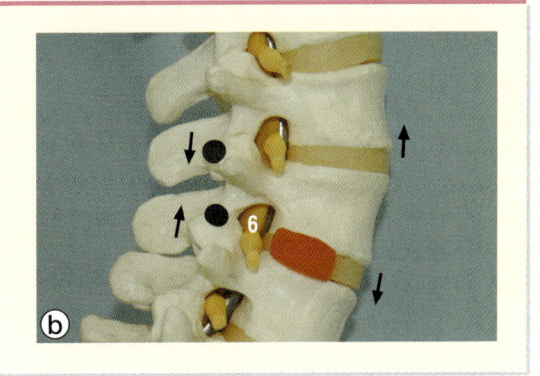

椎間孔と神経根を知る

腰椎の上関節突起と下関節突起の間は一定の間隙になっている．ここを椎間孔（6）と呼び，脊髄神経根が末梢に向かって通過する．

a. 腰椎の中間位では椎間孔（6）はある程度確保できる．
b. 腰椎の伸展時，椎間孔（6）が狭小化し椎間板の一部が神経根を圧迫する（黒点は，椎間関節を示す）．

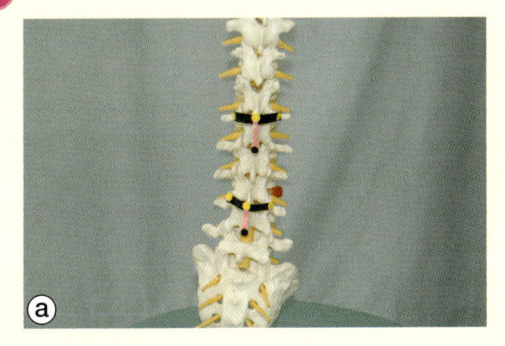

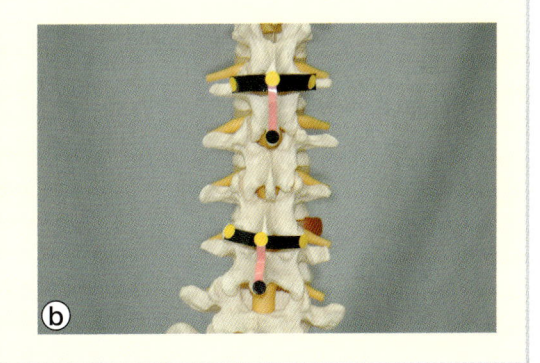

棘突起の高さを知る

胸椎の棘突起と腰椎の棘突起では各椎間関節に対する高さが大きく異なる．胸椎棘突起は下方に伸びているため，棘突起の位置は椎間関節より1椎体分下方にある．一方，腰椎の棘突起は椎間関節の位置とほぼ同じである．これは，棘突起の高さから椎間関節の位置を推測するのに参考となる．

(2) 動的観察

1

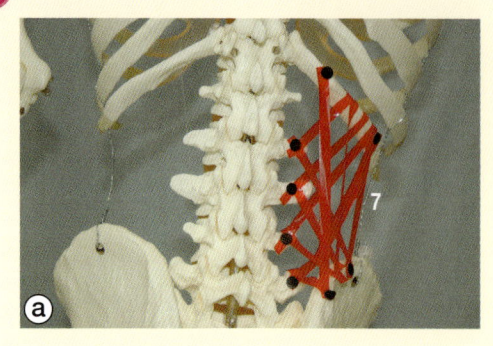

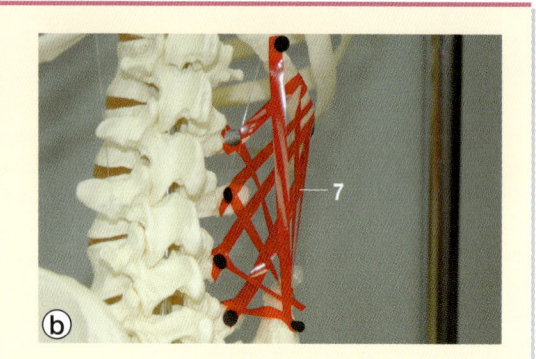

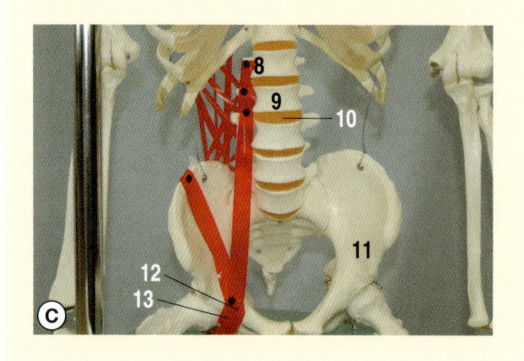

腰部に関わる筋を知る

　腰椎の周囲には外側深層に腰方形筋(7)，腸腰筋(13)がある．腰方形筋は四辺形の薄い筋層をなし，三つの筋線維からなる．腸腰筋は腰椎肋骨突起(8)・椎体(9)・椎間板(10)，腸骨窩(11)から大腿骨の小転子につく．

a. 外側深層の腰方形筋(7)を後方から示す．
b. 外側深層の腰方形筋(7)を斜め後方から示す．
c. 後方に腰方形筋がみえる．前方に腰椎肋骨突起(8)・椎体(9)・椎間板(10)，腸骨窩(11)から出て腸恥隆起(12)を折転して大腿骨小転子につく腸腰筋(13)を示す．

2 代表的なテスト

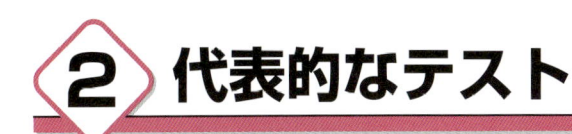

（1）棘突起叩打テスト（spinal percussion test）

方法

①坐位をとる．②体幹を軽度前屈位とする．③打腱槌で棘突起を，あるいは傍脊柱筋を叩打する．

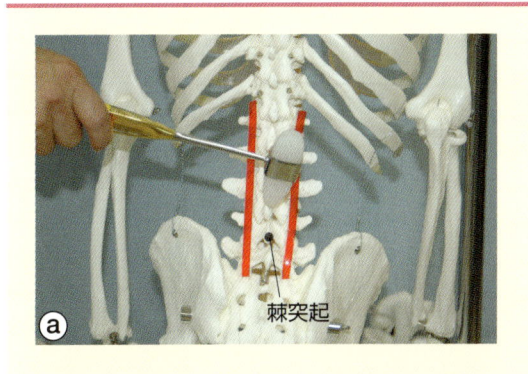

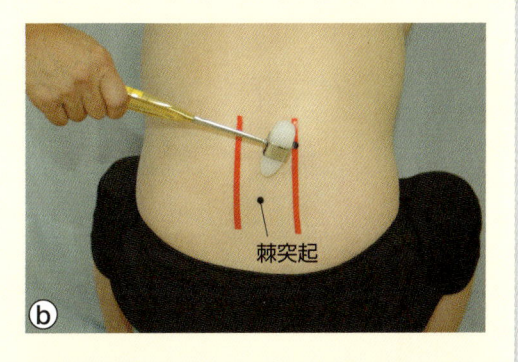

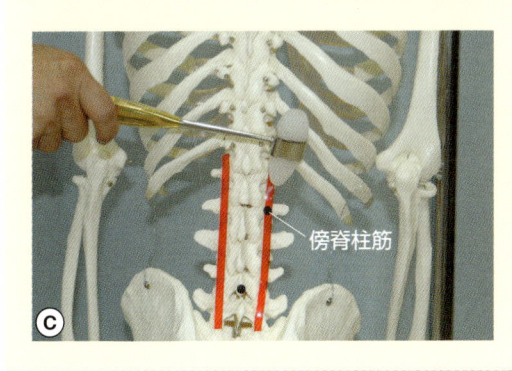

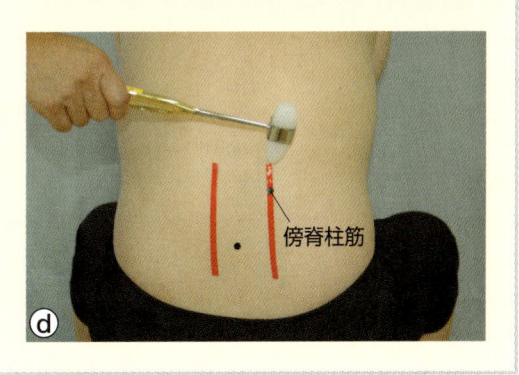

a. 棘突起を叩打する．
c. 脊柱の傍脊柱筋を叩打する．
b. 体表からこの様子を示す．
d. 体表からこの様子を示す．

意義

本テストにて，棘突起の叩打痛が出現すれば脊柱構成体の破壊性病変（棘突起骨折など）や炎症症状を疑い，傍脊柱筋の叩打痛を認めれば筋の挫傷が疑われる．

文献　O'Donoghue D：Treatment of Injuries to Athletes, 4th Ed, Saunders, Philadelphia, 1984
　　　Turek SL：Orthopaedics, 3rd Ed, Lippincott, Philadelphia, 1977

● 棘突起を叩打，傍脊柱筋を叩打
　棘突起に叩打痛があれば棘突起骨折を疑う．傍脊柱筋に叩打痛があれば筋の挫傷を疑う．

(2) 下肢伸展挙上テスト [straight leg raising (SLR) test]

方法

①背臥位をとる．②下肢を伸展位とする．③そのままゆっくり挙上する．

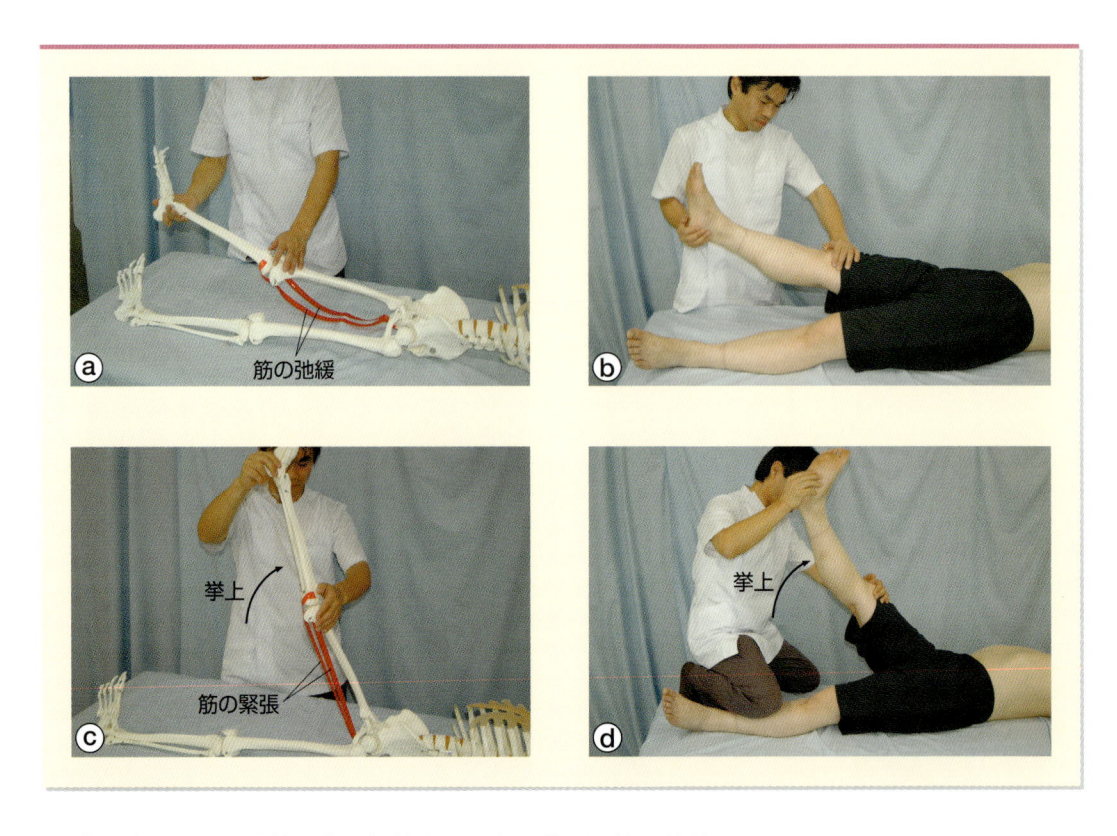

a. 背臥位とし，下肢伸展位で保持する．大腿後面の筋は弛緩している．
b. その時の様子を示す．
c. 反対側の下肢が浮かないようにして徐々に下肢を挙上する．大腿後面の筋は緊張する（反対側の下肢は検者の膝で固定する）．
d. 実際の様子を示す．

意義

本テストで腰椎に局所痛を訴えれば椎間板損傷を，下肢への放散痛を訴えれば坐骨神経痛を，大腿後面に限局した鈍痛を訴えればハムストリングスの拘縮が疑われる．

文献　DeJong RN：The Neurologic Examination：Incorporating the fundamental of neuroanatomy and neurophysiology, 4th Ed, Harper & Row, Hagerstown, MD, 1979

●下肢を挙上
　腰椎に局所痛を訴えれば椎間板損傷を疑う．
　下肢への放散痛を訴えれば坐骨神経痛を疑う．
　大腿後面に限局した鈍痛を訴えればハムストリングスの拘縮を考慮する．
　このテストは，坐骨神経，あるいは脊髄神経根の一部を伸張することで疼痛を誘発するテスト法である．一般に下肢挙上90°で第5腰椎レベルの神経根の移動距離は12 mm程度である．一方，ハムストリングスの拘縮によって痛みを発する場合，偽陽性といえる．
　これらの考え方はラセーグテストにも当てはまる．

(3) ラセーグテスト（Lasègue's test）

> 方　法

①背臥位をとる．②股関節，膝関節を屈曲位とする．③この肢位で膝関節だけを伸展する．

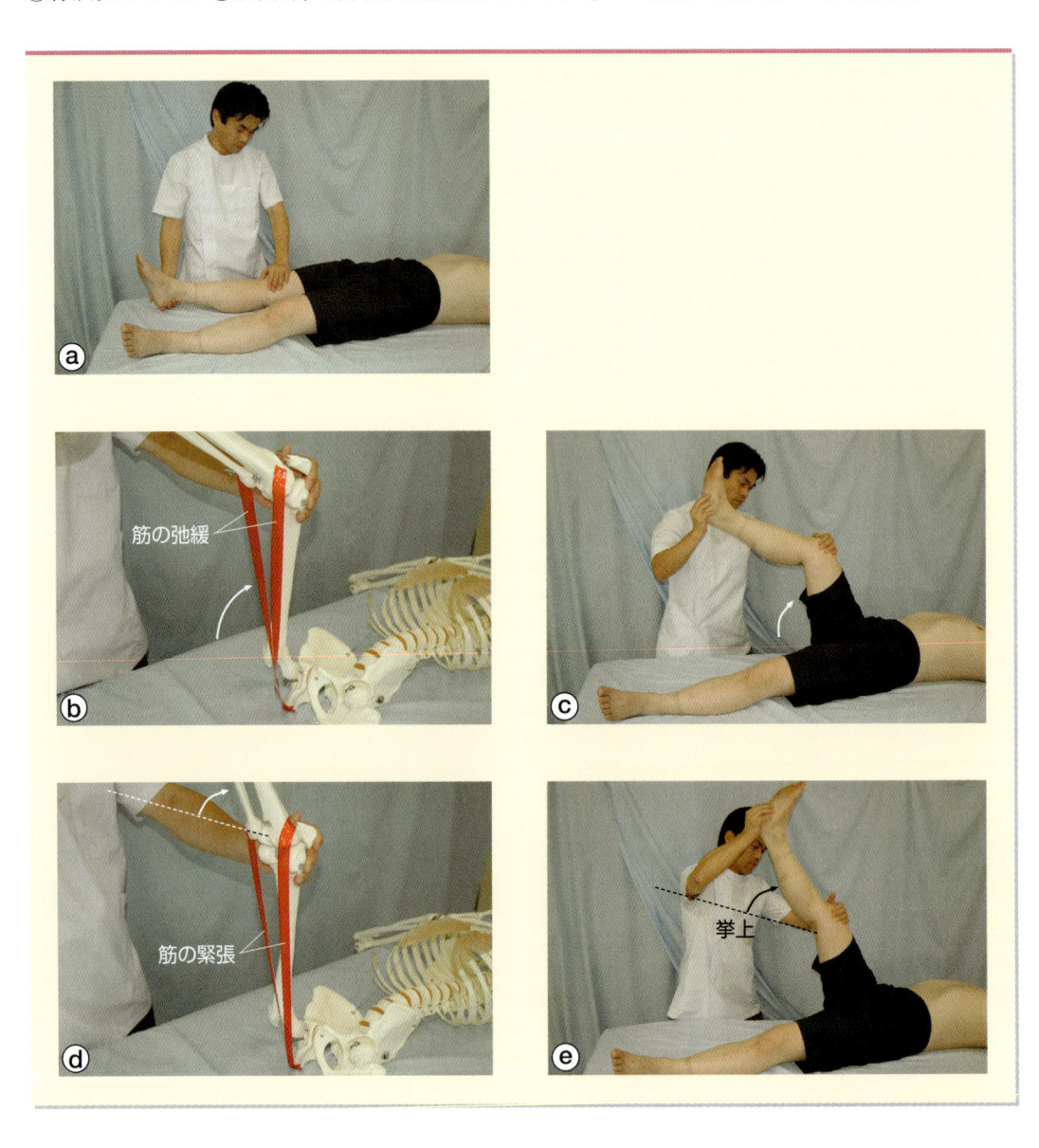

筋の弛緩

筋の緊張

挙上

a. 背臥位をとる．
b. 股関節，膝関節を屈曲位とする．この肢位がスタートの肢位である．大腿後面の筋は弛緩している．
c. 体表からこの様子を示す．
d. 徐々に膝関節だけを伸展する．大腿後面の筋は緊張する．
e. 体表からこの様子を示す．

意 義

痛みの部位から坐骨神経痛などが疑われる．

文献 Lasègue C：Considerations sur la sciatique. Arch Gen de Meil **24**：558, 1864
Wilkins RH, Brody IA：Lasegue's sign. Arch Neurol **21**：219, 1969

●膝関節だけを伸展
痛みが発現すれば，痛みの部位から坐骨神経痛などが疑われる．

（4）ブラガードテスト（Bragard's test）

方 法

①背臥位をとる．②下肢伸展位で痛みが発現するまで挙上する．③この肢位で下肢をわずかに下降する．④さらに，足関節のみを背屈する．⑤疼痛が誘発される．

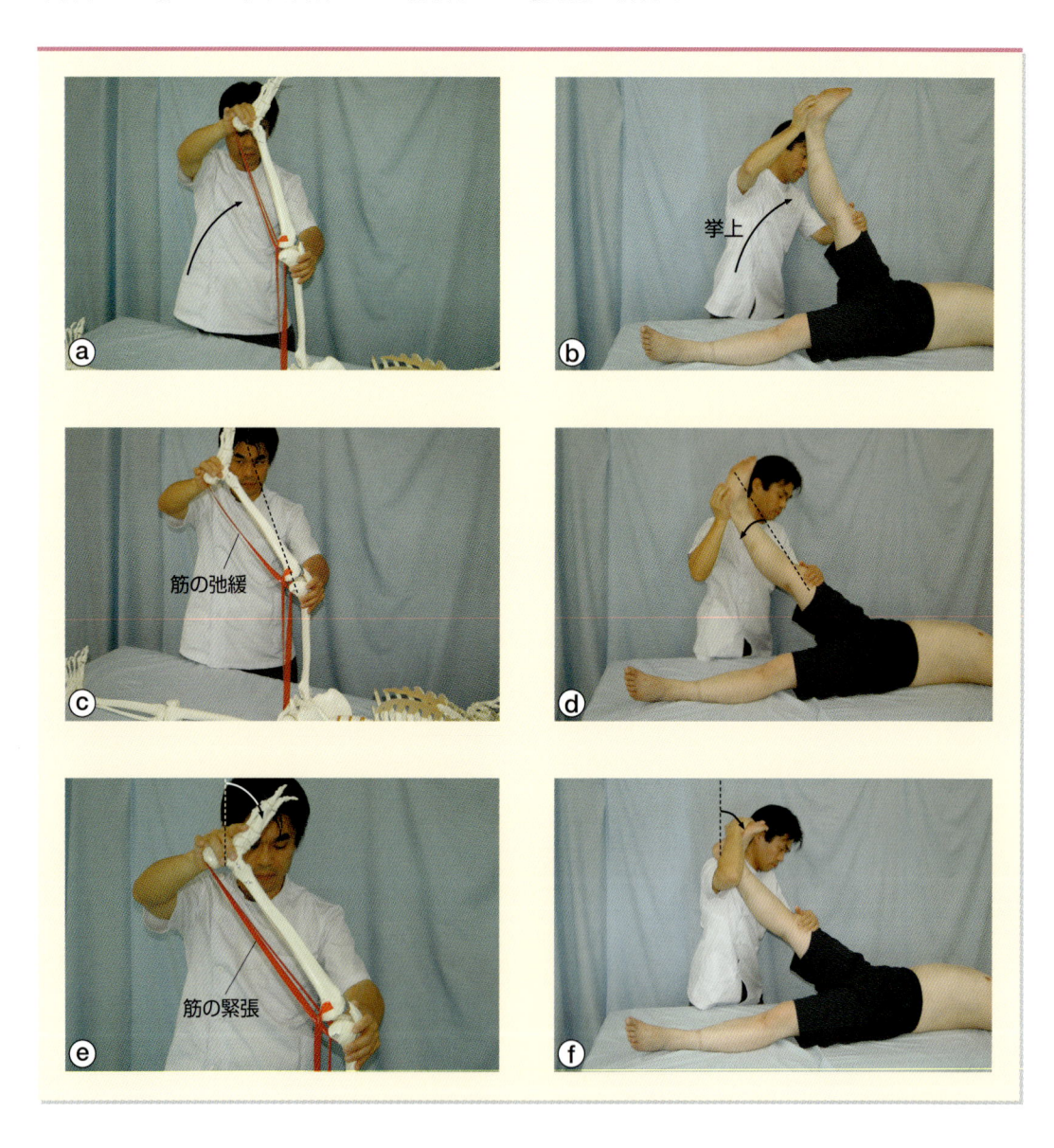

a. 下肢伸展位で痛みが発現するまで挙上する．
b. その時の様子を示す．
c. いったん下肢をわずかに下降してハムストリングスを緩める．
d. その時の様子を示す．
e. さらに，足部を保持したままで足関節を背屈する．
f. その時の様子を示す．

意 義

本テストは神経根を伸張しており，陽性の場合は根性坐骨神経痛などが疑われる．

文献 Fahrni WH：Observations on straight leg raising with special reference to nerve root adhensions. Can J Surg **9**：44-48, 1966

●足関節を背屈
　足関節の背屈は腓腹筋を緊張させ，その連動として神経根を伸張する．根性坐骨神経痛を疑う場合，この操作によって大腿・下腿後面に疼痛の有無を確認すればよい．

(5) 両下肢挙上テスト (bilateral SLR test)

方法

①背臥位をとる．②両下肢を伸展して挙上させる．③まず，挙上70°以下での痛みの発現をみる．④次に挙上70°以上で痛みの発現をみる．

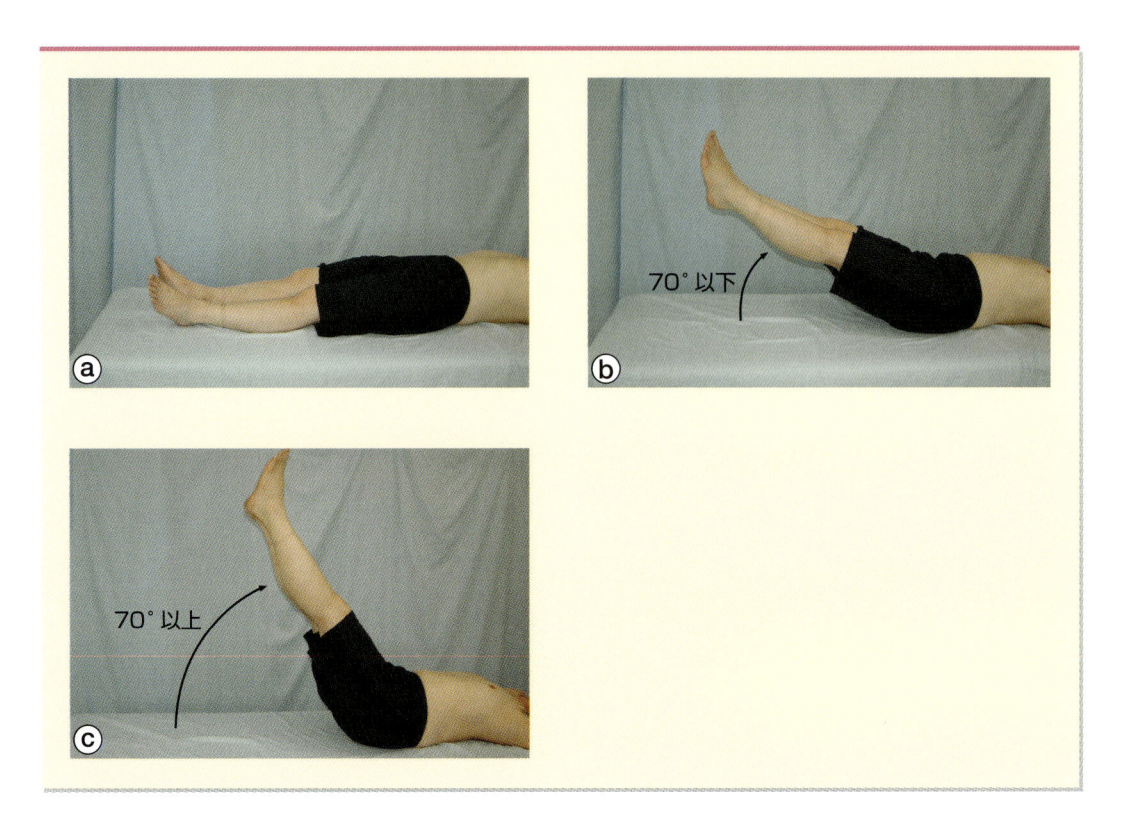

a. 背臥位で両下肢を伸展する．
b. 伸展したままで，両下肢を挙上する．挙上70°以下での痛みの発現をみる．
c. 伸展したままで，両下肢を挙上する．挙上70°以上での痛みの発現をみる．

意義

本テストで陽性の場合，腰仙椎移行部の損傷，あるいは腰椎の損傷が疑われる．

●挙上70°
　下肢を伸展位で挙上した場合，挙上角が少ない時の下肢の重力によるストレスは下部腰椎から腰仙椎に加わる．一方，挙上角が大きくなると下肢の重力によるストレスは腰椎に移行する．すなわち，挙上70°以下での痛みの発現は腰仙椎移行部の損傷を疑い，挙上70°以上での痛みの発現は腰椎の損傷が疑われる．

(6) 大腿神経伸張テスト (femoral nerve stretch test)

方 法

①患側肢を上にして側臥位をとる．②骨盤を固定，膝関節伸展のままで股関節を伸展する．③大腿前面に放散痛の有無を観察する．

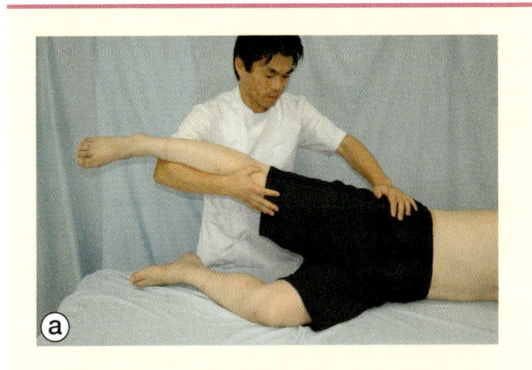

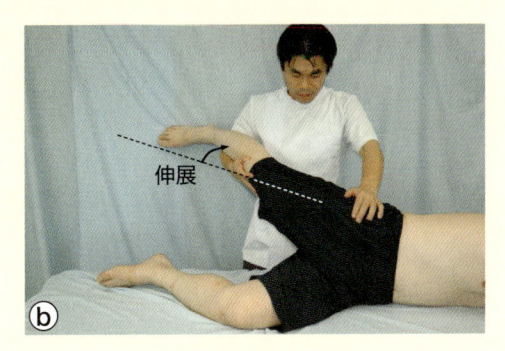

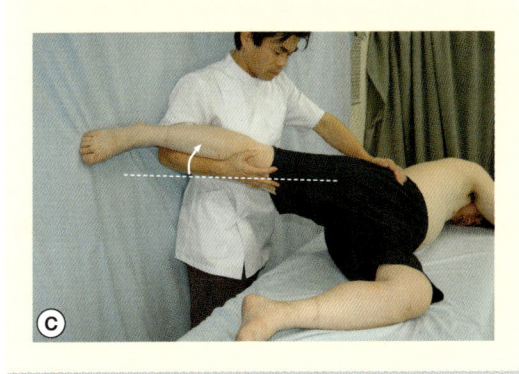

a. 患側肢を上にした側臥位で膝関節伸展位とする．反対の手で骨盤を固定する．
b. 検者は骨盤を固定したまま，股関節を伸展する．
c. 角度を変えてテスト法を示す．

意 義

　本テストが陽性の場合，大腿神経が伸張され第2，3腰椎あるいは第4腰椎神経根の圧迫が疑われる．

● 股関節を伸展
　膝関節伸展位でさらに股関節を伸展すると，骨盤の前方を走行する大腿神経を伸張することになる．

(7) 踵・つま先歩行テスト (heel-toe walk test)

方法

①立位をとる. ②つま先立ち歩き, または踵歩きを指示する. ③それぞれが不可能であれば陽性.

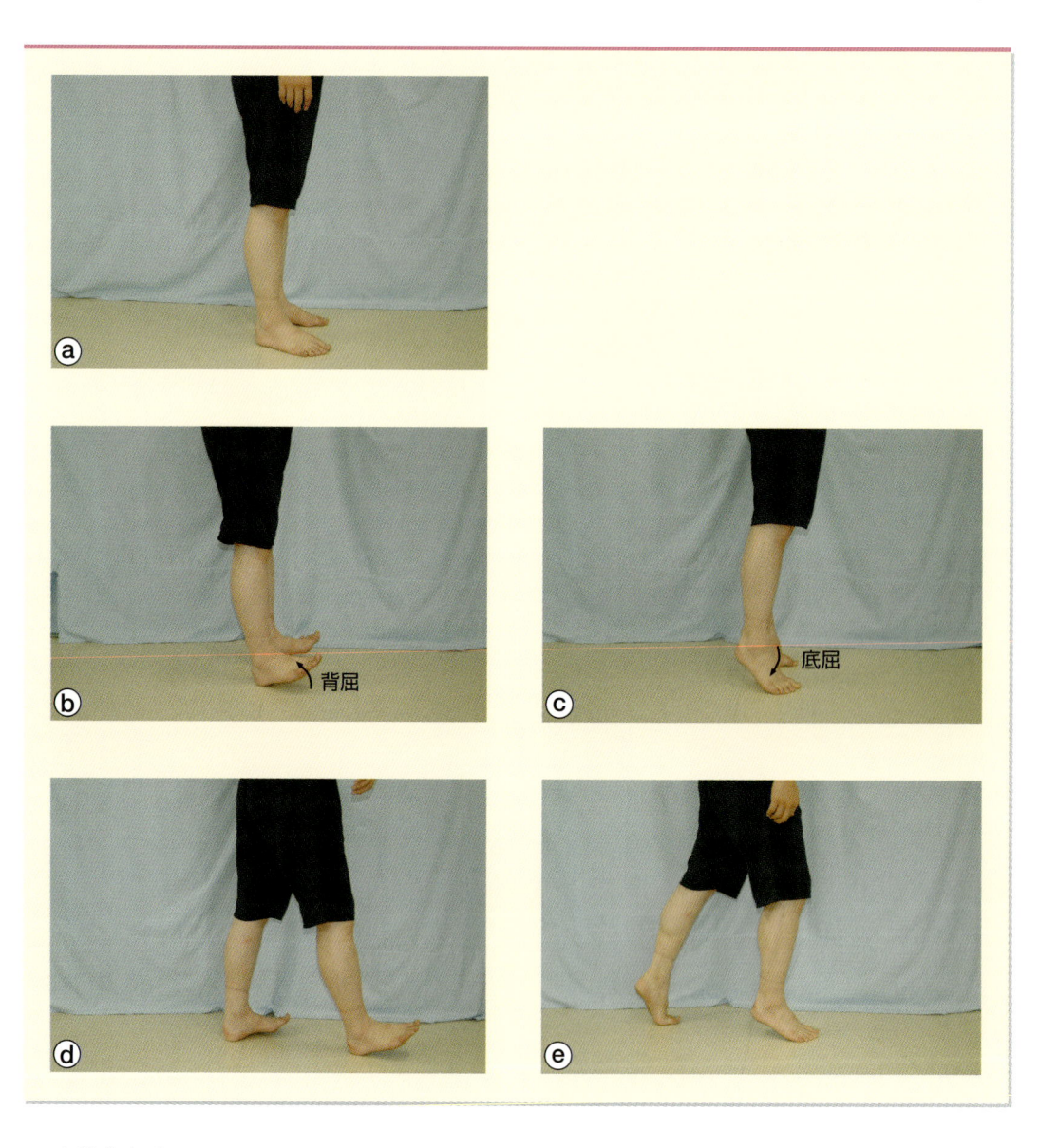

a. 立位をさせる.
b. 両下肢の足関節を同時に背屈させる.
c. 両下肢の足関節を同時に底屈 (つま先立ち) させる.
d. 両下肢の足関節を背屈したままで歩行させる.
e. 両下肢の足関節を底屈 (つま先立ち) したままで歩行させる.

> 意　義

　足関節を背屈したままで歩行不可能な場合第4, 5腰椎の神経根障害, つま先立ち歩行が不可能な場合は第5腰椎, 第1仙椎の神経根障害が疑われる.

●背屈・底屈
　踵歩き, あるいは踵歩きが不可能な場合, 第5腰椎神経根障害を疑う.
　つま先立ち, あるいはつま先歩きが不可能な場合, 第1仙椎神経根障害を疑う.

(8) バルサルバ検査 (Valsalva's maneuver)

> 方　法

①椅坐位をとる. ②排便時のように腹圧を加える. ③腰部, 下肢への放散痛の有無をみる.

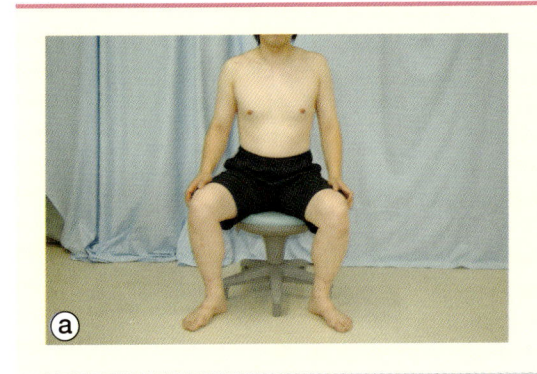

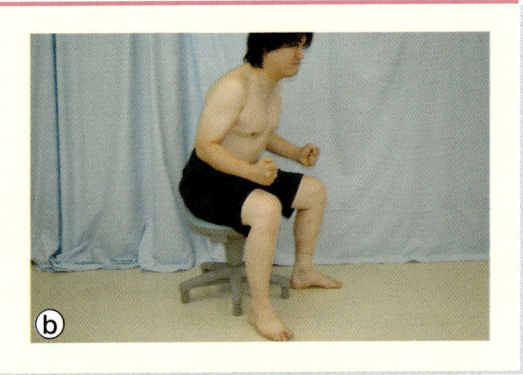

a. 坐位をとらせる.
b. 排便時のように腹圧を加え腰部, 下肢への放散痛の有無を確認する.

> 意　義

　本テストが陽性の場合, 脊柱管内の占拠性病変が疑われる.

文献　Aird RB, Naffziger HC：Prolonged jugular compression; A new diagnostic test of neurological value. Trans Am Neurol Assoc **66**：45-49, 1940

●放散痛
　陽性の場合, 脊柱管内の占拠性病変を疑う.

(9) ミリグラムテスト (Milgram's test)

方法

①背臥位をとる．②下肢をそろえて軽度挙上する．③30秒程度可能かどうかを調べる．

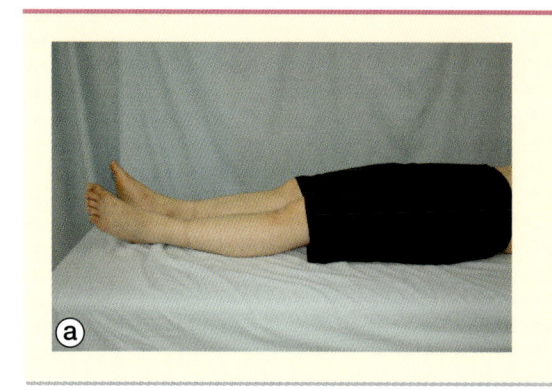

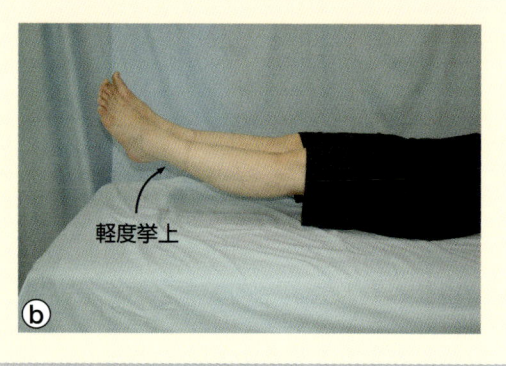

a. 背臥位で，両下肢をそろえる．
b. 下肢をそろえて軽度挙上させる．30秒程度可能かどうかを確認する．

意義

本テストが陽性の場合，脊柱管内の占拠性病変が疑われる．

文献　Hoppenfeld S：Physical Examination of the Spine and Extremities, Appleton Century Crofts, New York, p127, 1976

●30秒程度可能
　下肢を軽度挙上し，30秒程度維持できない場合を陽性とする．陽性の場合，脊柱管内の占拠性病変を疑う．

(10) ナフツィガーテスト (Naffziger's test)

方 法

①坐位をとる．②頚静脈を1分間圧迫する．③腰部に局所痛を訴える．

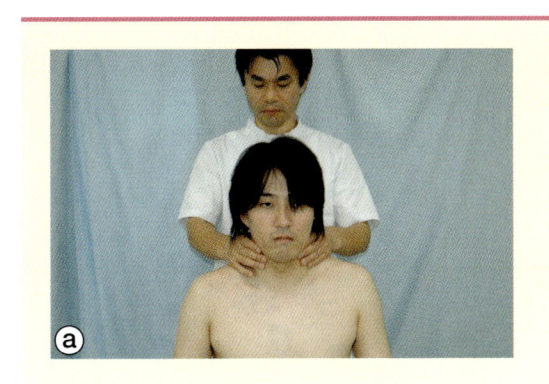

a. 坐位で検者は頚静脈を1分間圧迫する．この時，腰部に局所痛を訴えるかどうかを確認する．

意 義

本テストが陽性の場合，脊柱管内の占拠性病変が疑われる．

文献　Aird RB, Naffziger HC：Prolonged jugular compression：A new diagnostic test of neurologic value. Trans Am Neurol Assoc **66**：45-48, 1940

●局所痛
　腰部に局所痛を訴えれば陽性とする．陽性の場合，脊柱管内の占拠性病変を疑う．

（11）ゴルドスウェートテスト（Goldthwaith's test）

> **方　法**

①背臥位をとる．②腰の下に手を入れ，各指を腰椎棘突起にあてがう．③他方の手で患側肢の下肢伸展挙上（SLR）を行う．④痛みがどの位置で出現するかを確認する．

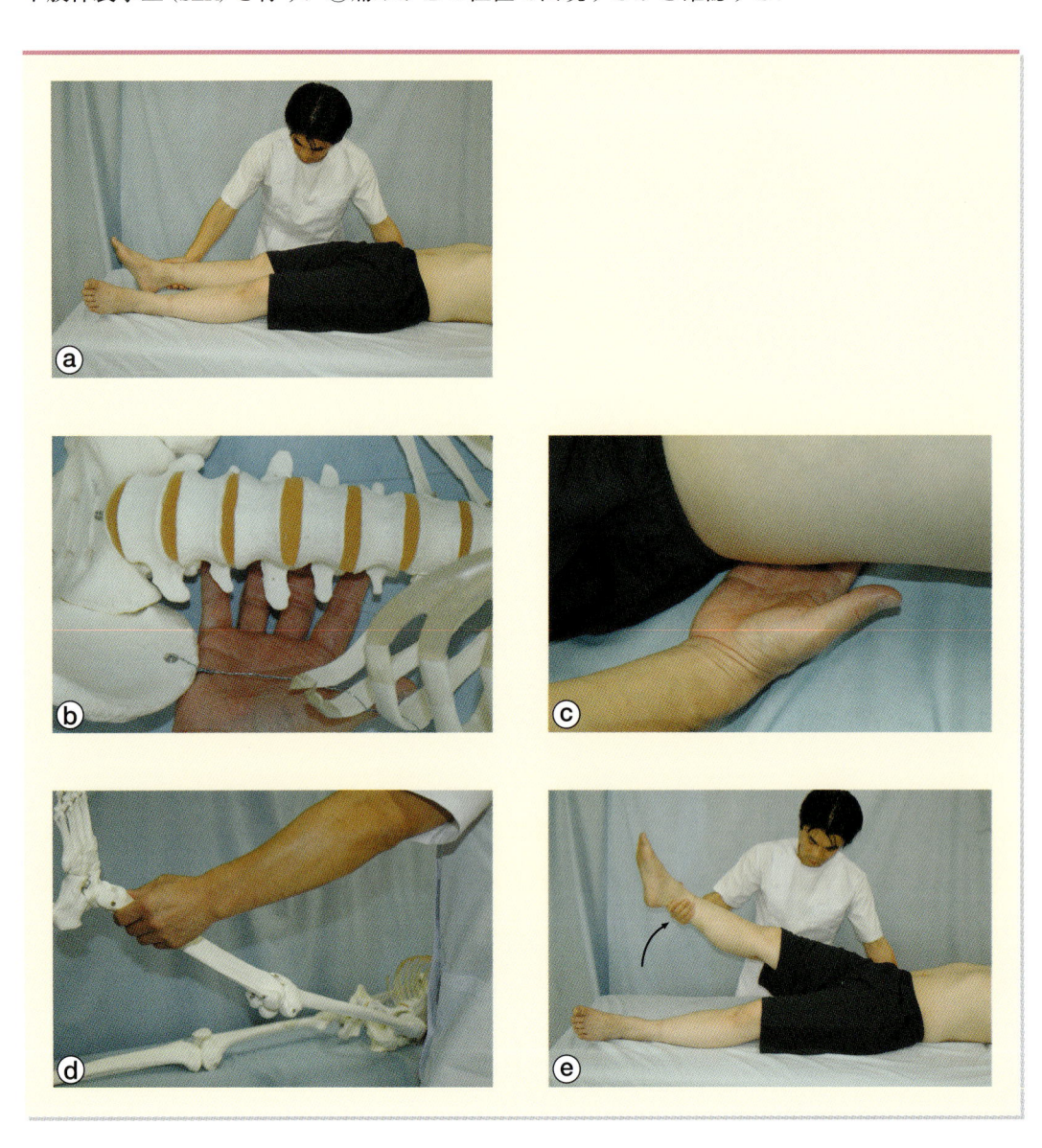

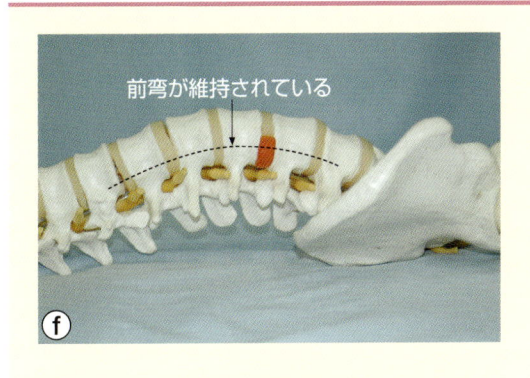

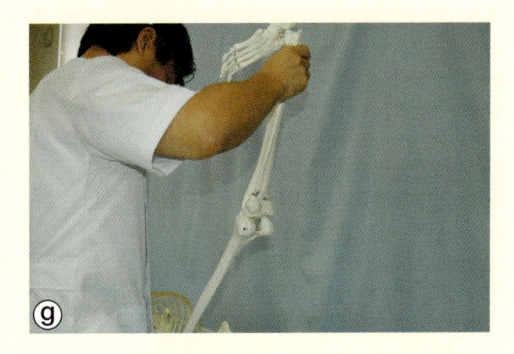

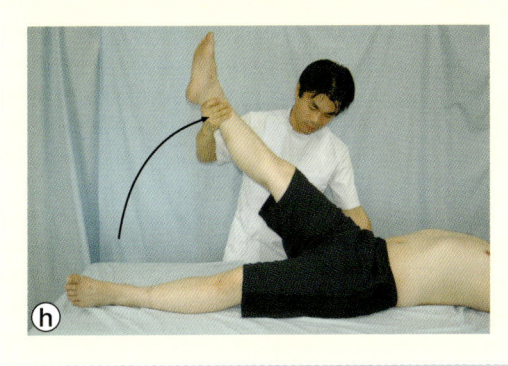

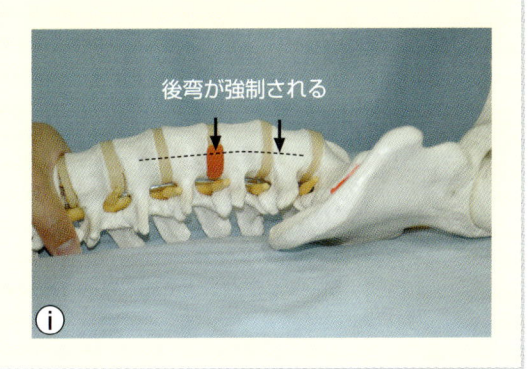

a. 背臥位で，腰の下に手を入れ，各指を腰椎棘突起にあてがう．
b. 腰椎棘突起の下に指を当てた様子を示す．
c. この状態を体表から示す．
d. 他方の手で徐々に患側肢のSLRを行う．挙上角が少ない．
e. この時の様子を示す．
f. 患側肢のSLRを行う．挙上角が少ない場合，腰椎に対するストレスはあまり加わっていない．
g. SLRの挙上角を次第に大きくしていく．
h. その時の様子を示す．
i. 挙上角を大きくすると，腰椎へのストレスが大きくなり後弯が強制される．

意　義

本テストが陽性の場合，下肢の挙上角により腰椎から仙腸関節間における損傷部位を推測できる．

●挙上角
　SLRを行った場合，SLRの挙上角と棘突起に加わるストレスの関係は，SLRが0～30°では仙腸関節の損傷，その後，SLRが30～60°では仙腸関節から下部腰椎の損傷，SLRが60～90°に至って痛みを訴えれば腰椎の損傷を疑うことができる．

（12）支持前屈テスト（belt test）

このテストを行う条件として，腰椎前屈時に痛みが出現することを確認しておく．

方 法

①立位をとる．②体幹を前屈させる．③検者が患者の坐骨を後方から固定すると疼痛が消失する．

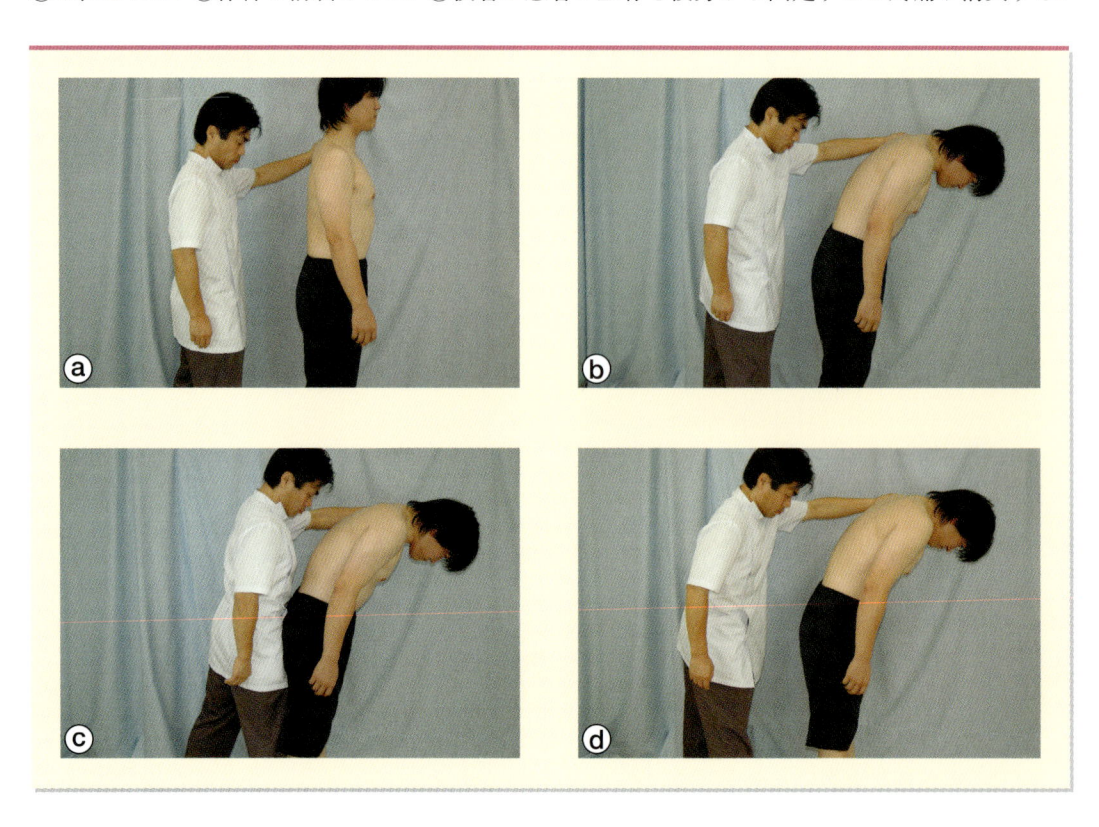

a. 立位をとる．
b. 前屈を行わせ，痛みのあることを確認しておく．
c. 患者の坐骨を検者の大腿部で後方から支持して前屈を行わせる．その時に痛みが消えるかどうかを確認する．
d. 再度，後方からの固定を除去して前屈を行わせる．その時の，痛みが再発するかどうかを確認する．

意 義

本テストが陽性の場合，腰椎，仙腸関節のいずれの損傷かを推測できる．

●後方から支持
　後方から患者の坐骨を支持した場合，仙腸関節へのストレスは小さくなる．当然，仙腸関節の痛みは小さくなる．支持を除去すれば，ストレスが加わり，痛みが出現することを応用したものである．

	坐骨の固定なし	坐骨の固定あり
腰椎の損傷	＋	＋
仙腸関節の損傷	＋	－

＋：痛みあり，－：痛みなし

(13) ナクラステスト (Nachlas' test)

> 方 法

①腹臥位をとる．②膝を曲げる．③殿部の痛みで仙腸関節，腰部の痛みで腰椎椎間板損傷を疑う．

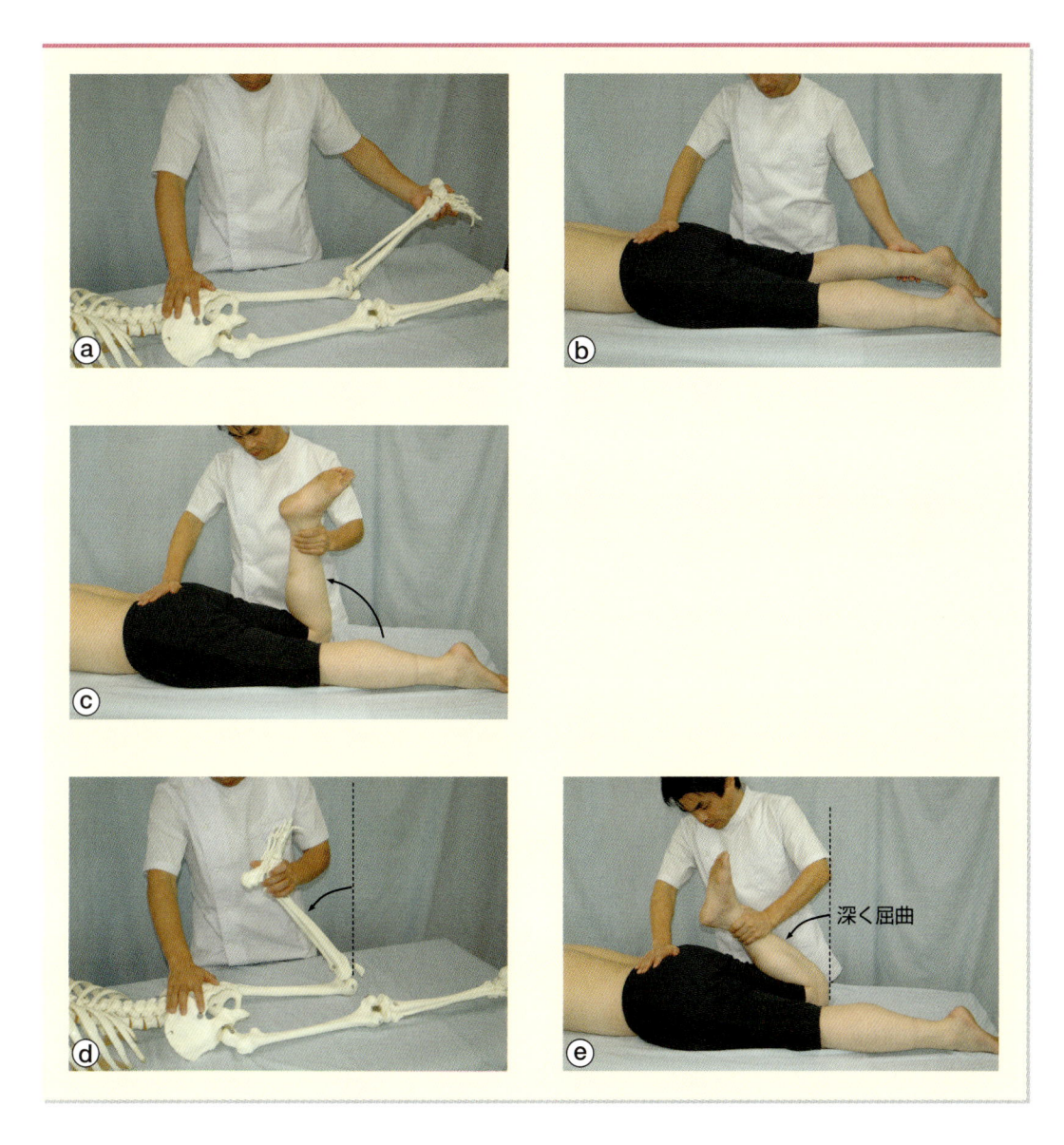

深く屈曲

a. 骨盤を固定し，スタートの肢位を示す．
b. 体表からその様子を示す．
c. まず，膝関節を90°屈曲する．痛みの有無とその部位を確認する．
d. さらに，膝関節を深く曲げる．
e. その時の様子を示す．

意 義

本テストが陽性の場合，疼痛の出現する部位によって腰椎，仙腸関節のいずれの損傷かを推測できる．

●膝関節を深く
　膝関節を深く屈曲すると仙腸関節にストレスが加わって疼痛を誘発する場合と，腰椎にストレスが加わって前弯を増強させ症状を誘発する場合がある．

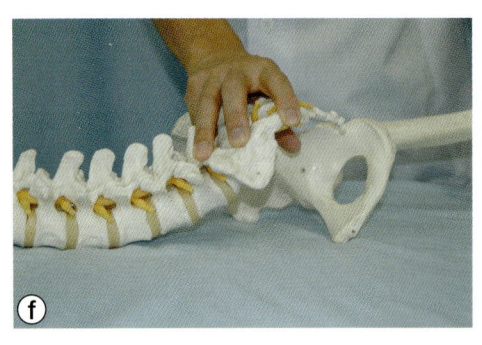

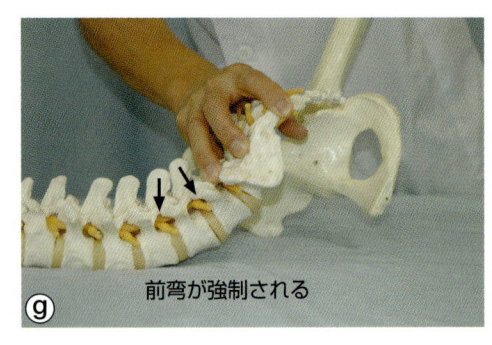

前弯が強制される

f. 膝関節を深く屈曲するとき，仙腸関節にストレスが加わる．
g. 膝関節を深く屈曲するとき，大腿直筋，腸腰筋の張力が腰椎を前方に引き，腰椎の前弯を増強させる．

(14) ショーバーテスト (Schober's test)

方 法

①立位をとる．②第2仙椎の下5 cmと上10 cmに印を打つ．③最大屈曲を行わせる．④その時の距離を計測する．

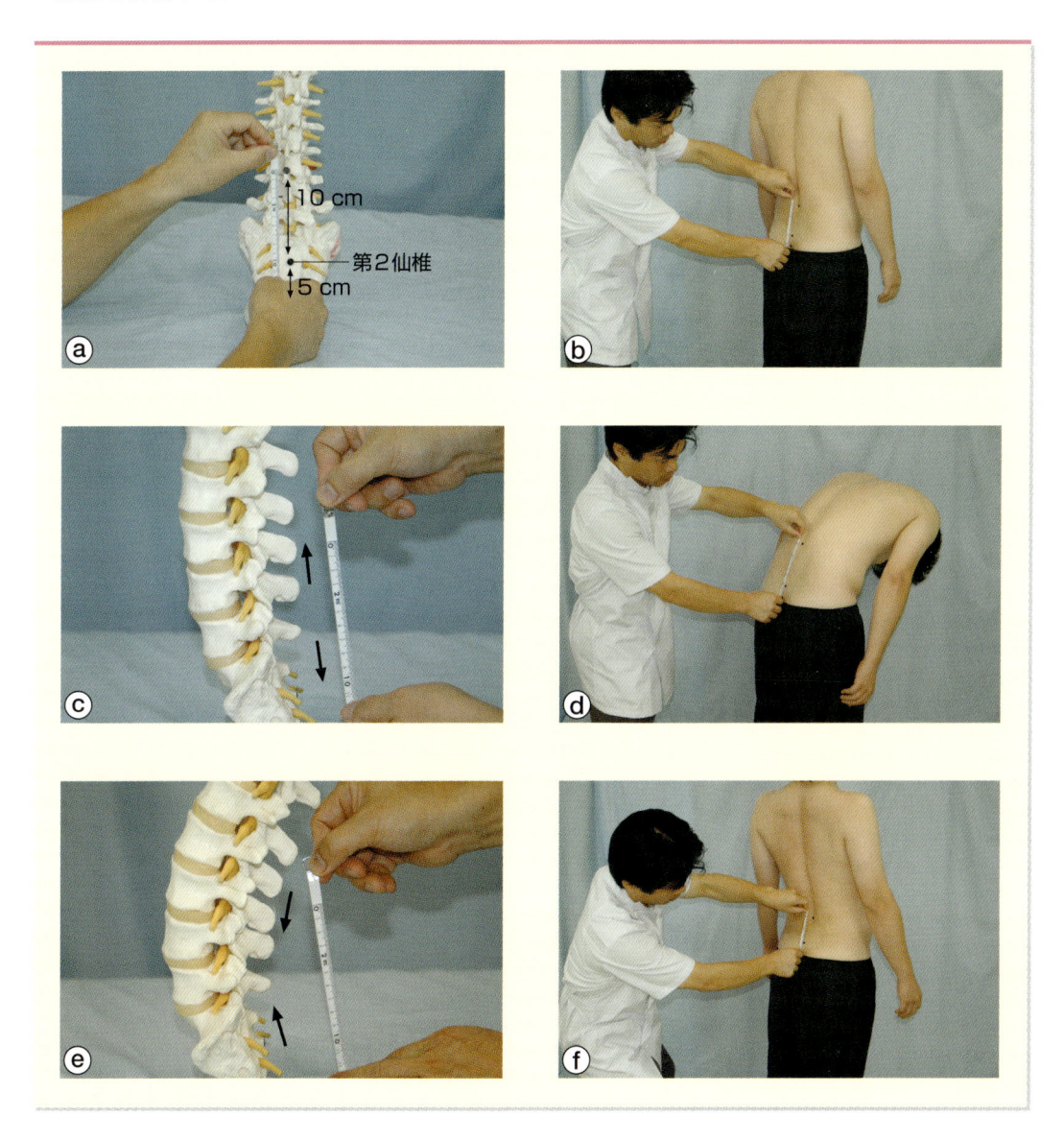

a. 中間位で第2仙椎の下5 cmと上10 cmのところに印をつけて計測部位を決め，メジャーをあてる．
b. 体表からこの様子を示す．
c. 屈曲時（前屈時）の距離を計測する．
d. 体表からこの様子を示す．
e. 伸展時（後屈時）の距離を計測する（これは参考までに行う）．
f. 体表からこの様子を示す．

意 義

本テストが陽性の場合，強直性脊椎炎が疑われる．

●屈曲時の距離
中間位と屈曲時の2点間の距離が5〜7 cm以下であれば強直性脊椎炎を疑う．

以下に紹介するテスト法は整形外科ではほとんど使用されないが，補助的検査として有用と考えられるので紹介する．

(15) フェジェルツタインテスト（Fajersztain's test）

方法

①背臥位をとる．②健側下肢を痛みが出現するまで挙上する．③さらに足関節を背屈する．④患側下肢の放散痛の有無を確認する．

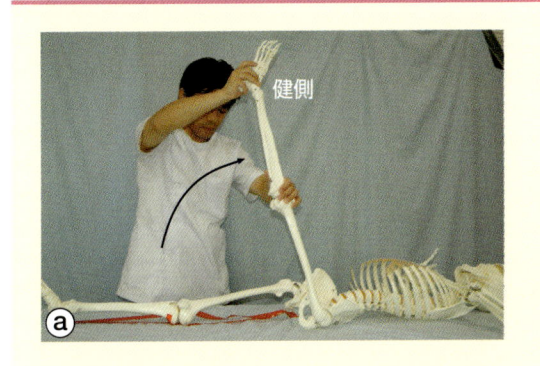

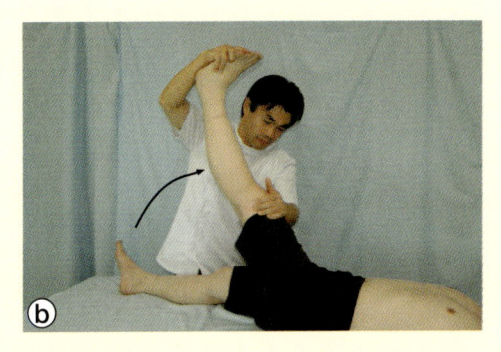

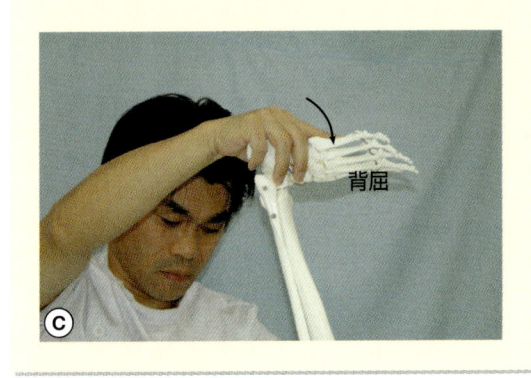

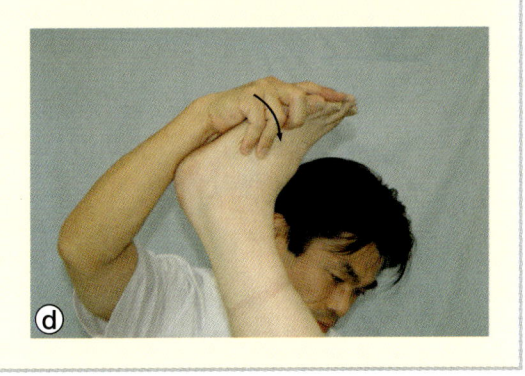

a. 健側下肢を痛みが出現するまで挙上する．
b. その時の様子を示す．
c. その肢位で，さらに足関節を背屈する．
d. その時の様子を示す．

意義

本テストで疼痛が誘発されれば陽性である．陽性の場合，椎間板損傷などが疑われる．

文献 Hudgins WR：The crossed straight leg raising test. N Engl J Med **297**：1127, 1977
Woodhall R, Hayes GJ：The well leg raising test of Fajersztajn in the diagnosis of ruptured lumbar intervertebral disk. J Bone Joint Surg **32A**：786, 1950

● 足関節を背屈
疼痛が誘発されれば，椎間板損傷などを疑う．

(16) ベヒテルーテスト（Bechterew's test）

> 方　法

①坐位をとる．②片側，あるいは両側の膝を伸展させる．③伸展が可能かどうか調べる．

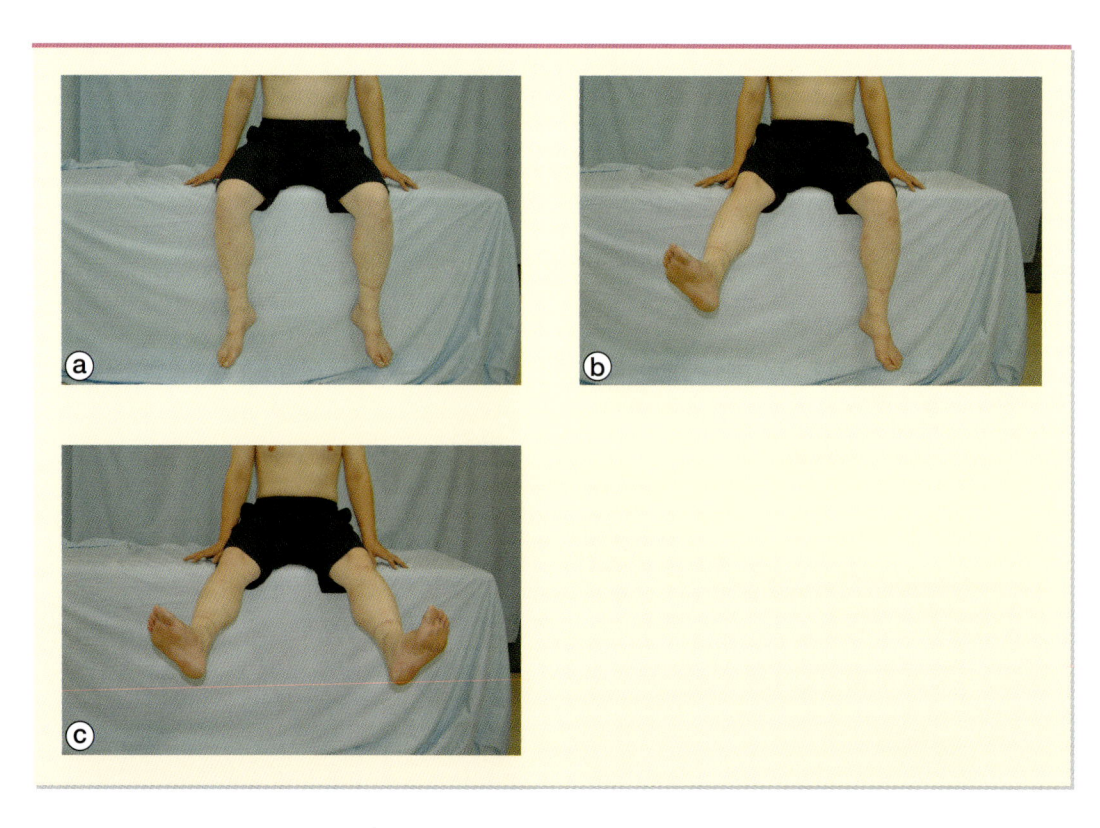

a. 坐位で両下肢はベッドから垂らす．両手でベッドを支持する．
b. 片側の下肢を伸展させる．
c. または，両下肢を伸展させる．

> 意　義

本テストで腰部に疼痛を訴えれば椎間板損傷が疑われる．

文献　Hudgins WR：The crossed straight leg raising test. N Engl J Med **297**：1127-1128, 1977

- ●伸展させる
  腰部に疼痛を訴えれば椎間板損傷を疑う．

(17) マイナー徴候 (minor's sign)

方法

①坐位からの立ち上がりを指示する．②健側肢を曲げて，健側に体重を移して立つ．

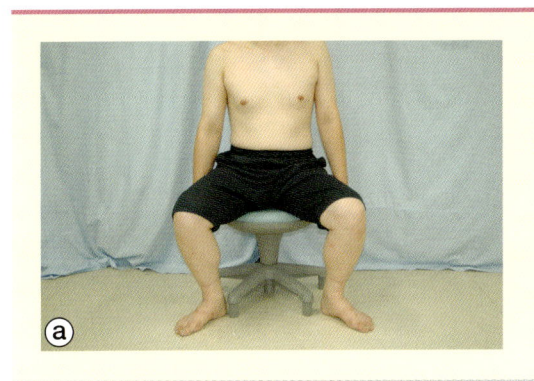

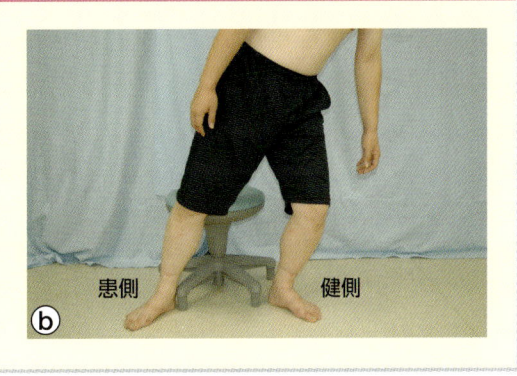

a. 坐位からの立ち上がりを指示する．
b. 起立時，患側肢を非荷重とし，健側に体重を移して立ちあがる．

意義

本テストで陽性の場合，根性坐骨神経痛が疑われる．

● 体重を移して立つ
　根性坐骨神経痛を疑う．

(18) ボウストリング徴候（bowstring's sign）

> 方 法

①背臥位をとる．②下肢伸展挙上（SLR）で痛みを訴えるまで挙上する．③そのままで膝を軽度屈曲して検者の肩に下肢を乗せる．④ハムストリングスを両母指で圧迫する（疼痛が出ない場合，膝窩部を圧迫）．⑤腰部に疼痛を誘発する．

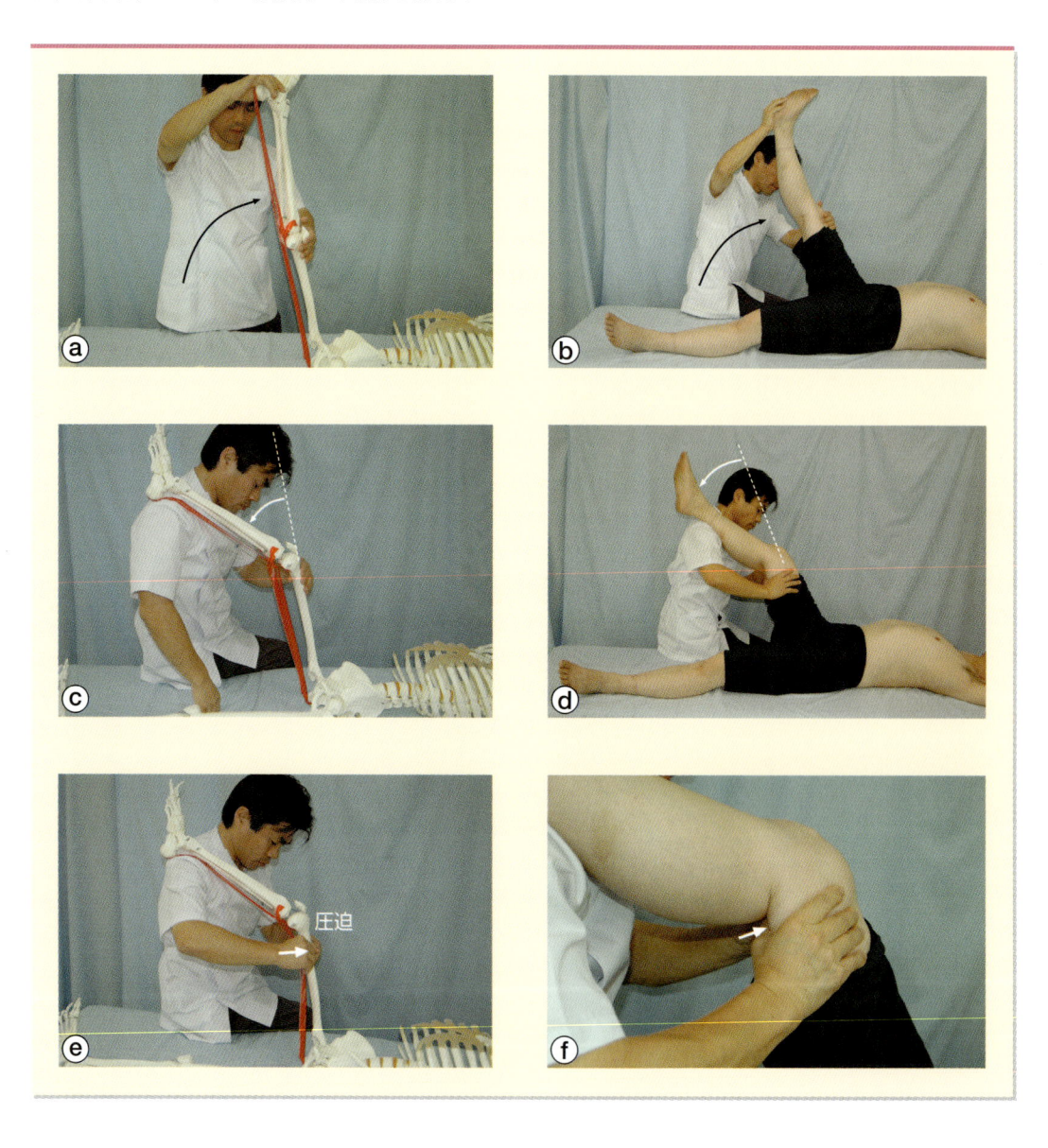

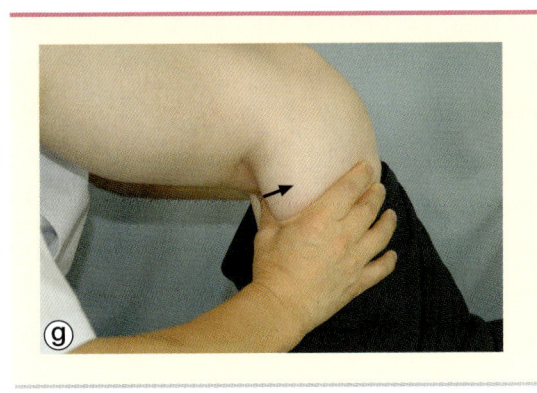

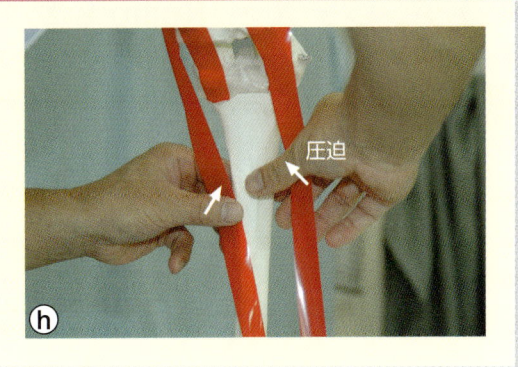

a. SLRを行って，痛みを訴える肢位まで挙上する．
b. その時の様子を示す．
c. そのままで膝を軽度屈曲して検者の肩に下肢を乗せる．
d. その時の様子を示す．
e. ハムストリングスを両母指で圧迫する．
f. その時の様子を示す．
g. 圧迫部位と圧迫方向を示す．
h. ハムストリングスを両母指で圧迫している様子を示す．

意 義

本テストが陽性の場合，根性神経痛が疑われる．

文献 Cram RH：Sign of sciatic nerve root pressure. J Bone Joint Surg **35**B：192, 1953

● ハムストリングスを両母指で圧迫
疼痛が出にくい場合は膝窩部を両母指で圧迫する方法もある．陽性で根性神経痛を疑う．
bowstringとは，"浮き上がり"の意である．

(19) ケンプテスト (Kemp's test)

方　法

①立位をとる，あるいは椅坐位をとる．②前胸部で手を組む．③体幹を斜め後方に倒す．④下肢への放散痛の有無を確認する．

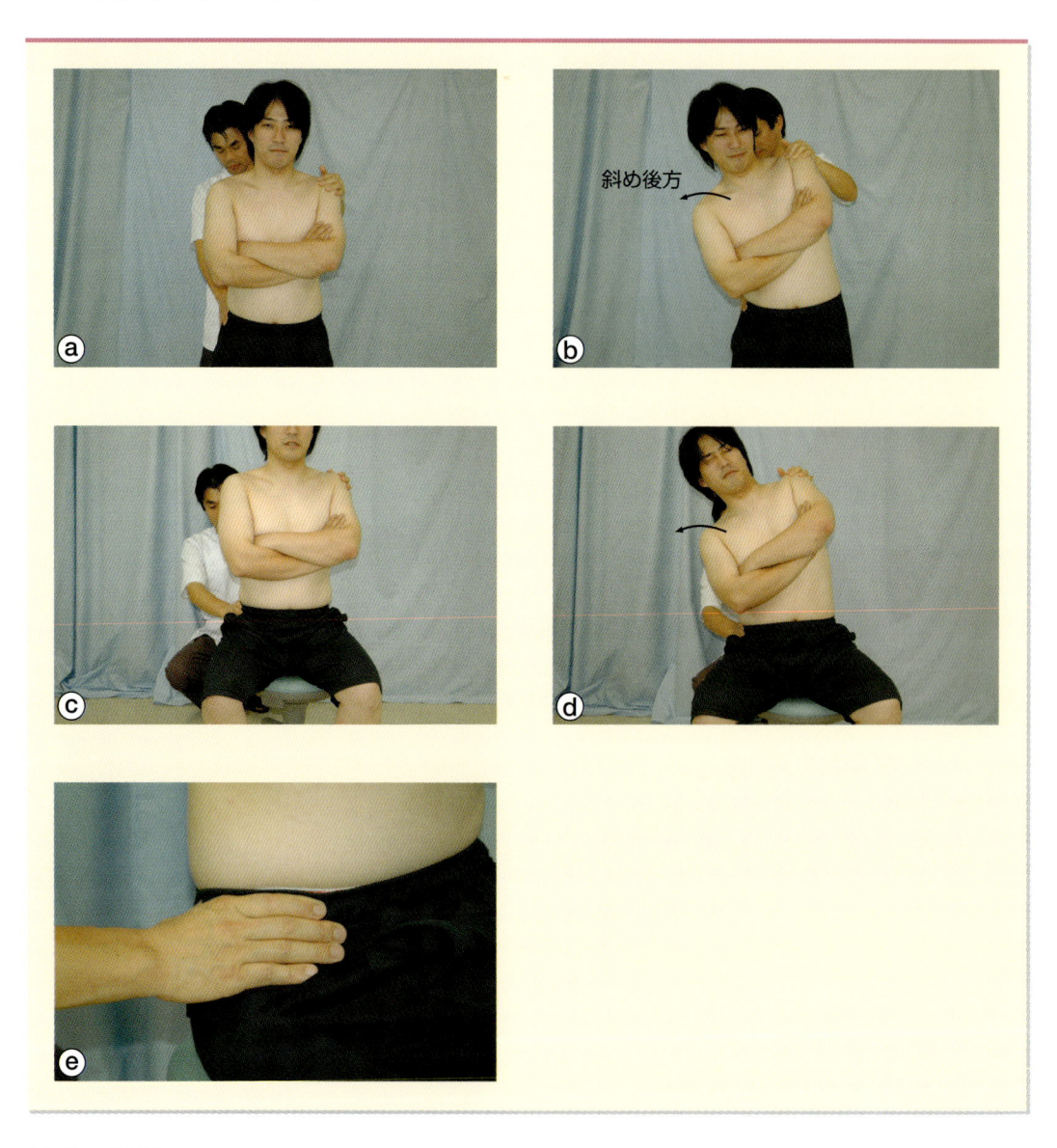

（立位の場合）
a. 立位をとり，前胸部で手を組む．
b. 体幹を斜め後方に倒し，下肢への放散痛をみる．
（椅坐位の場合）
c. 坐位で前胸部で手を組む．
d. 体幹を斜め後方に倒し，下肢への放散痛をみる．
e. 椅坐位で骨盤外側を固定する様子を示す．

意 義

本テストで屈側に痛みを訴えれば椎間板外側部の損傷を，伸張側に痛みを訴えれば椎間板内側部の損傷が疑われる．

> ●下肢への放散痛
> 陽性の場合，神経根症の疑いが考えられる．
> 曲げたほうに痛みを訴えれば椎間板外側部を疑い，伸張側に痛みを訴えれば椎間板内側部の損傷を疑う．

VII 仙腸関節

(1) 寛骨耳状面
(2) 仙骨耳状面
(3) 関節包
(4) 仙腸関節
(5) 前仙腸靱帯
(6) 後仙腸靱帯
(7) 仙棘靱帯
(8) 仙結節靱帯

仙腸関節の特徴

　仙腸関節は臨床における治療部位として重要な位置を占めているが，その機能については不明な点が多い．解剖学的に仙腸関節が寛骨と仙骨のどの部位で構成され，どのように機能しているのか，確認する必要がある．

　仙腸関節は寛骨と仙骨において，形状が一致する耳状面で構成され，関節面は線維軟骨（滑膜性関節）でおおわれる．関節面の後方は腸骨粗面といわれ強力な後仙腸靱帯が付着する．他に，周囲は前仙腸靱帯，骨間仙腸靱帯で補強されている．よって，その可動性はきわめて少ないといえる．

1 視診・触診

（1）静的観察

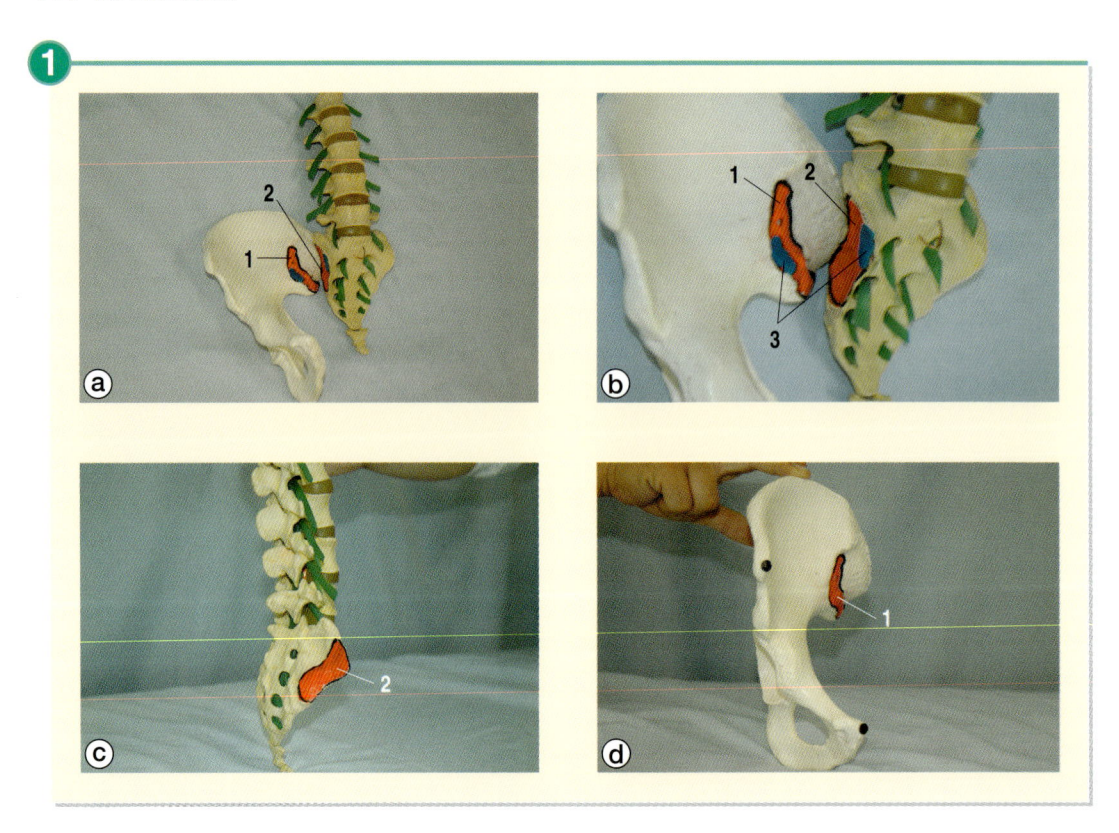

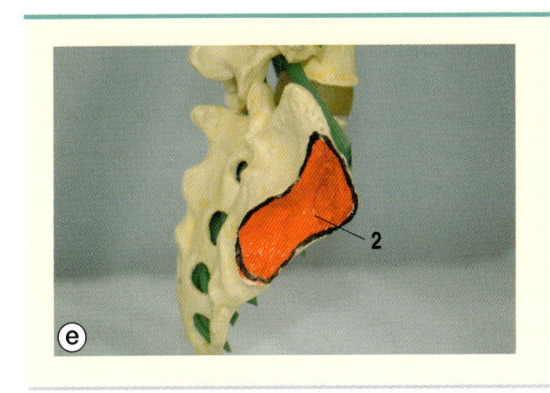

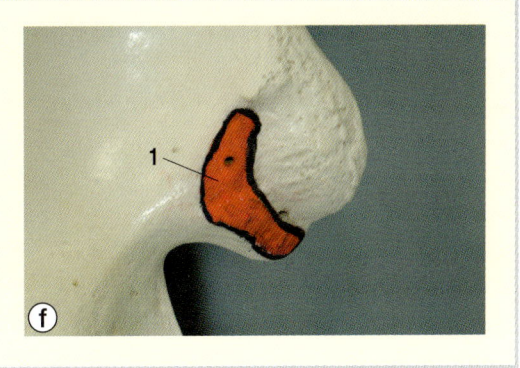

仙腸関節の形態と位置を知る

仙腸関節は寛骨の耳状面（1）と仙骨の耳状面（2）で関節を構成しており，両仙腸関節が連結することで骨盤環が形成される．半関節で強力な靱帯結合が行われている．

a. 仙骨と寛骨における耳状面（1）（2）を示す．それぞれに円弧の一部を形成している．
b. 両耳状面は線維軟骨でおおわれ，強靱な関節包（3）で包まれている．青色部分が適合することになる．
c. 仙骨の耳状面（右側）をみる．
d. 寛骨の耳状面（右側）をみる．
e. 仙骨の耳状面（右側）を拡大する．前方に凸の円弧を描く．
f. 寛骨の耳状面（右側）を拡大する．前方に凸の円弧を描く．

●仙腸関節
　この関節を構成する耳状面は円弧の一部であり，前方に凸となっている．よって，わずかに前・後に回転する動きを導く．一方，関節は強固な関節包に包まれ，その周囲は強力な靱帯で囲まれていることから可動性は少ない．

Ⅶ 仙腸関節

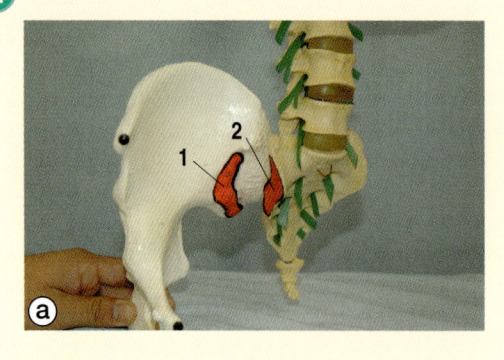

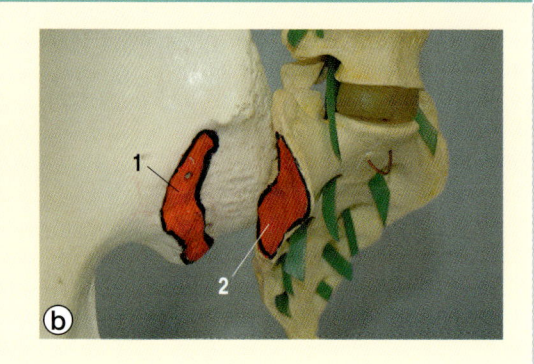

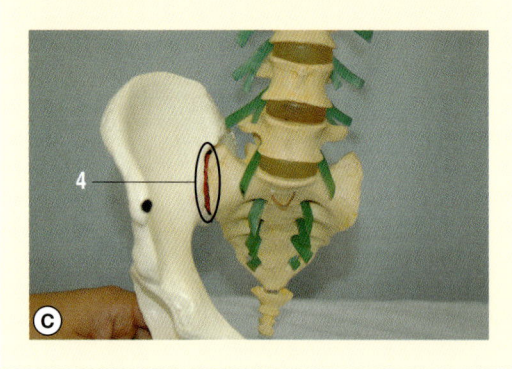

仙腸関節の適合を知る

両耳状面は一つの関節を構成するが，腰椎の彎曲程度によって荷重の位置と負荷量は異なる．

a. 両関節面を前方に広げた様子を示す．
b. その様子を拡大したものである．
c. 両関節面を適合させたときの仙腸関節(4)を示す．

❸

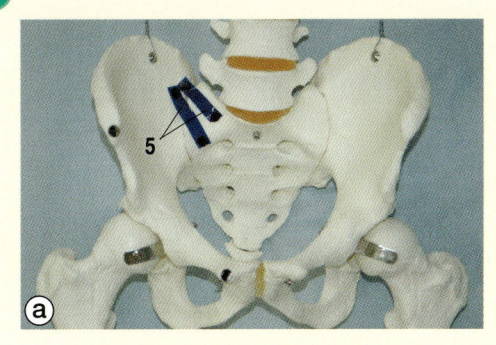

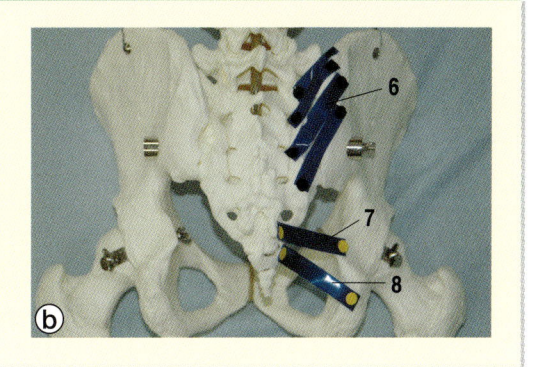

仙腸関節周囲の靱帯を知る

　両耳状面を適合させた場合，耳状面の後方は腸骨粗面であり骨間仙腸靱帯，強力な後仙腸靱帯(6)で固定されている．また，関節の前方は前仙腸靱帯(5)により固定される．

a. 仙腸関節の前方は前仙腸靱帯(5)により固定される．
b. 仙腸関節の後方は関節の直ぐ後方に骨間仙腸靱帯が，さらに後方に強力な後仙腸靱帯(6)が存在して固定される．仙骨の下方は間接的な補強靱帯としての仙棘靱帯(7)，仙結節靱帯(8)がある．

- ●後仙腸靱帯
  腸骨稜から仙骨粗面に走行する四つの靱帯からなる．
- ●前仙腸靱帯
  腸骨から仙骨の関節結節に走行する二つの靱帯からなる．

(2) 動的観察

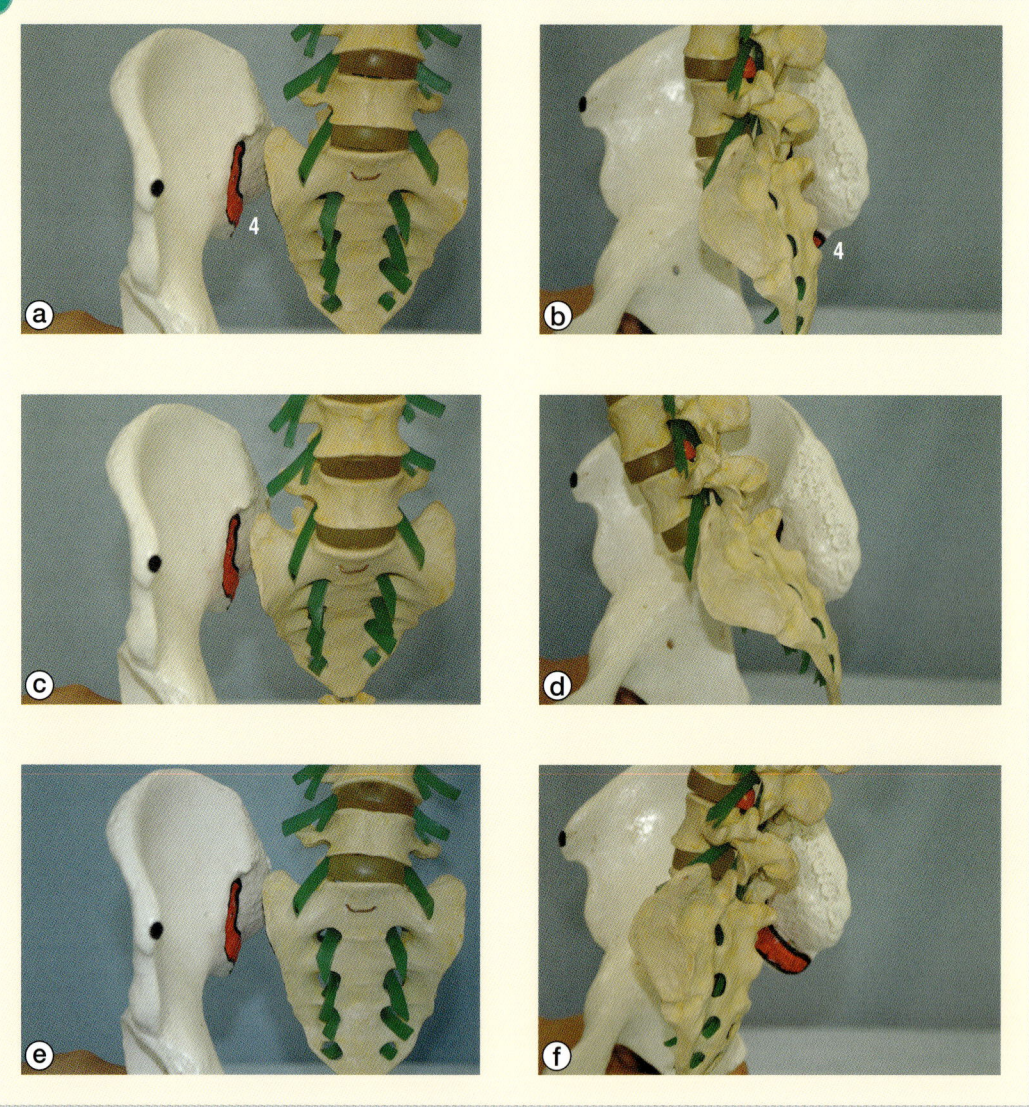

仙腸関節の動きを知る（中間位での仙腸関節の位置）

a. 前方からみた中間位での仙腸関節（4）の位置を示す．
b. 側方からみた中間位での仙腸関節（4）の位置を示す．
c. 前方からみたうなずき運動（仙骨が腸骨に対して前方に回転する動き）を示す．
d. 側方からみたうなずき運動（仙骨が腸骨に対して前方に回転する動き）を示す．
e. 前方からみた起きあがり運動（仙骨が腸骨に対して後方に回転する動き）を示す
f. 側方からみた起きあがり運動（仙骨が腸骨に対して後方に回転する動き）を示す．

●うなずき運動
　うなずき運動(nutation)は，仙骨が前方に回転する運動＋両腸骨稜の上部が内方に傾く＋坐骨結節が外方に開く動き，の複合運動といえる．股関節との関連で説明すると，股関節の屈曲時，腸骨は後方に押されて後方に回転する．この時，仙骨は逆方向の前方に回転(nutation)を生じることから"うなずき運動"となる．また，腰椎は後弯している．
●起きあがり運動
　起きあがり運動(counter-nutation)は，仙骨が後方に回転する運動＋両腸骨稜の上部が外方に傾く＋坐骨結節が内方に閉じる動き，の複合運動といえる．股関節との関連で説明すると，股関節の伸展時，腸骨は前方に回転する．この時，仙骨は逆方向の後方に回転(counter-nutation)を生じることから"起きあがり運動"となる．また，腰椎は前弯している．

2 代表的なテスト

(1) イヨーマンテスト（Yeoman's test）

方法

①腹臥位で膝を屈曲位とする．②そのまま大腿を持ち上げる．③仙腸関節部に疼痛を訴えれば陽性である．

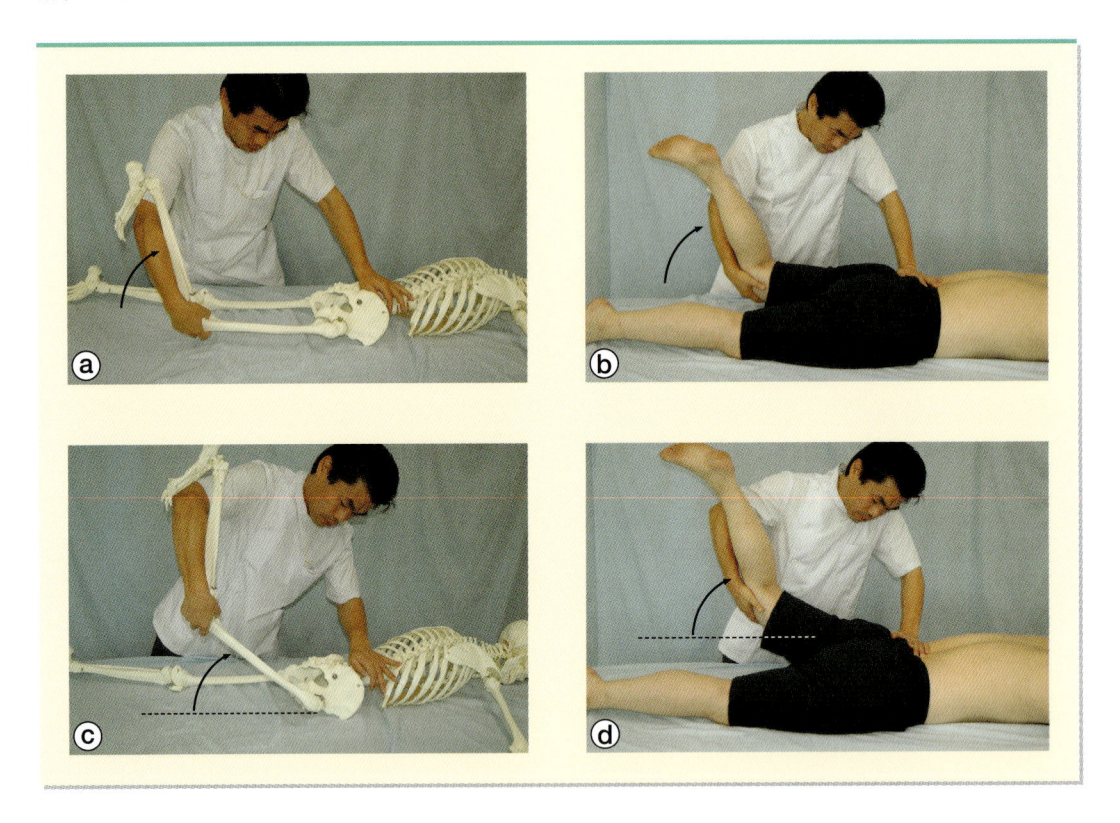

a. 腹臥位で検査側の膝を屈曲する．反対の手は仙骨を押さえる．
b. 体表からの様子を示す．この時，仙腸関節にはまだストレスが加わっていない．
c. 膝関節の前面を検者の手で保持し，そのまま大腿を持ち上げる．
d. 仙骨を固定した状態で大腿を持ち上げ，仙腸関節部にストレスを加える．

意義

本テストが陽性の場合，仙腸関節捻挫，特に前仙腸靱帯の損傷が疑われる．

文献　Yeoman W：The relation of arthritis of the sacro-iliac joint to sciatica. Lancet **2**：1119-1122, 1982

●仙腸関節部
　この操作によって腸骨は前方に回転し骨盤は前傾する．結果として，仙骨は後方に残るため，仙腸関節の前面（前仙腸靱帯）にストレスを加えたことになる．

(2) 仙腸関節ストレッチテスト（Newton's test）

方 法

①背臥位とする．②両手を交差して両腸骨を下外方に開く．③仙腸関節部に疼痛を訴えれば陽性である．

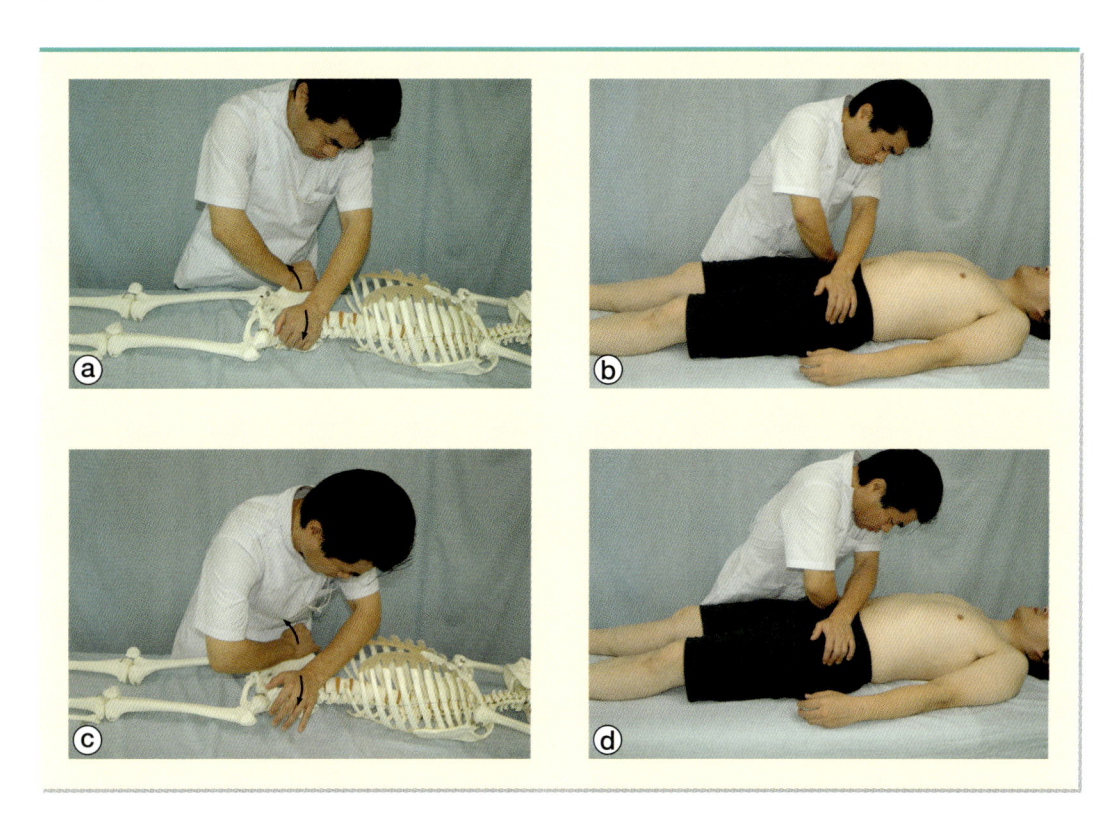

a. 背臥位で，検者は両手を交差して両腸骨の外方におく．
b. 体表からの様子を示す．この時，仙腸関節にはまだストレスが加わっていない．
c. 両手で腸骨を外下方に押し，仙腸関節の前方を広げるような操作を行う．
d. 骨盤前方を広げるようなストレスを加える．

意 義

本テストは仙腸関節の前面を離開しており，陽性の場合，前仙腸靱帯の損傷が疑われる．

文献 Newton DR：Discussion on the clinical and radiological aspects of sacro-iliac disease. Proc R Soc Med **50**：850-853, 1957

- ●仙腸関節の前方を広げる

　両手で腸骨を外下方に押し，仙腸関節の前方を広げるように操作する．仙腸関節前部にストレスが加わり，前仙腸関節が離開する．

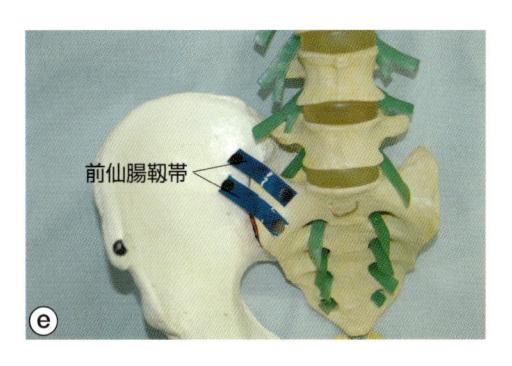

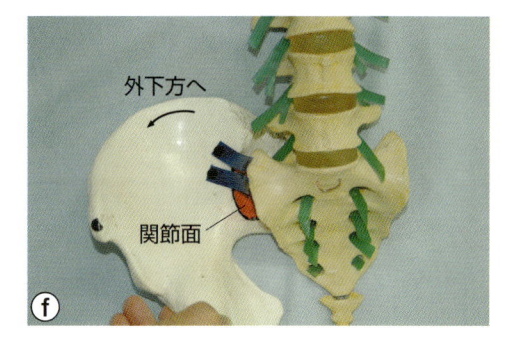

e. まったくストレスが加わっていない仙腸関節を示す．
f. 両手で腸骨を外下方に押し，仙腸関節の前方を広げた様子を示す．

《参考》後仙腸靱帯の損傷

方法 ①背臥位とする．②両手を両腸骨の外下方におく．③両腸骨を前方に向けて挟むように剪断力を加える．④仙腸関節部に疼痛を訴えれば陽性．

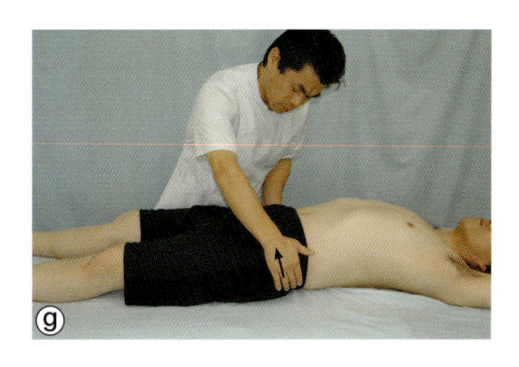

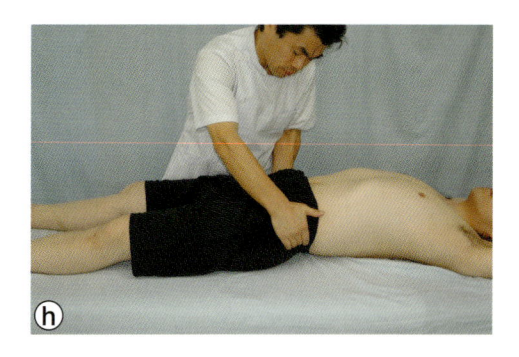

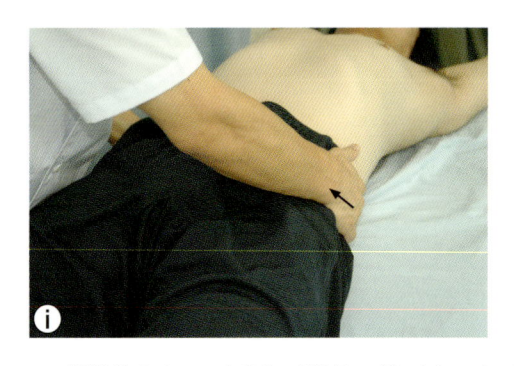

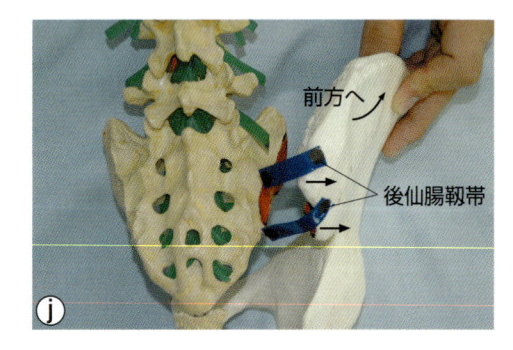

g. 背臥位とし，両手を両腸骨の外下方におく．
h. 両腸骨を前方に向けて挟むように剪断力を加える．
i. その様子を拡大する．
j. 骨盤の前方をしめるようなストレスは，仙腸関節の後方を離開することになり，後仙腸靱帯の損傷の有無を調べることになる．

(3) 仙腸関節への外転抵抗テスト
（sacroiliac resisted abduction test）

方 法

①側臥位で検査する下肢は伸展する（下の健側下肢は屈曲して安定させる）．②自力で股関節を外転させる．③外転に対して抵抗を与える．④仙腸関節部に疼痛を訴えれば陽性とする．

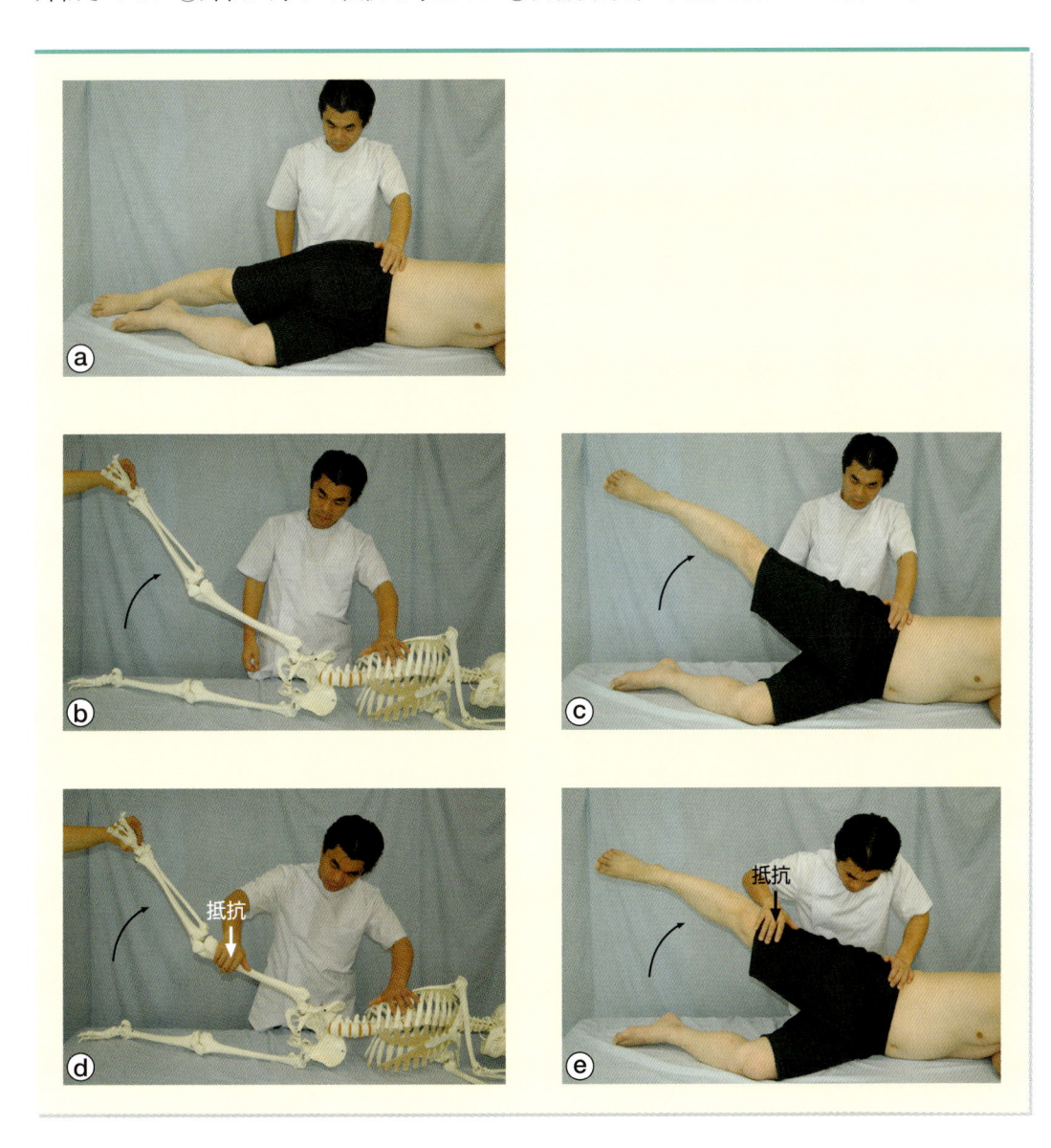

a. 側臥位で検査する下肢を上にして安定させる．
b. 下肢を自動で外転させる．
c. この場合，骨盤を固定して骨盤の回転を抑制する．
d. この肢位で大腿の外側に手を当て，外転に対して抵抗を加える．
e. テストの様子を示す．

> **意　義**

本テストが陽性の場合，前仙腸靱帯の損傷が疑われる．

●外転に抵抗
　抵抗に打ち勝って外転することは仙腸関節前面にストレスを加えることになり，前仙腸靱帯を離開する力が働く．

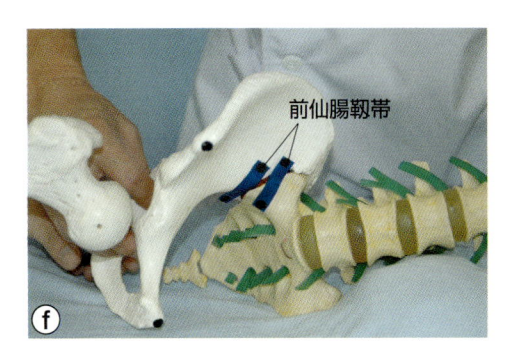

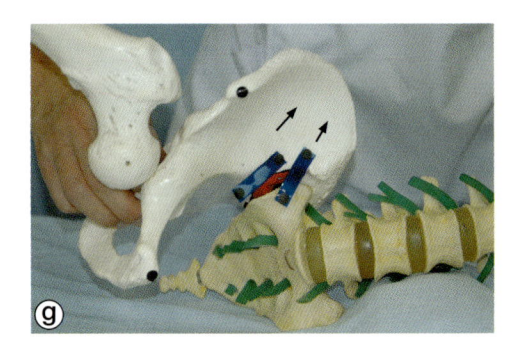

f. 側臥位での仙腸関節を示す．
g. 抵抗に打ち勝って外転すると仙腸関節前面にストレスを加えることになり，前仙腸靱帯に外力が加わる．

(4) ヒップテスト (Hibbs' test)

方　法

①腹臥位で膝を90°屈曲位とする．②骨盤を固定して股関節を内旋（下肢を外方に向ける）する．③仙腸関節部に疼痛を訴えれば陽性とする．

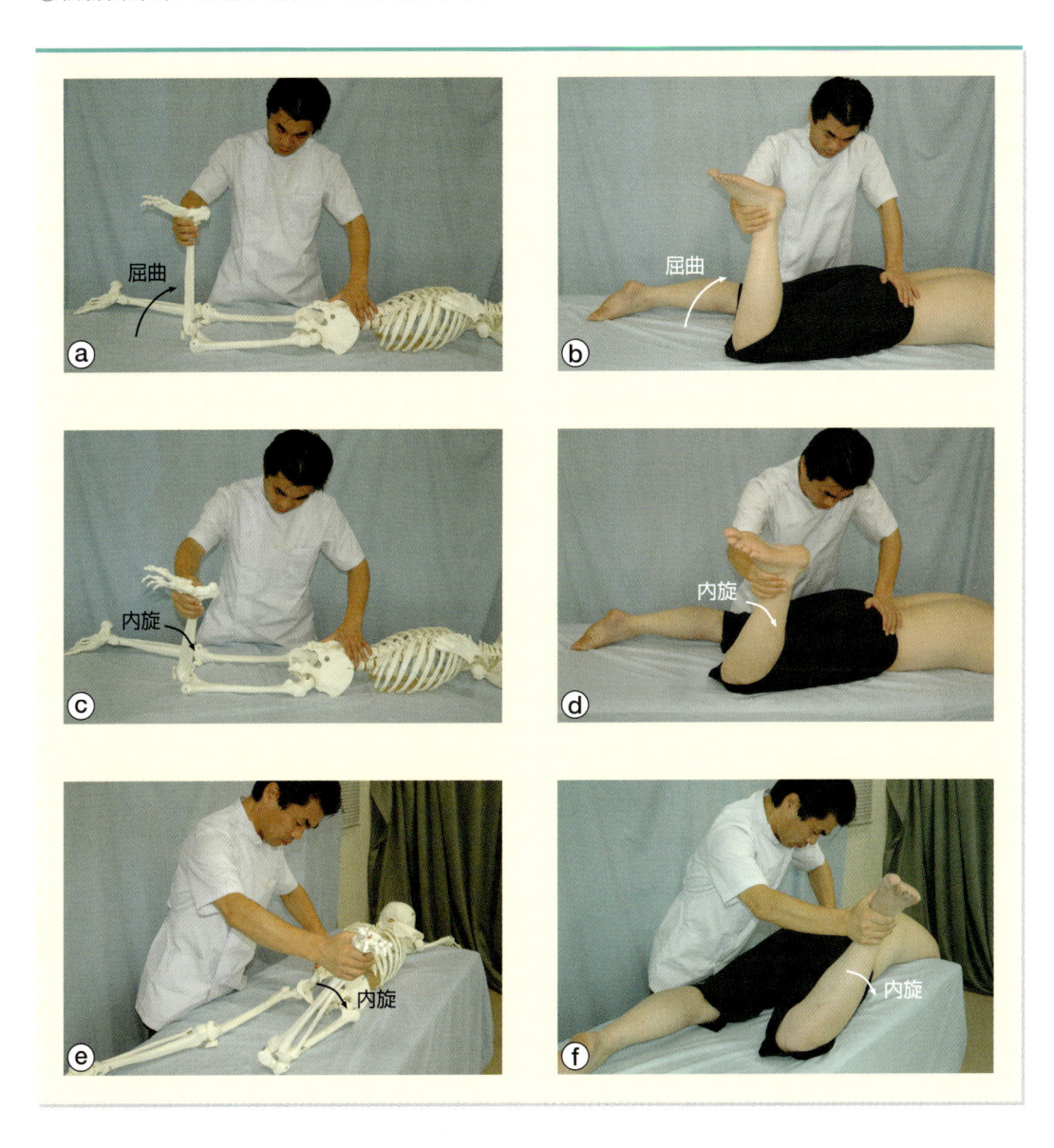

a. 腹臥位で膝関節を90°屈曲位とする．
b. その時の様子を示す．
c. 骨盤を固定して股関節を内旋する．
d. その時の様子を示す．
e. 方向を変えて検査の肢位を示す．
f. その時の様子を示す．

VII 仙腸関節

> 意 義

　本テストが陽性の場合，後仙腸靱帯の損傷が疑われる．これは仙腸関節の後方が広げられた結果による．

●股関節を内旋
　股関節を内旋させると，骨盤も連動して仙腸関節の後方を広げることになる．この時，後仙腸靱帯にストレスが加わり，関節部に疼痛が出現する．

(5) 骨盤不安定性テスト (iliac instability test)

> 方　法

①側臥位で両下肢は伸展する．②腸骨を下方に向けて強く押す．③仙腸関節部に疼痛を訴えれば陽性とする．

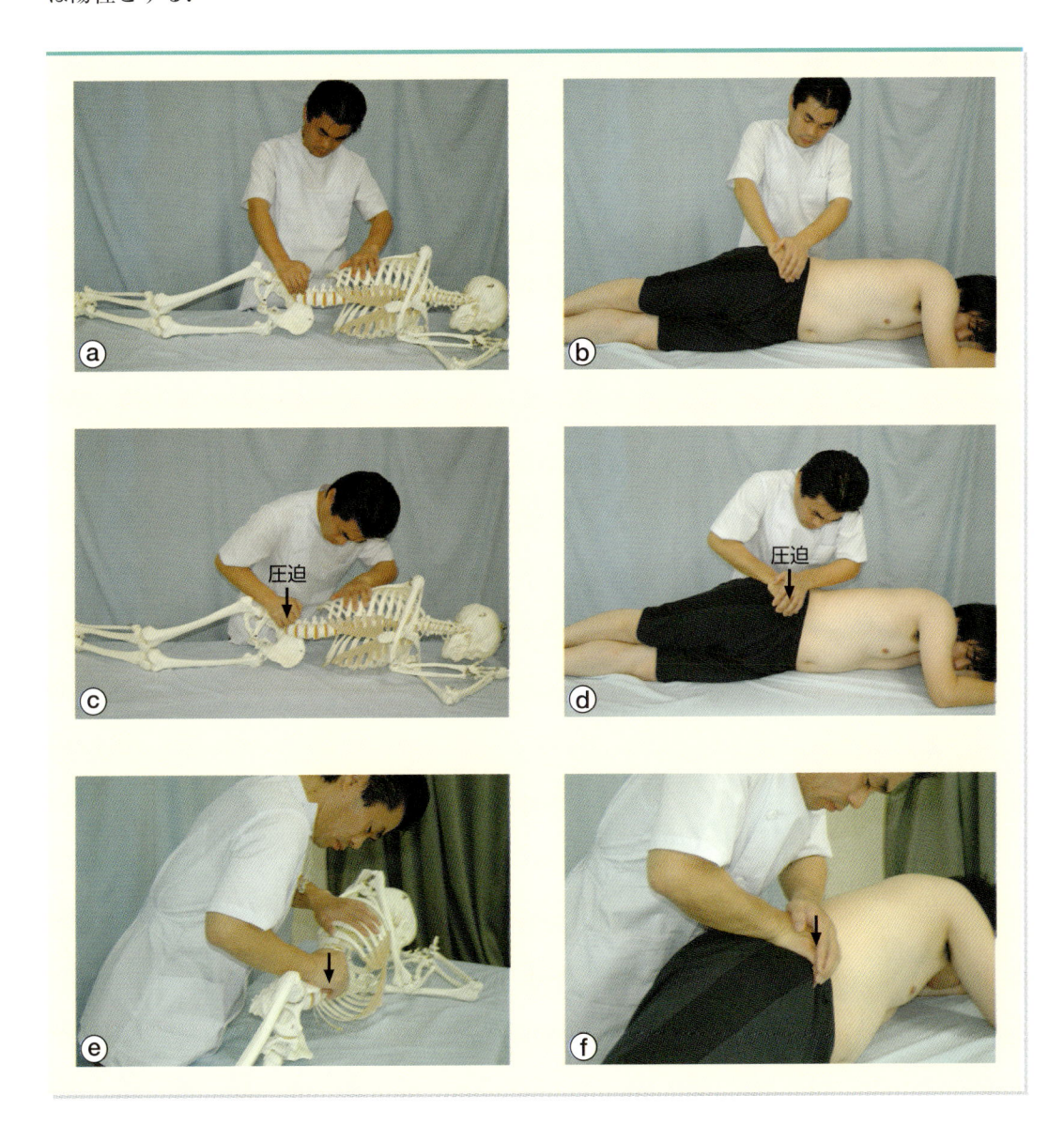

a. 側臥位で両下肢は伸展し，骨盤の側方に手を置く．
b. この時の様子を示す．
c. 腸骨を下方に向けて強く押す．
d. この時の様子を示す．
e. 方向を変えて，テスト法を示す．
f. この時の様子を示す．

> **意　義**

本テストが陽性の場合，前仙腸靱帯の損傷が疑われる．

文献　Hoppenfeld S：Physical Examination of the Spine and Extremities. Appleton-Century-Crofts, New York, p127, 1976

●腸骨を下方に向けて強く押す
　仙腸関節にストレスが加わるように腸骨を下方に押す．これを左右で行い，仙腸関節に不安定感，痛みを訴えた方を陽性とする．

(6) ルイン・ゲンスレンテスト (Lewin-Gaenslen's test)

方 法

①側臥位とし，下方の下肢は屈曲して骨盤を安定させる．②上方の下肢は伸ばし，一方の手で骨盤を固定，他方の手で股関節を伸展する．③仙腸関節部に疼痛を訴えれば陽性とする．

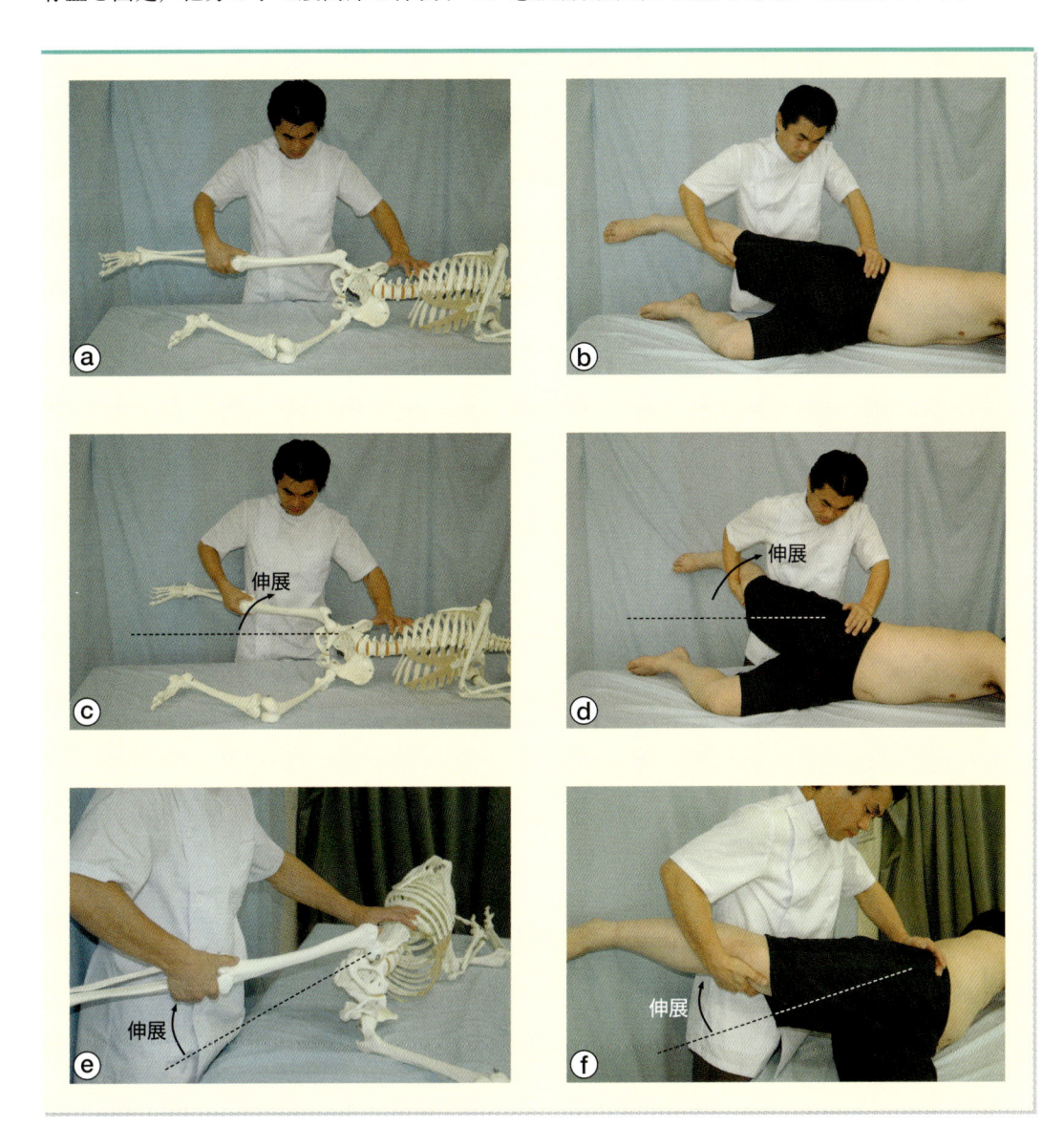

a. 側臥位で下方の下肢は屈曲して骨盤を安定させ，上方の下肢は伸ばして保持する．
b. この時の様子を示す．
c. 一方の手で骨盤を固定し，他方の手で下腿を保持して股関節を徐々に伸展する．
d. この時の様子を示す．
e. 方向を変えてテスト法を示す．
f. この時の様子を示す．

意 義

本テストが陽性の場合，前仙腸靱帯の損傷が疑われる．

●股関節を徐々に伸展する
　股関節を伸展すると，仙腸関節の前面に離開が生じる．この時，前仙腸関節にストレスが加わる．

(7) ゲンスレンテスト（Gaenslen's test）
〔knee-to-shoulder test〕

方 法

①背臥位とする．②一方の膝関節を胸に近づけるようにして股関節を最大屈曲させる．③さらに股関節を内転方向に押してストレスを加える．④仙腸関節部に疼痛を訴えれば陽性とする．

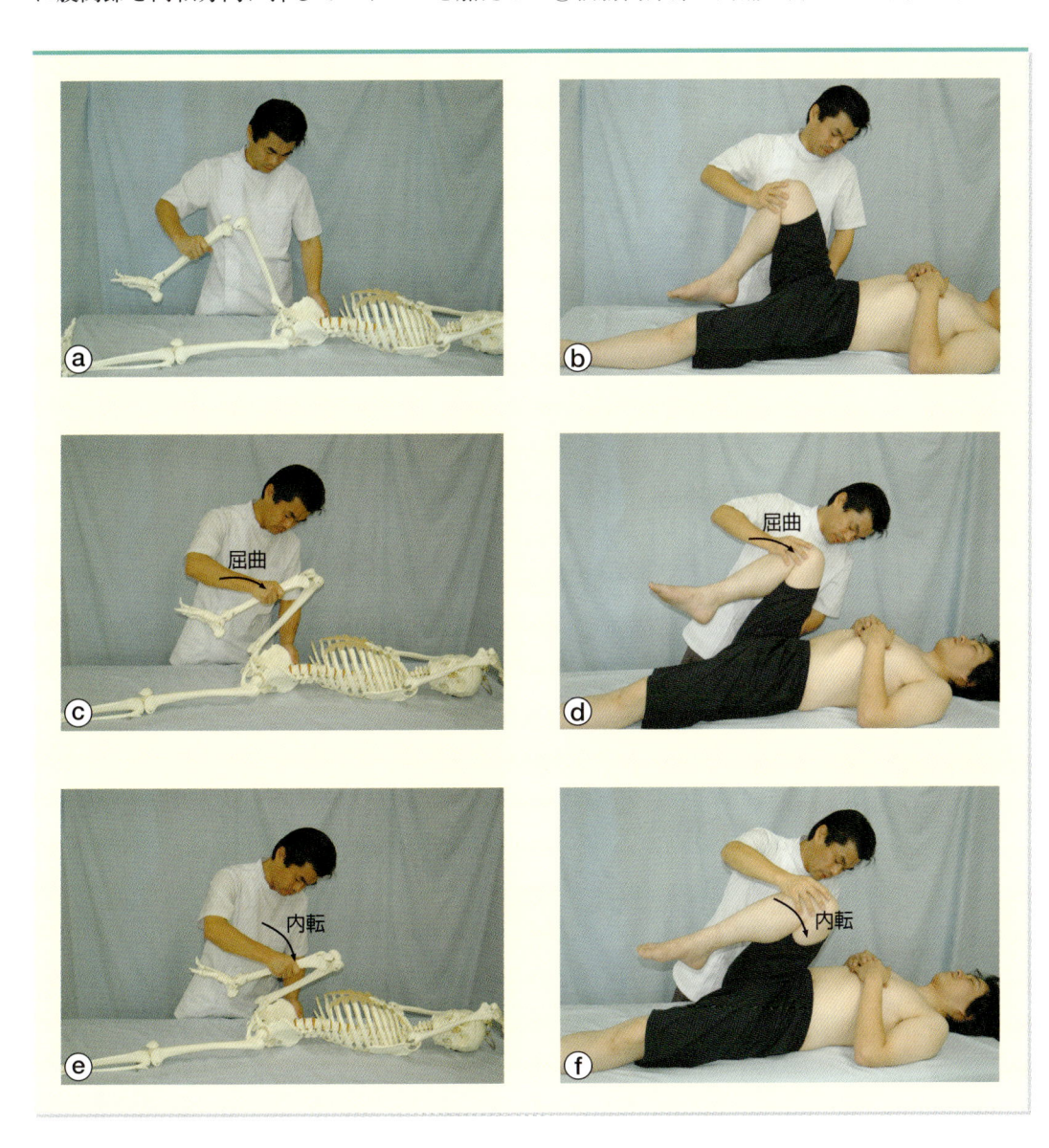

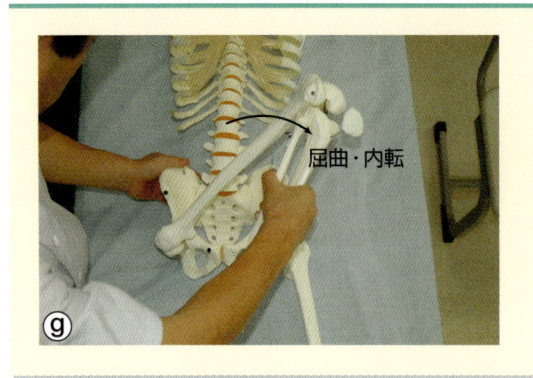

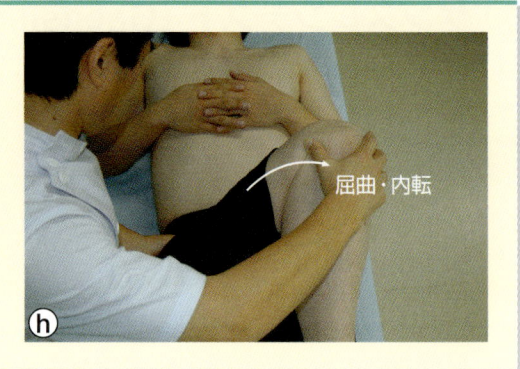

a. 背臥位として検査側の下肢を保持し，同側の骨盤を押さえる．
b. この時の様子を示す．
c. 一方の膝関節を胸に近づけるようにして股関節を最大屈曲させる．
d. この時の様子を示す．
e. さらに股関節を内転方向に押してストレスを加える．
f. この時の様子を示す．
g. 方向を変えてこの時の様子を示す．
h. この時の様子を示す．

意 義

本テストが陽性の場合，前仙腸靱帯の損傷が疑われる．

文献 Gaenslen FJ：Sacro-iliac arthrodesis, indications, author's technique and results. J Am Med Assoc **89**：2031-2035, 1927

●内転方向に押してストレスを加える
　股関節の屈曲のみでは仙腸関節にストレスを加えにくい．膝を内転方向に押すことで骨盤には剪断力が加わり，前仙腸靱帯にストレスを与えることができる．

VIII 股関節

(1) 上前腸骨棘
(2) 下前腸骨棘
(3) 恥骨結節
(4) 坐骨結節
(5) 大転子
(6) 関節包
(7) ウエーバー輪（輪帯）
(8) 腸骨大腿靱帯（Y靱帯）
(9) 恥骨大腿靱帯
(10) 坐骨大腿靱帯
(11) ミクリッツ線
(12) 垂線
(13) 機能軸
(14) 解剖軸
(15) 大腿脛骨角
(16) Q角
(17) 膝蓋靱帯
(18) 膝蓋骨から上前腸骨棘に引いたライン
(19) 臼蓋角
(20) CE角
(21) 鼡径靱帯
(22) 縫工筋
(23) 長内転筋
(24) 大腿骨頭
(25) 腸恥筋膜弓
(26) 大腿静脈
(27) 大腿動脈
(28) 大腿神経
(29) 腸腰筋
(30) 弓状束骨梁
(31) 支持束骨梁
(32) 転子骨梁
(33) 大腿骨頭靱帯
(34) 臼横靱帯
(35) 大腿筋膜張筋
(36) 大腿直筋
(37) 横突起
(38) 椎体
(39) 椎間板
(40) 腸骨筋
(41) 中殿筋
(42) 大転子下滑液包
(43) 小殿筋
(44) 大殿筋
(45) 腸脛靱帯
(46) 恥骨筋
(47) 長内転筋
(48) 短内転筋
(49) 薄筋
(50) 大内転筋
(51) 上後腸骨棘
(52) 下後腸骨棘
(53) 仙棘靱帯
(54) 仙結節靱帯
(55) 腸骨稜
(56) 広背筋
(57) 外腹斜筋
(58) ローザー・ネラトン線
(59) 梨状筋
(60) 坐骨神経
(61) 内転筋管
(62) 半膜様筋
(63) 半腱様筋
(64) 大腿二頭筋

股関節の特徴

　骨盤と下肢を連結し，荷重時の安定性獲得と歩行（移動）という相反する役割を担う部位である．常に腰椎との連動のなかで機能を果たしている．

1　視診・触診

A．前　方

（1）静的観察

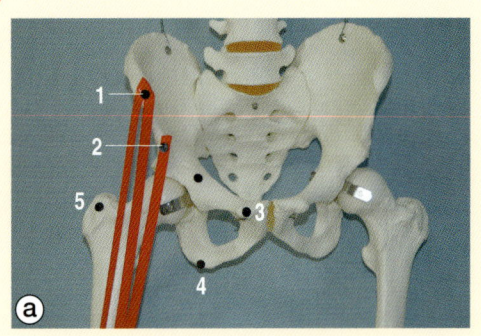

❶

ⓐ

> 骨盤と大腿骨の骨指標を知る

a. 主な骨指標として，骨盤には上前腸骨棘（1），下前腸骨棘（2），恥骨結節（3），坐骨結節（4），大腿骨には大転子（5）がある．それぞれに筋肉の付着部となっている．

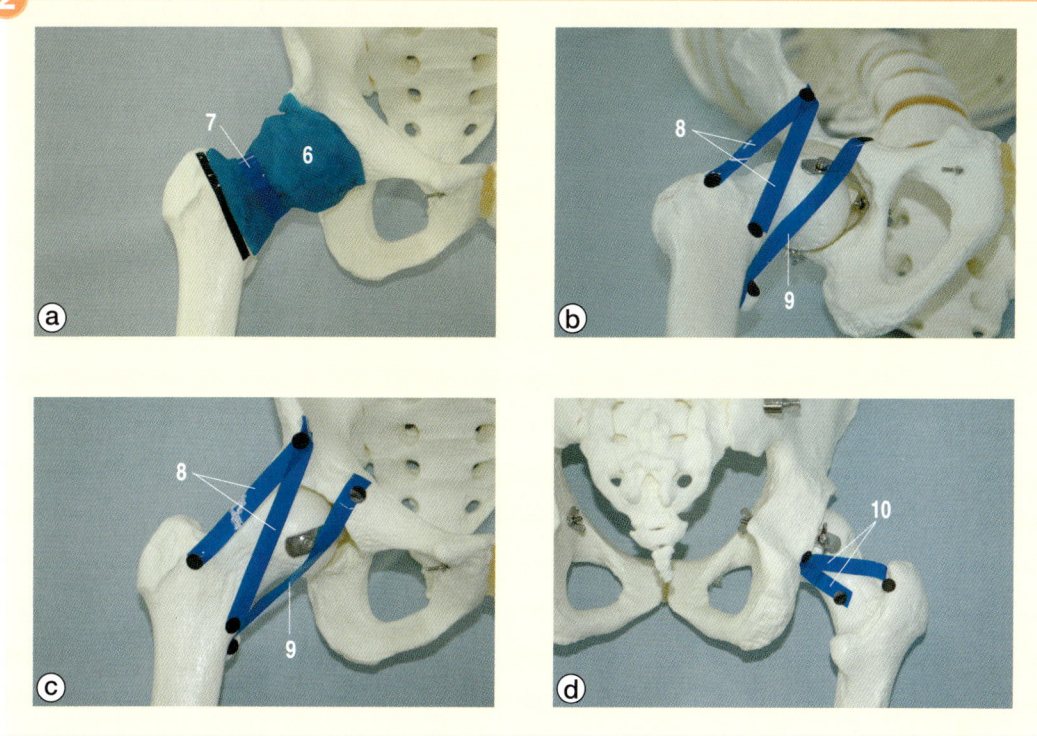

関節包の構造と靱帯の位置を知る

関節包は3方向に走る線維と中央を締める輪帯で構成されている．また，股関節周囲には腸骨大腿靱帯，恥骨大腿靱帯，坐骨大腿靱帯の3本がある．

a. 前方からみて関節包（6）は寛骨臼縁から転子間線の間にあり，中央はウエーバー輪（7）（輪帯）となって関節包を締めている．
b. 腸骨大腿靱帯（8）［ilio-femoral（IF）：転子間線―下前腸骨棘の2本］と恥骨大腿靱帯（9）［pubo-femoral（PF）：腸恥隆起―小転子の1本］を示す．両靱帯でZ状を呈し，骨頭が前方に移動するのを防ぐ．
c. 腸骨大腿靱帯（8）と恥骨大腿靱帯（9）を外下方からみる．
d. 後方から坐骨大腿靱帯（10）（ischio-femoral：IF）を示す．寛骨臼後面の下端から転子窩と輪帯に至る2本の靱帯で構成される．

- ●関節包
  股関節の関節包は「円筒形をした袖」にたとえられ，その中は長軸方向，斜め方向，弓状方向の三つの線維と中央の輪帯で構成されている．また，関節包内は陰圧となって吸着されており，脱臼を起こしにくい構造になっている．
- ●腸骨大腿靱帯（Y靱帯）
  腸骨大腿靱帯は人体で最大のものであり，人類が四つ足移動から立位をとるに従って発達したものといえる．側方からみると，立位時の重心線は大転子上を通過するが，大腿骨頭はそれより前方に位置するため腸骨大腿靱帯の強力な作用が必要になる．なお，本靱帯はその形からY靱帯ともいわれている．

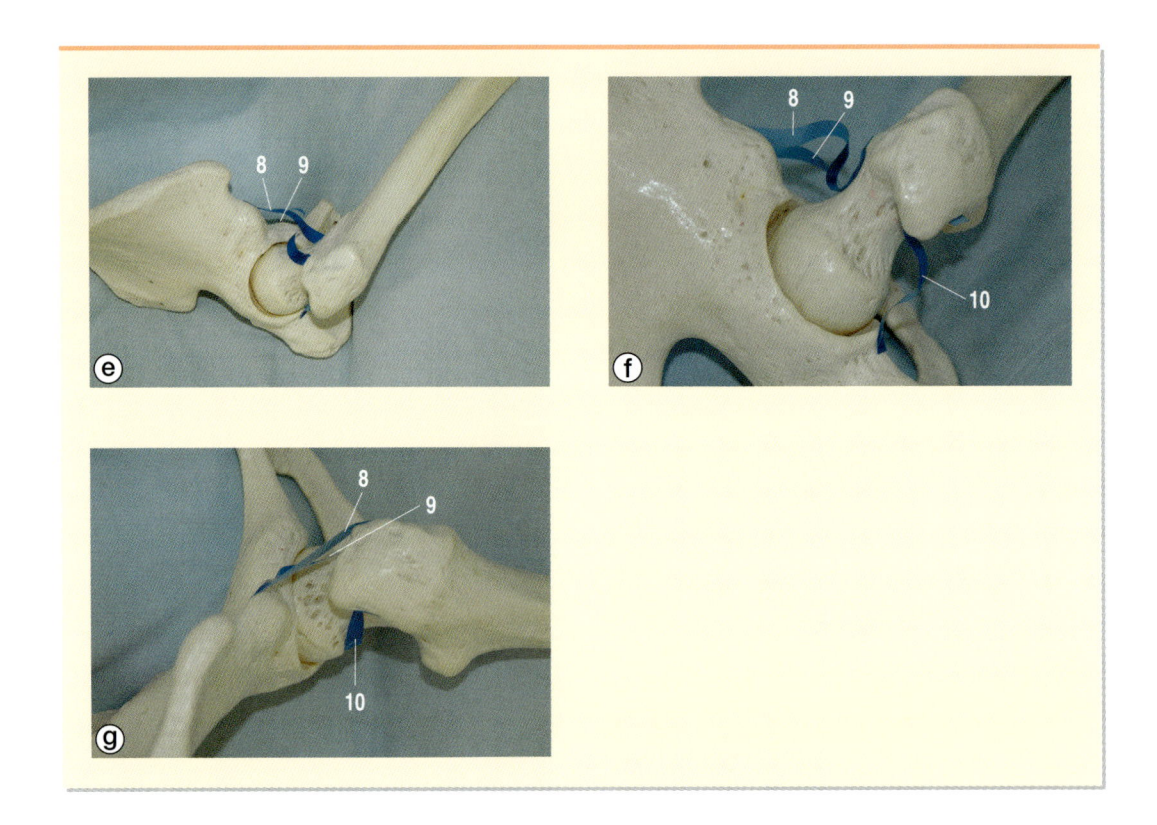

e. 股関節屈曲時の腸骨大腿靱帯（8），恥骨大腿靱帯（9），坐骨大腿靱帯（10）を示す．いずれの靱帯も屈曲時は弛緩していることが理解できる．
f. 屈曲時の股関節を拡大したもの．三つの靱帯はいずれも弛緩しており，屈曲時，股関節は比較的自由に動き，運動制限を受けないことがわかる．
g. 股関節伸展時の腸骨大腿靱帯（8），恥骨大腿靱帯（9），坐骨大腿靱帯（10）を示す．いずれの靱帯も伸展時は緊張していることが理解できる．すなわち，股関節の靱帯は伸展時に緊張し股関節を安定させる．

❸

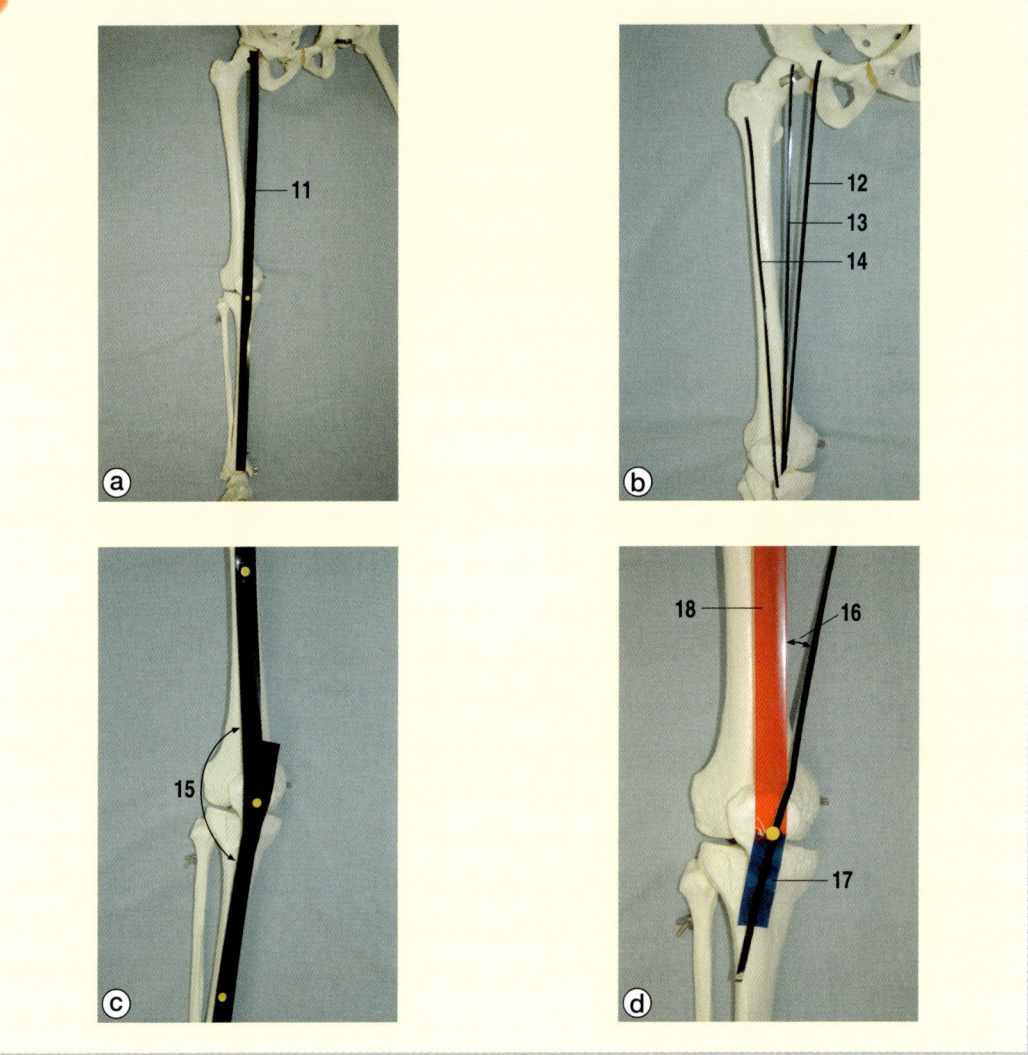

軸を知る

　股関節周囲の軸とアライメントについては機能軸と解剖軸がある．アライメントを理解するにはミクリッツ線，膝関節との関連で大腿脛骨角（F-T angle），Q角が重要である．

a. ミクリッツ線（11）は股関節中央と足関節中央をラインで結び，膝関節がそのライン上のどの位置にあるかをみる．外側にあれば内反膝となる．
b. 股関節に対する大腿骨は垂線（12）を基準にして，機能軸（13）と解剖軸（14）から判断する．
c. 大腿脛骨角（15）（F-T angle）は，大腿骨と脛骨が外側でなす角で，約170°といわれる．
d. Q角（16）は膝蓋靱帯に対する大腿直筋の偏位角を示す．すなわち，膝蓋靱帯（17）と膝蓋骨から上前腸骨棘に引いたライン（18）の間でつくる角度を計測する．

- ●解剖軸と機能軸
  正常では，垂線に対して機能軸は3°，解剖軸は9°の傾きを有する．この解剖軸の傾きが大腿脛骨角をつくることになる．
- ●大腿脛骨角
  臨床的にはO脚，X脚として評価される．
- ●Q角
  Q角の意義として，たとえば脛骨の外捻はQ角を増大させる．また大腿脛骨角との関連では，外反膝は脛骨粗面の外方偏位（外捻）が強くなるためQ角は大きくなるといえる．

4

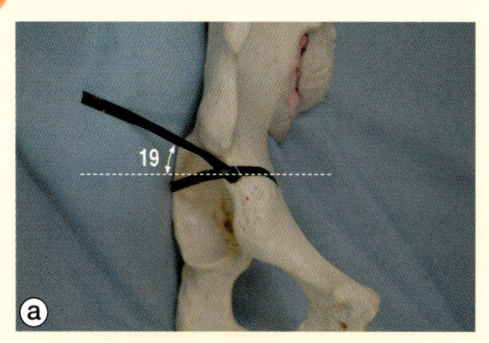

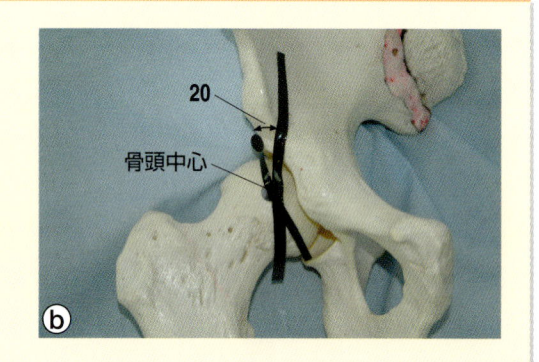

ⓐ 19

ⓑ 20 骨頭中心

股関節（臼蓋）の傾きを知る

　X線像で関節を正面から見ると，関節の傾斜角を判断するのに臼蓋角（19）とCE角（20）が用いられる．臼蓋角は寛骨臼の外側・内側縁を結んだラインが水平線となす角をいう．CE角は寛骨臼外側と骨頭の中心を結んだラインが垂直線となす角をいう．

a. 臼蓋角（19）は，水平線に対する関節の傾斜角をいう．
b. CE角（20）は，Center of the headとEnd of the roofの略語である．

- ●臼蓋角とCE角
  股関節脱臼を評価する上で他覚的所見以外にX線像から正確に臼蓋の傾斜角を計測する．計測にあたっては，左右の計測を行った上で判断をする．成人の正常角度は臼蓋角が約10°，CE角が25°以上といわれている．

❺

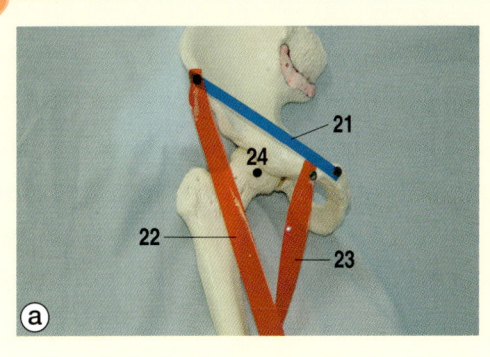

鼠径靱帯とスカルパ三角の意義を知る

スカルパ三角は鼠径靱帯(21)を底辺とし，縫工筋(22)と長内転筋(23)で囲まれた三角形の領域をいう．この中に大腿骨頭(24)を触れ，三角形の外側に腸腰筋，内側に恥骨筋がある．また，鼠径靱帯直下には大腿動脈を触れる．

a. スカルパ三角を示す．中央には大腿骨頭(24)を観察できる．

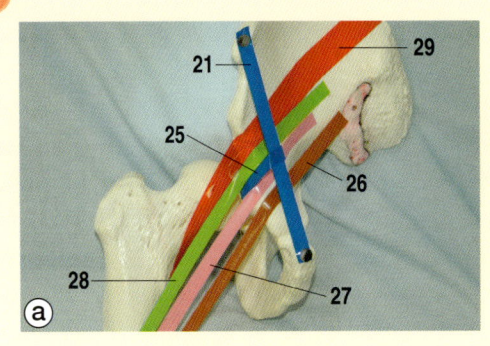

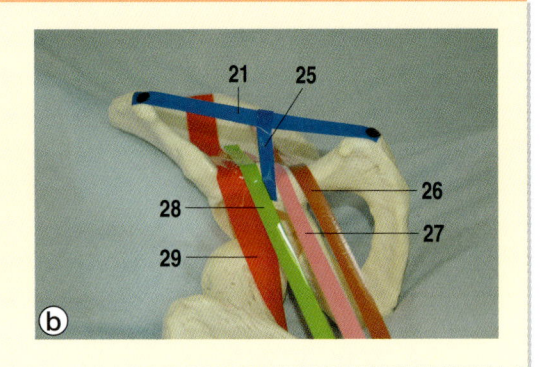

鼠径靱帯の存在と靱帯直下にある血管・神経・筋肉を知る

a. 鼠径靱帯（21）の下は鼠径靱帯から腸恥隆起に至る腸恥筋膜弓（25）によって二つの部屋に分離される．内側を血管裂孔といい，内方から大腿静脈（26）・大腿動脈（27）が通過する．また外側の部屋を筋裂孔といい，大腿神経（28）と腸腰筋（29）が通過する．
b. 血管裂孔と筋裂孔を下方からみたものである．

● **大腿動脈**
　鼠径部で大腿動脈の位置を知ることがまず重要である．それを基準に周囲の解剖を推測できる．このように血管裂孔に（大腿静脈 vein：V）・（大腿動脈 artery：A）と，筋裂孔に（大腿神経 nerve：N）が位置することからバン（VAN）と呼ばれる．人体ではこの三つは必ず体幹の正中より外側にVANと配置されている．

● **腸腰筋**
　腸腰筋は筋裂孔を通過した後，腸恥隆起で急激に角度を変え，小転子に向かう．よって，股関節の屈曲以外に外旋筋としても働く．

7

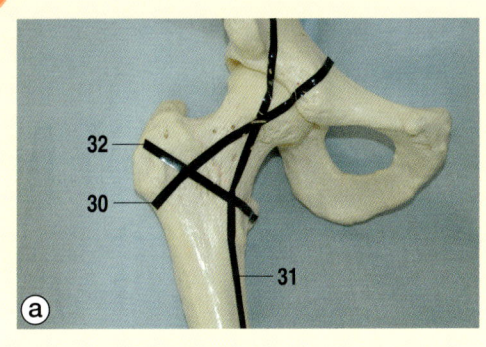

骨梁を知る

　骨盤から大腿骨には荷重による骨梁がみられる．その主なものは支持束骨梁（31）であり，アダムス弓としても知られる．他に弓状束骨梁（30），転子骨梁（32）がある．

a. 支持束骨梁（31），弓状束骨梁（30），転子骨梁（32）を示す．

> ●**支持束骨梁**
> 　この骨梁は圧迫力によって生じるもので，骨梁の中でもっとも大きい．他の骨梁は剪断力によって発生することから，その意義はかなり異なる．

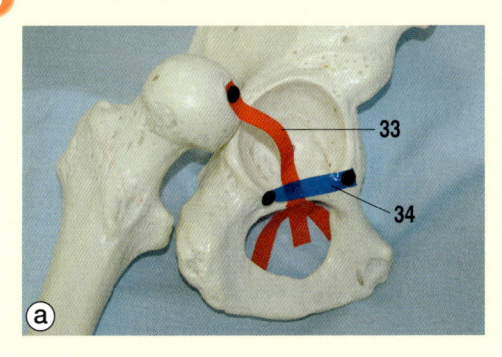

8

閉鎖孔と骨頭靱帯を知る

　大腿骨頭靱帯（33）は寛骨臼切痕から臼横靱帯（34）の直下を通過し，寛骨臼窩を走行しながら大腿骨頭窩につく長さ3〜3.5 cmの靱帯である．中には閉鎖動脈の後枝を入れ，骨頭靱帯動脈となって骨頭の栄養を司る．

> ●**骨頭靱帯動脈**
> 　骨頭靱帯動脈は大人になると萎縮し，靱帯としての機能を残すことになる．そのため，骨頭の栄養は内側大腿回旋動脈によってのみ行われる．

VIII 股関節

(2) 動的観察

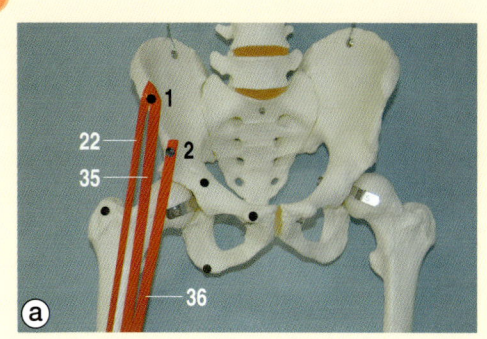

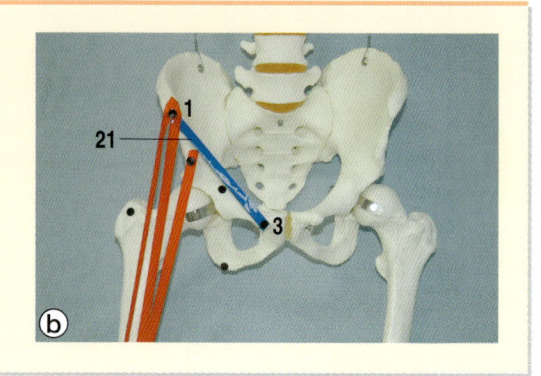

❶

上・下前腸骨棘から起始する筋・靱帯を知る

関連する筋として，縫工筋（35），大腿筋膜張筋（22），大腿直筋（36），その他，鼡径靱帯（21）がある．

a. 上前腸骨棘（1）から起始する大腿筋膜張筋（22），縫工筋（35），下前腸骨棘（2）から起始する大腿直筋（36）が観察できる．
b. 深層には，上前腸骨棘（1）から恥骨結節（3）に至る鼡径靱帯（21）がある．

❷

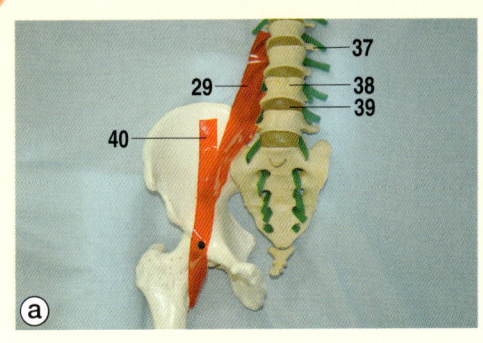

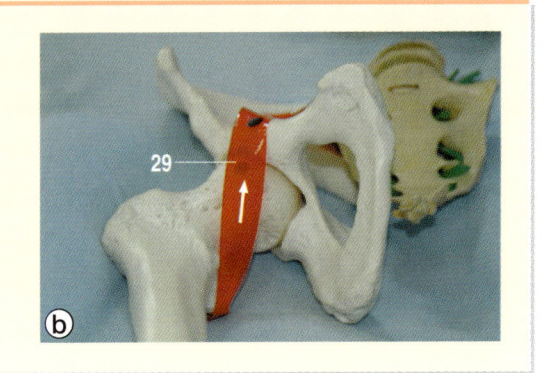

腸腰筋を知る

深層にあって股関節と腰椎に影響を与える筋に腸腰筋がある．その位置と作用を確認する．

a. 腸腰筋（29）は第12胸椎から第4腰椎の横突起（37），椎体（38），椎間板（39）から起始し，腸骨窩からの腸骨筋（40）と合流して小転子につく．
b. 腸腰筋（29）を下方からみたもので，小転子が腸恥隆起に向かう（矢印）ことを示す．

● **腸腰筋**
　この筋の作用は腰椎の前弯を強め，股関節屈曲時，さらに骨盤の前傾を強めるとともに，股関節を屈曲・外旋・内転する．特に，股関節90°屈曲位からの屈曲にもっとも強く働く．
● **下方からみた腸腰筋**
　腸腰筋は大・小腰筋と腸骨筋が合流した後，腸恥隆起で急激に角度を変えて小転子につく．この位置から腸腰筋の外旋作用を確認しておく．

Ⅷ　股関節

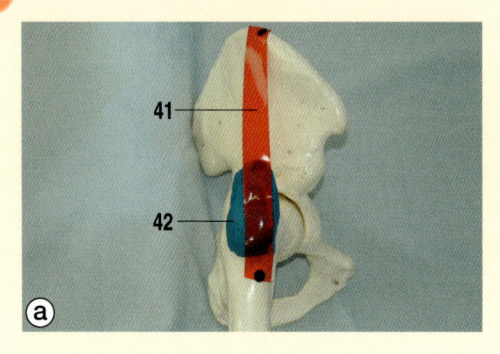

大転子下滑液包を知る

　中殿筋(41)は腸骨稜から大転子に至るが，大転子ではかなりのストレス外力が加わる．中殿筋直下にはこれらの摩擦を緩衝するため，かなり大きい大転子下滑液包(42)が見られる．

a．大転子下滑液包(42)の位置を示す．臨床的には滑液包炎がある．

4

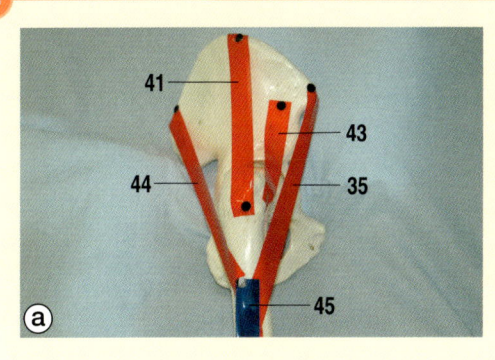

```
41
43
44  35
45
```
ⓐ

外側から見た筋群を知る

　股関節の外側からみた筋は大きく分けて四つある．前方から大腿筋膜張筋(35)，小殿筋(43)，中殿筋(41)，大殿筋(44)である．大腿筋膜張筋と大殿筋の浅層線維は一つとなって腸脛靱帯(45)となる．

a. 外側から観察できる筋群を示す．小殿筋(43)のみ深層にあって触診しにくいが，他の3筋は表在にあって触診可能である．

- **他の3筋**
　股関節を外側からみると，前方に大腿筋膜張筋(35)，中央を中殿筋(41)，後方に大殿筋(44)が位置する．これは肩関節の三角筋に類似することからこの3筋を股関節の三角筋という．
- **腸脛靱帯**
　大腿筋膜張筋(35)を含めた腸脛靱帯(45)の短縮は加齢とともに多くなる．この短縮によって股関節は屈曲・外転し，いわゆる老人の歩容に似る．この短縮はオベールのテスト(p.213参照)で確認するほか，大腿部外側中央の凹みの程度からも把握できる．

Ⅷ 股関節

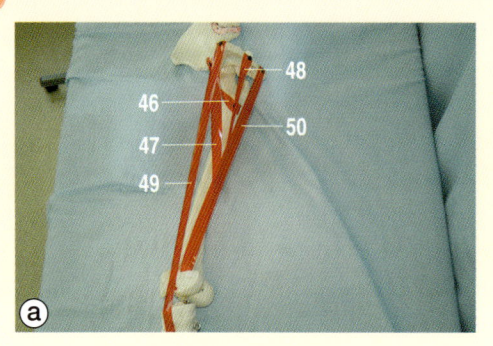

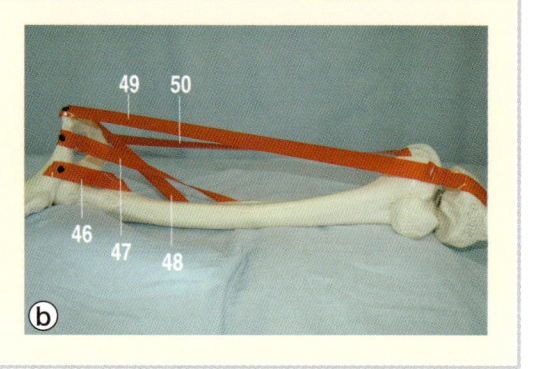

内側から見た筋群を知る

　大腿の内側には五つの筋がみられ，股関節の内転作用以外に屈曲・外旋作用がある．起始部からみて，腸恥隆起は恥骨筋（46），恥骨結節の上は長内転筋（47），恥骨結節の下は短内転筋（48），恥骨結節には薄筋（49），坐骨結節は大内転筋（50）が起こる．その多くは大腿骨後面の内側唇に付着するため，大腿の外旋作用も可能となる．

a. 内側からみた内転筋群を示す．
b. 内前方からみた内転筋群を示す．各筋の位置を把握する．

B. 後　方

(1) 静的観察

❶

ⓐ

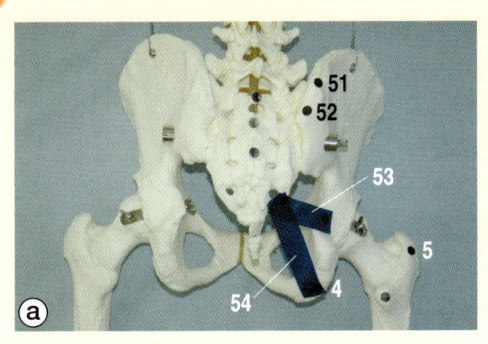

骨指標と靱帯を知る

　上後腸骨棘(51)，下後腸骨棘(52)，坐骨結節(4)，大転子(5)を触診する．後方での骨盤の左右の高さは上後腸骨棘を目安に確認する．後下方の代表的な靱帯として仙棘靱帯(53)，仙結節靱帯(54)があり，大坐骨孔，小坐骨孔がこれらによって囲まれていることを確認する．

a. 骨指標と後方の靱帯を示す．

❷

ⓐ

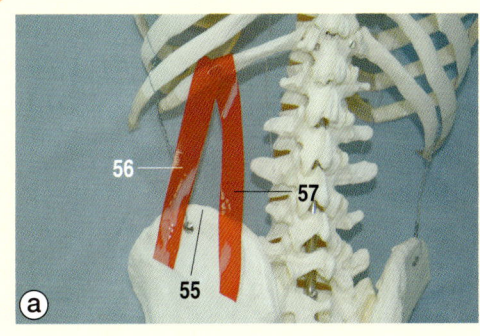

腰三角を知る

　腰三角とは腸骨稜(55)上縁と広背筋(57)，外腹斜筋(56)で囲まれた三角形の領域をいう．

a. 腰三角を示す．左右の腰三角の形，大きさから腰椎の側弯，筋の緊張を推測できる．

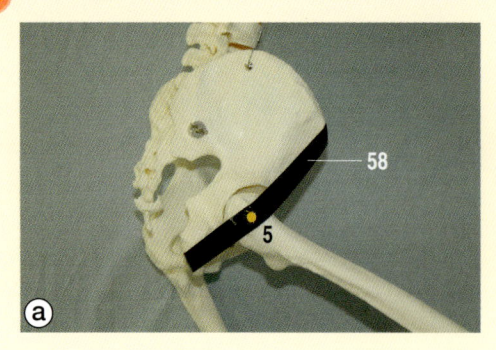

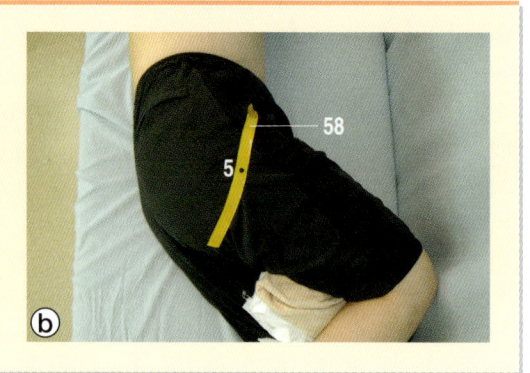

ローザー・ネラトン線と大転子の位置を知る

　股関節45°屈曲位の側臥位で大転子を触診する．さらに上前腸骨棘と坐骨結節を結んだローザー・ネラトン線上に大転子が位置しているかどうかを確認する．

a. ローザー・ネラトン線 (58) と大転子 (5) の位置を示す．
b. 体表におけるローザー・ネラトン線と大転子を示す．

●ローザー・ネラトン線
　ローザー・ネラトン線（Roser-Nélaton line）は股関節脱臼を判断する上で重要である．大転子がラインより上にあれば大転子高位として股関節脱臼を疑う．

4

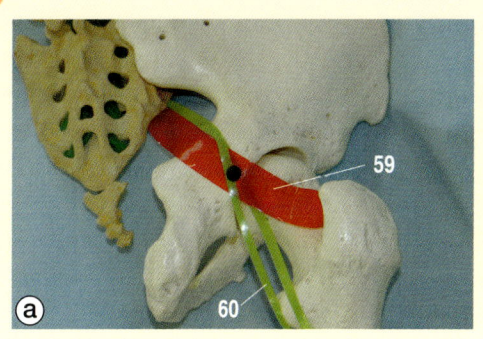

梨状筋と坐骨神経を知る

　仙骨の内側面から大腿骨の転子窩に存在する梨状筋(59)は，大坐骨孔を梨状筋上孔と梨状筋下孔の二つに分ける．

a. 梨状筋(59)と坐骨神経(60)を示す．

●梨状筋
　梨状筋は上・下双子筋，内・外閉鎖筋，大腿方形筋と共に骨盤転子筋といわれ，深層外旋6筋として股関節の外旋に働く．また，坐骨神経の一部は梨状筋を貫通することからこの部位の絞扼疾患として梨状筋症候群がみられる．

❺

内側広筋 — 27
50
61

ⓐ

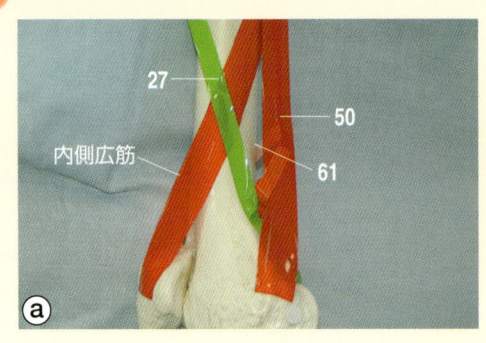

大内転筋と内転筋管(内転筋腱裂孔)を知る

　大内転筋(50)は恥骨下枝・坐骨下枝・坐骨結節の広範囲な場所から起始し，内側唇全長，内転筋結節に付着する．特に，坐骨部から起始した大内転筋の一部は，大腿内側下端と内転筋結節部で内転筋管(61)という小さな間隙をつくる．この間隙を大腿動脈(27)が後方に向かって走行し膝窩動脈となる．

a. 大内転筋(50)と内転筋管(61)を示す．

●**大内転筋**
　大内転筋は直ぐ前を走る内側広筋との間で筋連結をもつ．通常，個々の筋は単独に存在せず隣にある筋と連結を有する場合が多い．臨床上，このことが重要な意味をもつことがある．

(2) 動的観察

1

a.

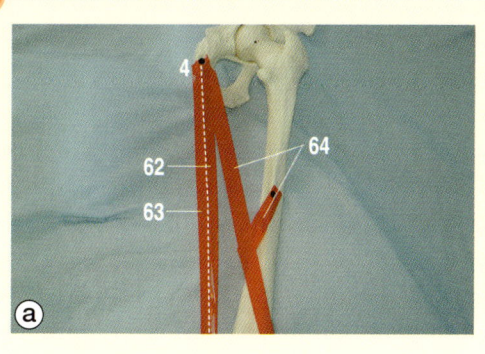

後方の筋を知る

　後方にあるハムストリングスは坐骨結節(4)より起始する．筋の位置は後面内側から半膜様筋(63)，半腱様筋(62)，大腿二頭筋(64)の順に並ぶ．

a. ハムストリングスを示す．

●大腿二頭筋
　大腿二頭筋は長頭と短頭からなるが支配神経は長頭が脛骨神経，短頭が総腓骨神経と発生学的由来は別のものである．これらは1本となって腓骨頭につく．

2 代表的なテスト

(1) アリステスト (Allis' test)

方法

①背臥位とする．②股関節90°屈曲位に膝を曲げる．③この時の両膝の高さを比較する．

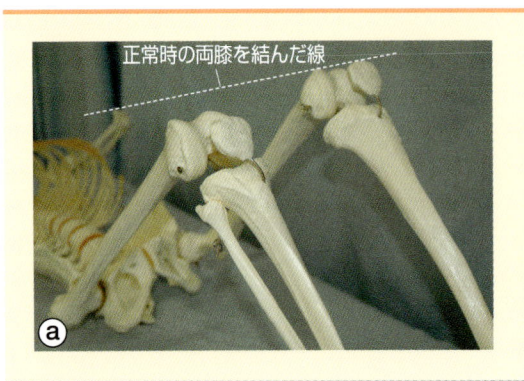

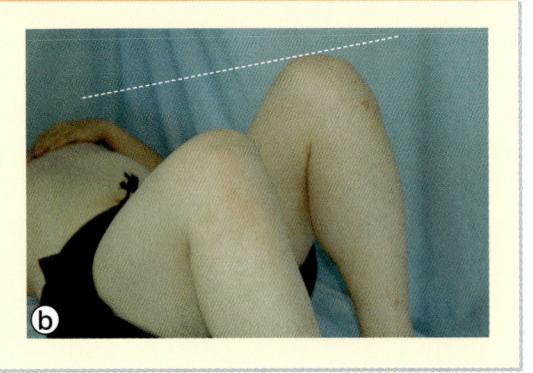

a. 先天性股関節脱臼側は骨頭が後方に移動する．よって，患側下肢は見かけ上，短く見える．
b. 体表からみたアリステストであり，右側（患側）が短く見える．

意義

患側下肢が見かけ上短く見える場合，骨頭が後方に移動していることが推測でき，先天性股関節脱臼が疑われる．

文献 Hensinger RN：Congenital Dislocation of the Hip, CIBA Clinical Symposia, Summit, New Jersey, p31, 1979

(2) オルトラニ・クリックテスト（Ortolani's click test）

方 法

①背臥位とする．②両方の股関節を開排する．③クリック音を感じたら陽性とする．

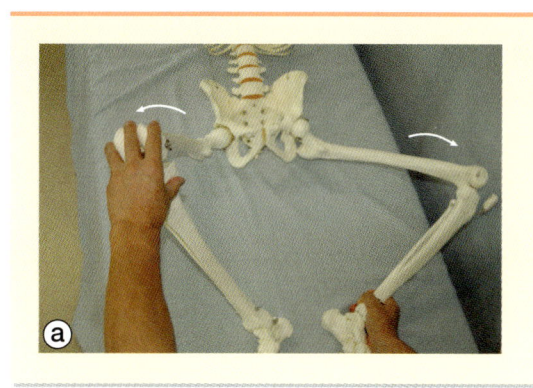

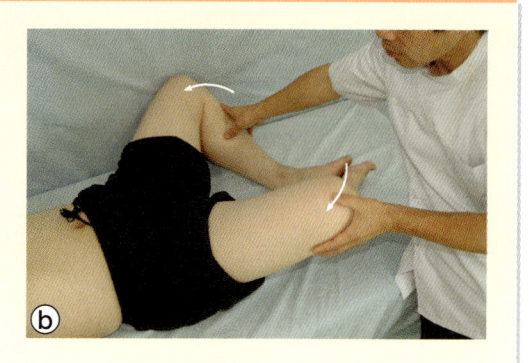

a. 両方の股関節を他動的に開排する．
b. 体表からみたテスト法を示す．患側（右側）は開排の可動域が悪く，またクリック音を認める．

意 義

股関節の開排制限やクリック音を認めた場合，先天性股関節脱臼が疑われる．

文献 Tachdjian MO：Pediatric Orthopedics, Saunders, Philadelphia, 1972

● 開排
先天性股関節脱臼があると，股関節の開排によって開排制限やクリック音を感じる．

(3) アンビルテスト (anvil test)

方 法

①下肢伸展位とする．②踵を叩打する．③患部に叩打痛，局所痛を訴える．

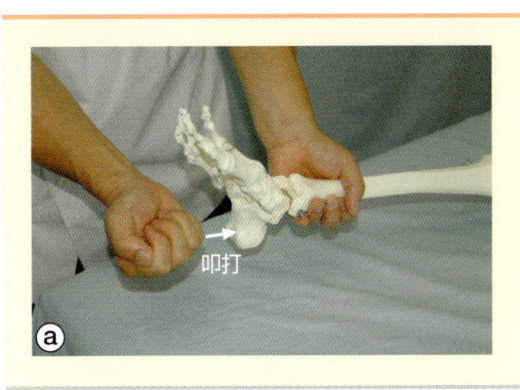

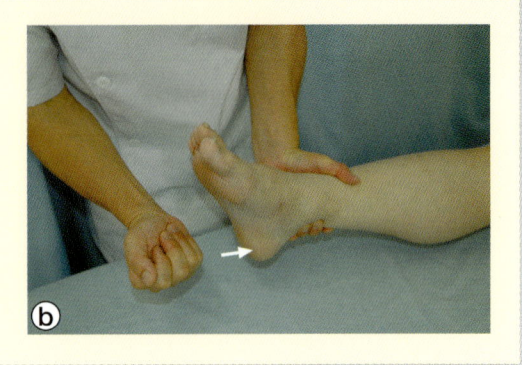

a. 下肢伸展位で踵を足底から叩打すると，股関節周囲に骨折があれば介達痛を訴える．
b. 実際の方法を示す．叩打の方向を内から外，あるいは外から内に方向を変えて行い，介達痛の有無を確認する．

意 義

足底から長軸方向の叩打によって介達痛があれば，股関節周囲，特に大腿骨頚部骨折などが疑われる．

● 介達痛
　介達痛を訴えた場合，関節病変，あるいは骨折を疑うが，骨折があっても介達痛を認めない場合があるため注意を要する．

(4) オベールテスト（Ober's test）

> 方　法

①患側が上の側臥位とする．②他動的に股関節を外転・伸展位にもっていく．③手をゆっくり離す．④下肢が落ちてこない．

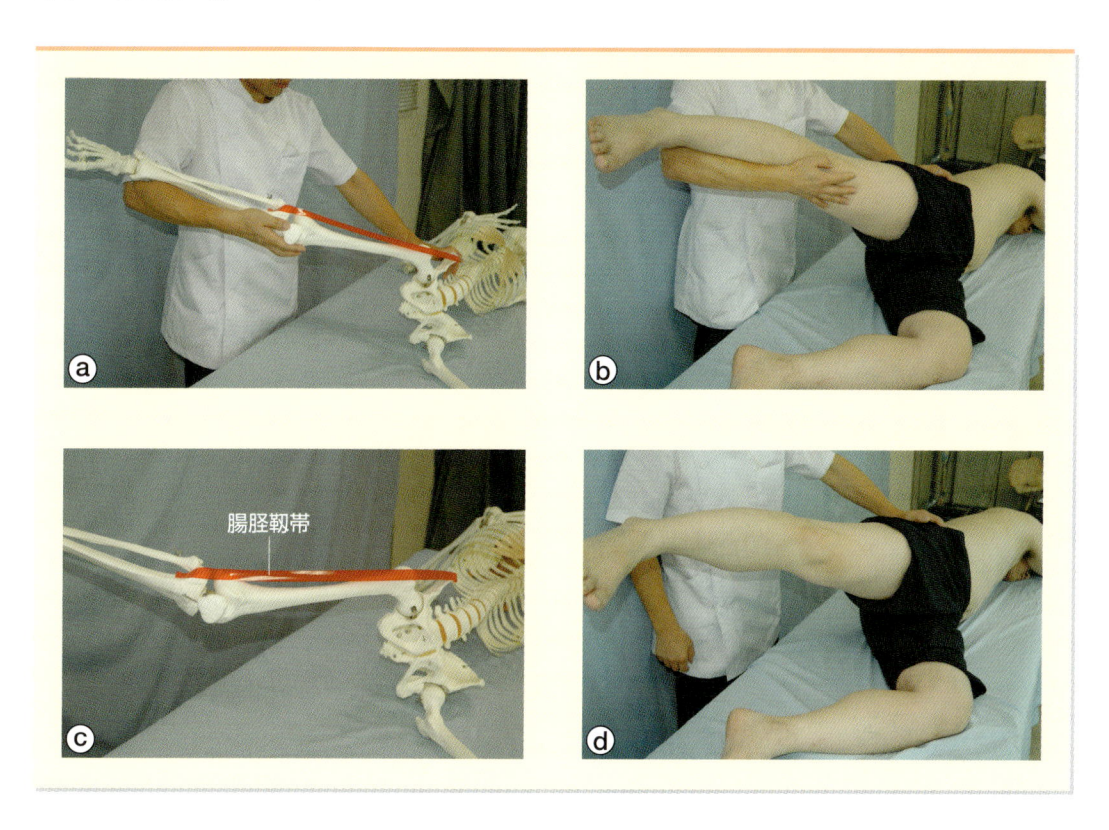

a. 患側を上にした側臥位で，他動的に股関節を外転・伸展位に保持する．
b. 体表からこの肢位を示す．
c. 手を離しても下肢は落ちてこない．
d. 体表からこの様子を示す．

> 意　義

本テストが陽性の場合，腸脛靱帯の短縮が疑われる．

文献　Ober FB：The role of iliotibial band and fascia lata as a factor in the causation of low-back disabilities and sciatica. J Bone Joint Surg **18-A**：105-110, 1936

● 腸脛靱帯

　股関節外転・伸展位は腸脛靱帯がもっとも短縮した肢位であり，短縮があるとこの肢位から下方に落ちにくくなる．腸脛靱帯は，大腿筋膜張筋と大殿筋の浅層線維で構成されるが，短縮は主に大腿筋膜張筋の影響による．

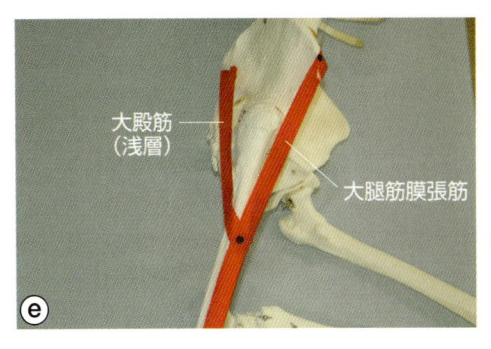

e. 腸脛靱帯は，前方の大腿筋膜張筋と後方の大殿筋（浅層線維）で構成されてガーディ結節（脛骨外顆）に付着する．

(5) トーマステスト（Thomas' test）

方 法

①背臥位とする．②健側の膝関節を最大に屈曲する．③伸展していた患側の下肢が浮く．

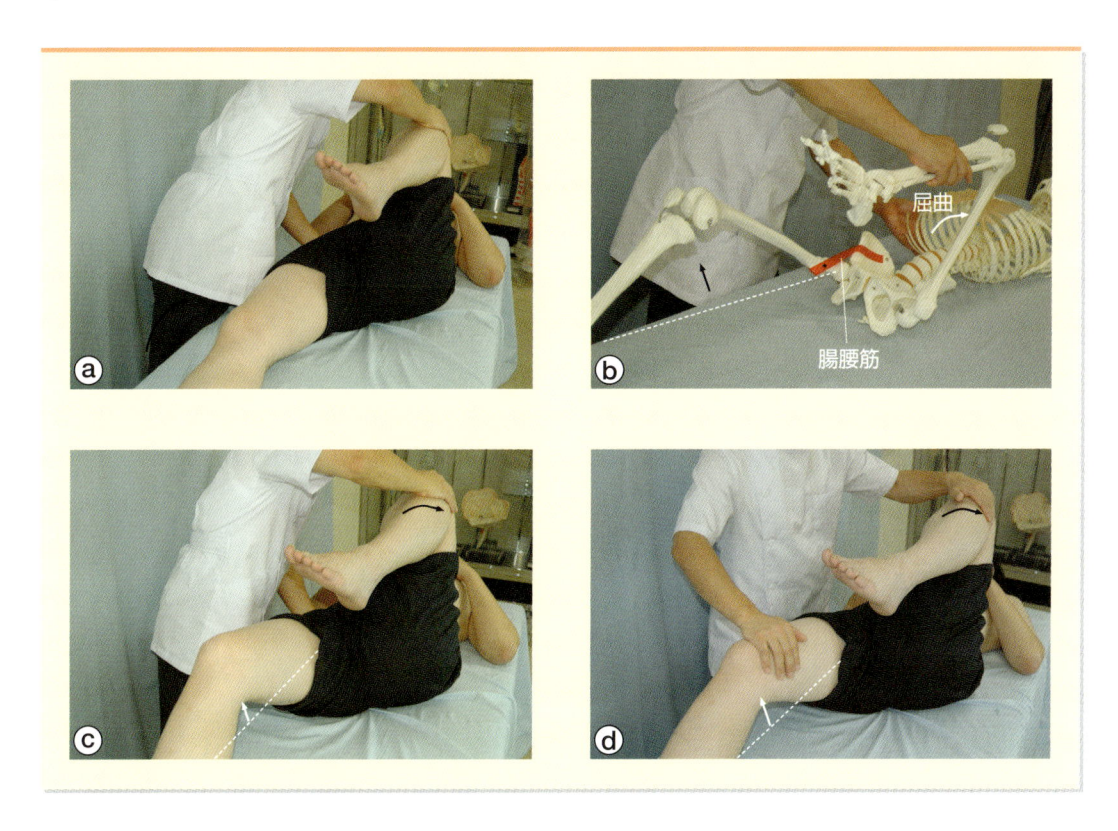

a. 背臥位とし，健側の膝関節を最大に屈曲する．
b. 伸展していた患側の下肢が浮く．
c. 体表上からこの様子を示す．
d. 患側下肢を軽く押さえると，屈曲方向に抵抗を感じる．

意 義

本テストが陽性の場合，腸腰筋の短縮が疑われる．

文献 Hoppenfeld S：Physical Examination of the Spine and Extremities. Appleton-Century-Crofts, New York, p127, 1976

● **下肢が浮く**
　腸腰筋が短縮していると，健側下肢を屈曲することで骨盤は後傾し，その連動した動きとして腸腰筋が大腿骨を屈曲させる．

● **抵抗を感じる**
　患側下肢が浮くことを確認してから，さらに患側下肢を下方に押すとその短縮に応じた抵抗を手に感じることができる．

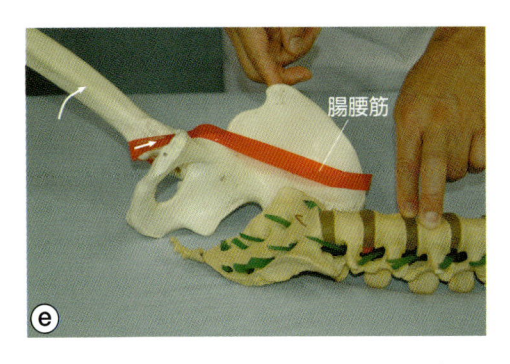

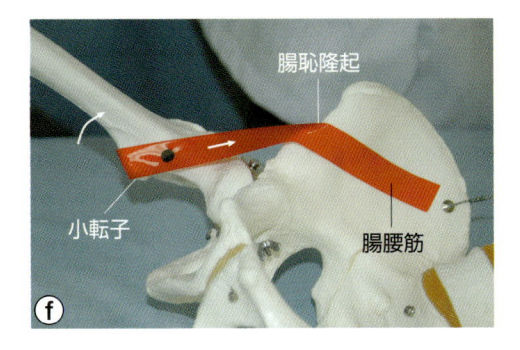

e. 腸腰筋は腰椎（省略）と腸骨窩から起始し，腸恥隆起で角度を変えて小転子につく．よって，骨盤と腸腰筋を介した大腿骨の間にはお互いに強い影響力を持つといえる．

f. 拡大して腸腰筋の走行を示す．

(6) トレンデレンブルグテスト (Trendelenburg's test)

方 法

①患側下肢で立位をとらせる．②骨盤は健側に傾く．③体幹を健側に倒してバランスをとる．

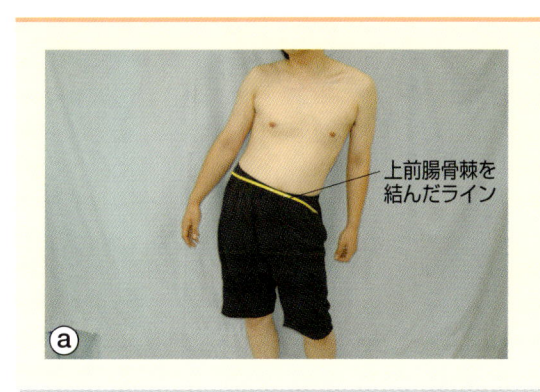

上前腸骨棘を結んだライン

a. 患側下肢（右足）で立位をとらせる．骨盤は健側に傾斜する．

意 義

本テストが陽性の場合，中殿筋麻痺，先天性股関節脱臼，内反股が疑われる．

文献　Hoppenfeld S：Physical Examination of the Spine and Extremities. Appleton-Century-Crofts, New York, p127, 1976
　　　Trendelenburg F：Dtsch Med Wochenschr **21**：21-4 (R.S.M. Translation), 1985

● 骨盤は健側に傾斜
　中殿筋は立位時に左右の骨盤の安定性に働く．もし，中殿筋が正常に作用しなければ骨盤の保持は困難となり，反対側（この場合，健側）に傾斜する．

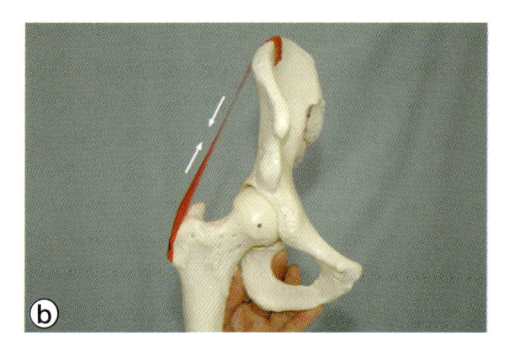

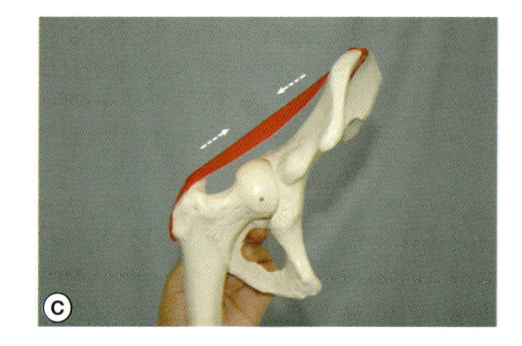

b. 腸骨稜から大転子に停止する中殿筋を示す．正常では骨盤は傾斜することはない．
c. 中殿筋が働かないとき，骨盤の支持ができなくなる．結果的に骨盤は健側に傾くことになるが，代償動作として体幹を患側に倒し，バランスをとろうとする．本テストが陽性となるのは中殿筋麻痺，上殿神経麻痺，先天性股関節脱臼，内反股などがあげられる．

(7) パトリックテスト（Patrick's test）

方　法

①背臥位とする．②患側下肢を曲げて健側の膝の上にのせる．③対側の骨盤を固定したままで患側下肢を下方に徐々に押す．④患側の股関節に開排制限と痛みを訴える．

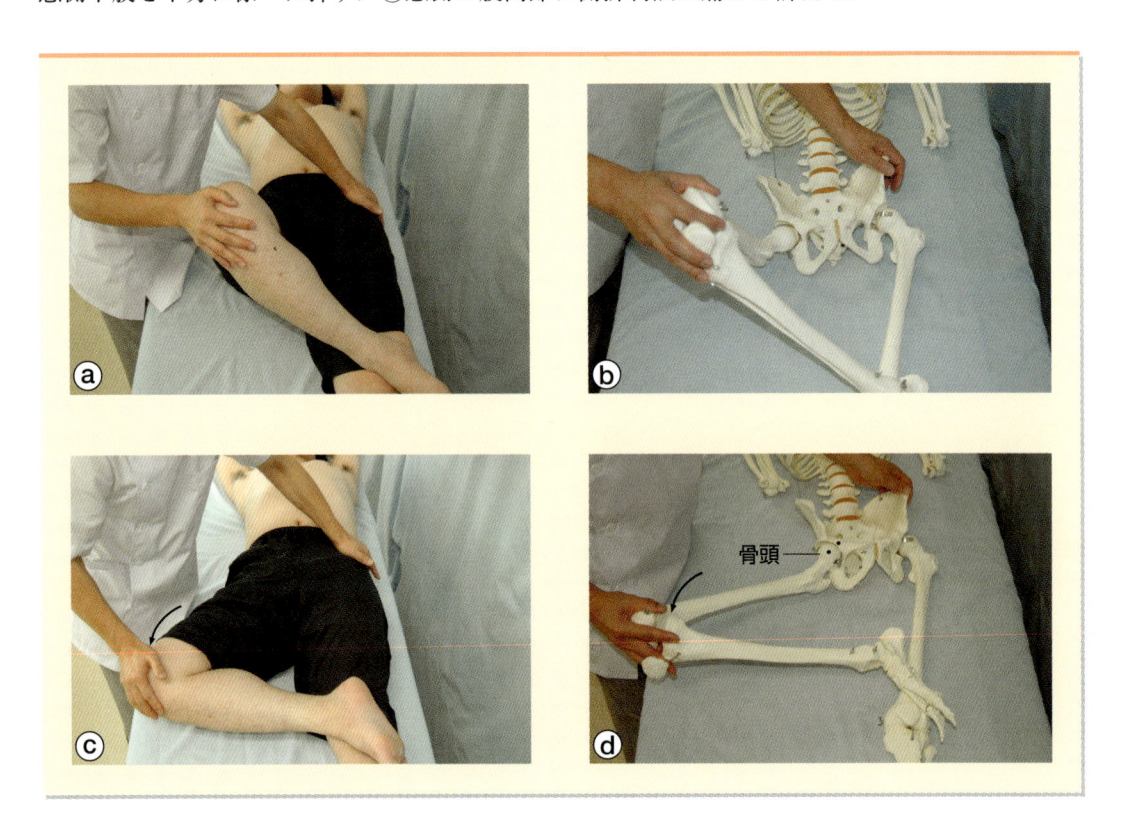

a. 患側下肢を曲げて健側の膝の上にのせる．
b. 骨にてこの様子を示す．
c. 対側の骨盤を固定したままで患側下肢を下方に徐々に押す．
d. この時，股関節部において骨頭が圧迫されたため，痛みを認めれば陽性とする．

意　義

　股関節の屈曲，外転，外旋を強制することで疼痛が出現すれば陽性とする．股関節内の滑膜炎，股関節炎，股関節症が疑われる．

文献　Patrick HT：Brachial neuritis and sciatica. J Am Med Assoc **69**：2176-2179, 1917

● 開排制限と痛み
　股関節炎，股関節症を有すると，股関節の機能が不十分になっているため開排ができず，また運動痛を発生することになる．

IX 膝関節

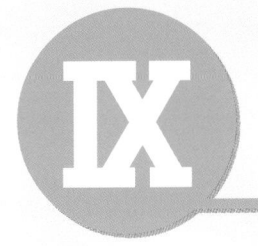

(1) 大腿骨内側上顆
(2) 大腿骨外側上顆
(3) 膝蓋骨尖
(4) 脛骨内側顆
(5) 脛骨外側顆
(6) 脛骨粗面
(7) 腓骨頭
(8) 関節包
(9) 膝蓋大腿関節
(10) 脛骨大腿関節
(11) 膝蓋靱帯
(12) 前方凸
(13) 内側関節面
(14) 外側関節面
(15) 大腿脛骨角
(16) Q角
(17) 膝蓋下脂肪体
(18) 外側側副靱帯
(19) 内側側副靱帯
(20) 前十字靱帯
(21) 後十字靱帯
(22) 内側半月板
(23) 外側半月板
(24) 縫工筋
(25) 薄筋
(26) 半腱様筋
(27) 半膜様筋
(28) 腸脛靱帯
(29) 鵞足滑液包
(30) 大腿二頭筋
(31) 膝蓋骨底
(32) 大腿四頭筋
(33) 膝窩筋
(34) 腓腹筋
(35) ハムストリングス
(36) 膝窩動脈
(37) 膝窩静脈
(38) 脛骨神経

膝関節の特徴

一つの関節腔，二つの関節（膝蓋大腿関節，脛骨大腿関節），三つの機能（屈曲−伸展，内転−外転，内旋−外旋）を理解する．

1 視診・触診

A. 前 方

（1）静的観察

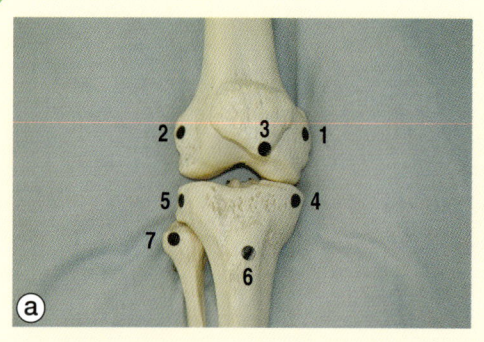

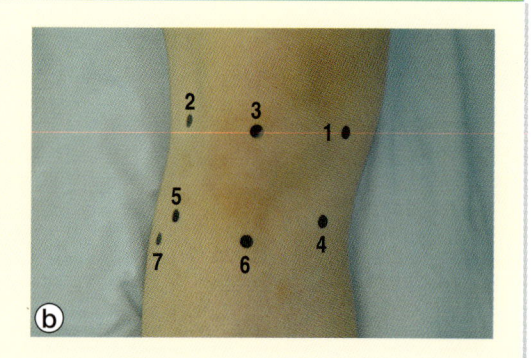

骨指標を知る

膝関節の骨指標となる部位を確認する．大腿骨内側上顆（1），外側上顆（2），膝蓋骨尖（3），脛骨内側顆（4），外側顆（5），脛骨粗面（6），腓骨頭（7）などである．

a. 膝関節周囲の骨指標を示す．
b. 体表からみた骨指標の位置を示す．

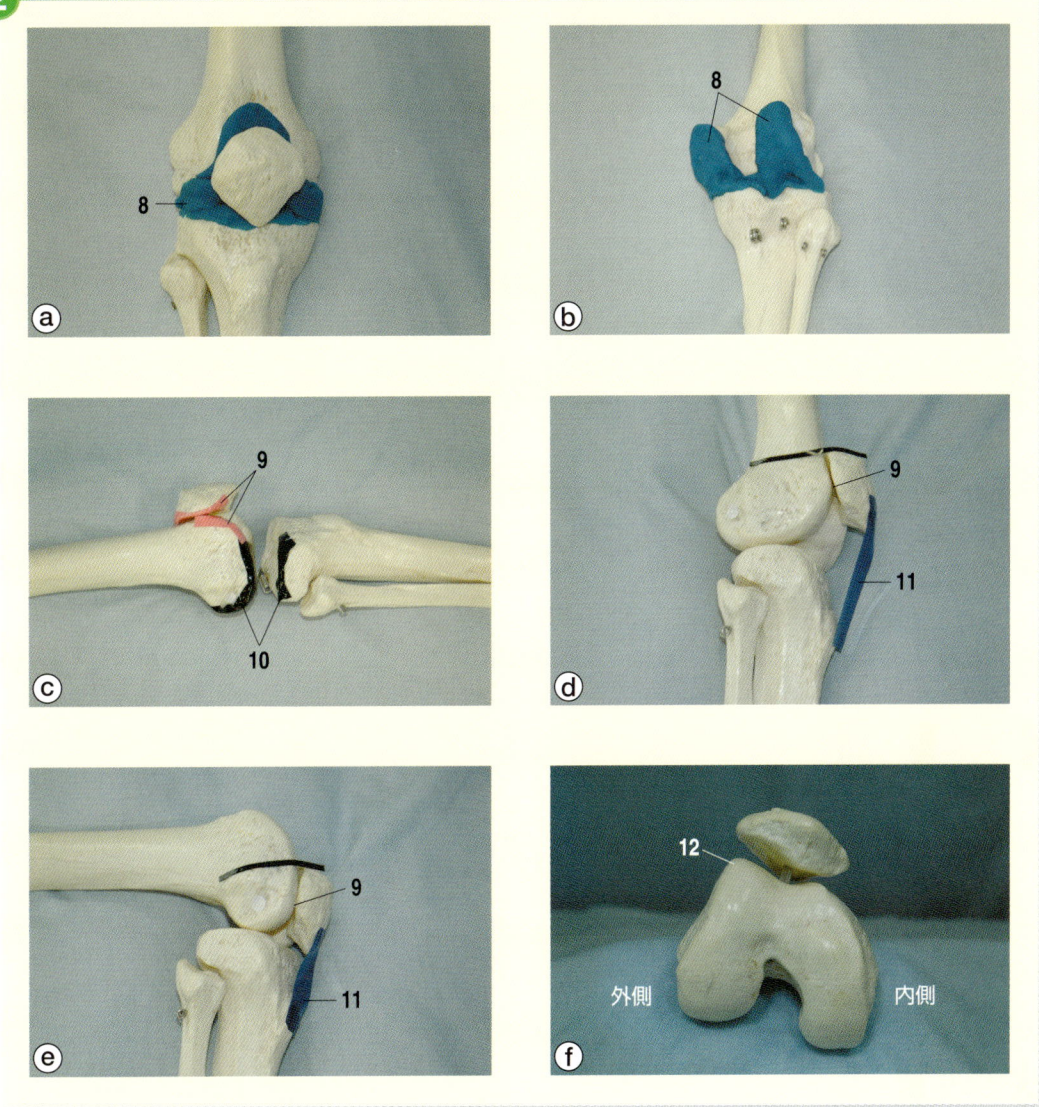

一つの関節包と二つの関節面を知る

　関節包自体は複雑な構造を示す．前面では内側・外側上顆を除く関節面を含んだ領域であり，後面では両顆の関節面をおおうことになる．脛骨では前後面共に軟骨境界のすぐ近位になる．

a. 膝関節前面からみた関節包（8）の位置と形態．
b. 膝関節後面からみた関節包（8）の位置と形態．
c. 膝関節の二つの関節である膝蓋大腿関節（9），脛骨大腿関節（10）を示す．
d. 側面からみた膝蓋大腿関節（9）を示す．膝蓋靱帯（11）によって膝蓋骨は一定の高さにあるため，膝関節伸展位で膝蓋骨は大腿骨膝蓋面に存在する．ラインは膝蓋骨底の位置を示す．
e. 側面からみた膝蓋大腿関節（9）を示す．膝蓋靱帯（11）によって膝蓋骨は一定の高さにあるため，膝関節屈曲時，膝蓋骨は大腿骨顆間窩に入り込む．ラインは膝蓋骨底の位置を示す．
f. 軸写方向から膝蓋大腿関節（9）をみる．大腿骨は外側で前方凸（12）（写真では左上）の形をしており，膝蓋骨はこの傾斜に適合する形態を有することになる．

IX 膝関節

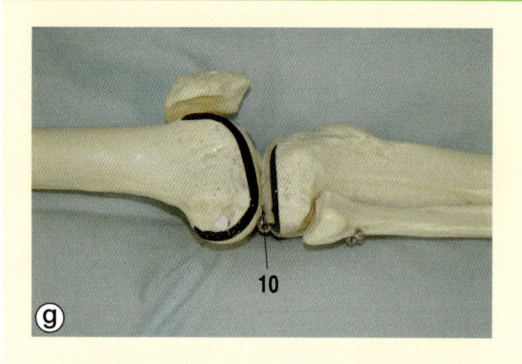

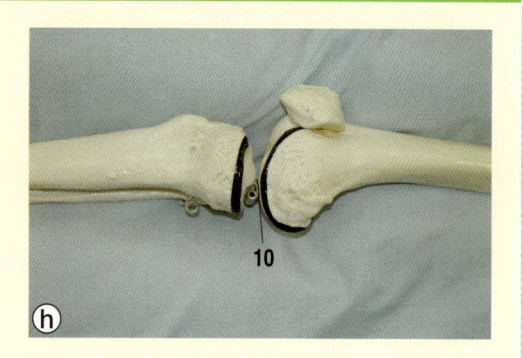

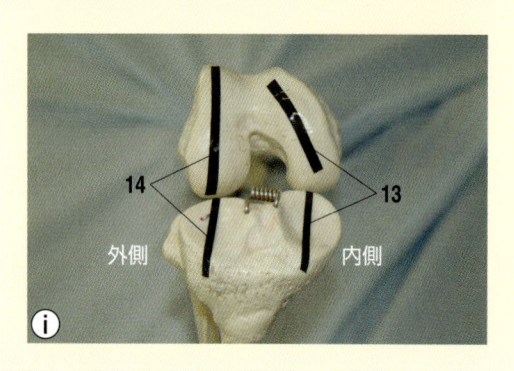

g. 外側からみた脛骨大腿関節(10)の形態を示す．
h. 内側からみた脛骨大腿関節(10)の形態を示す．
i. 軸写方向からみた脛骨大腿関節の形態を示す．内側関節面(13)と外側関節面(14)の形態の違いを確認する．

● **膝関節前面**
　膝関節の前面で滑膜と線維膜の間に脂肪が詰め込まれている．この部分を膝蓋下脂肪体といい滑膜ヒダにまで及ぶ大きさを有している(p.223 ④参照)．

● **膝蓋大腿関節**
　膝関節の屈曲時，膝蓋大腿関節は膝蓋骨と膝蓋靱帯が脛骨粗面に固定されていると考えれば，大腿骨が膝蓋骨の周りを誘導されながら回ると考えられる(d, e)．最終屈曲で膝蓋骨は大腿骨顆間窩に収まって安定する．

● **脛骨大腿関節**
　脛骨大腿関節(10)は内側コンパートメントと外側コンパートメントに分けられる．それぞれに独立した動きを行っており，その理由として，脛骨大腿関節の内側関節面(13)と外側関節面(14)では関節構造が異なるからである．また，脛骨の関節面の前後方向の長さに対して大腿骨関節面の長さは約2倍あるため，運動に際しては転がり運動，滑り運動などの複合運動が必要となる．

● **外側からみた脛骨大腿関節**
　外側からみて脛骨関節面は凸，大腿骨関節面も平坦な凸を呈する．よって，凸面間の動きとしてその可動性は大きくなる(g)．

● **内側からみた脛骨大腿関節**
　内側からみて脛骨関節面は凹，大腿骨関節面はより丸みを帯びた凸を呈する．よって，凹と凸面間の動きとしての安定性は得られるが，その可動性は小さくなる(h)．

● **軸写方向からみた脛骨大腿関節**
　大腿関節面と脛骨関節面をみた場合，外側で両者はほぼ直線上にあるが，内側では大腿骨顆は内側方向に角度を広げている．これは，下腿が回旋を行う上で都合がよい(i)．

大腿脛骨角とQ角

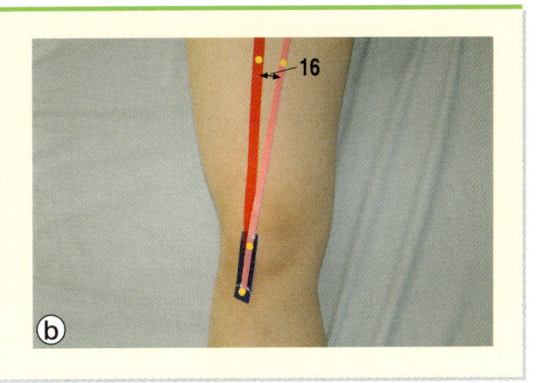

すでに紹介してあるので写真のみ紹介する（p.195③参照）．

a. 体表から大腿脛骨角(15)を示す．
b. 体表からQ角(16)を示す．

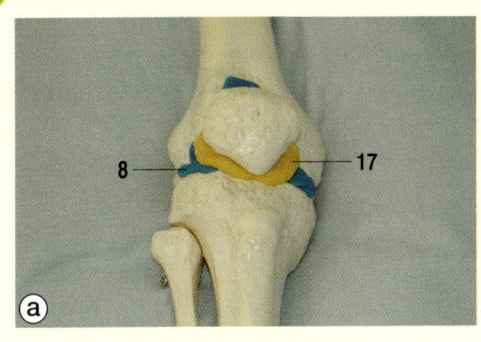

関節包と膝蓋下脂肪体を知る

膝関節の前面で関節包(8)は両顆関節面と膝蓋骨後面をおおっている．特に前面で滑膜と線維膜の間に脂肪が詰め込まれており，この部分を膝蓋下脂肪体(17)という．脂肪は滑膜ヒダにまで及んでいる．

a. 前方から関節包(8)と膝蓋下脂肪体(17)を観察する．

IX 膝関節

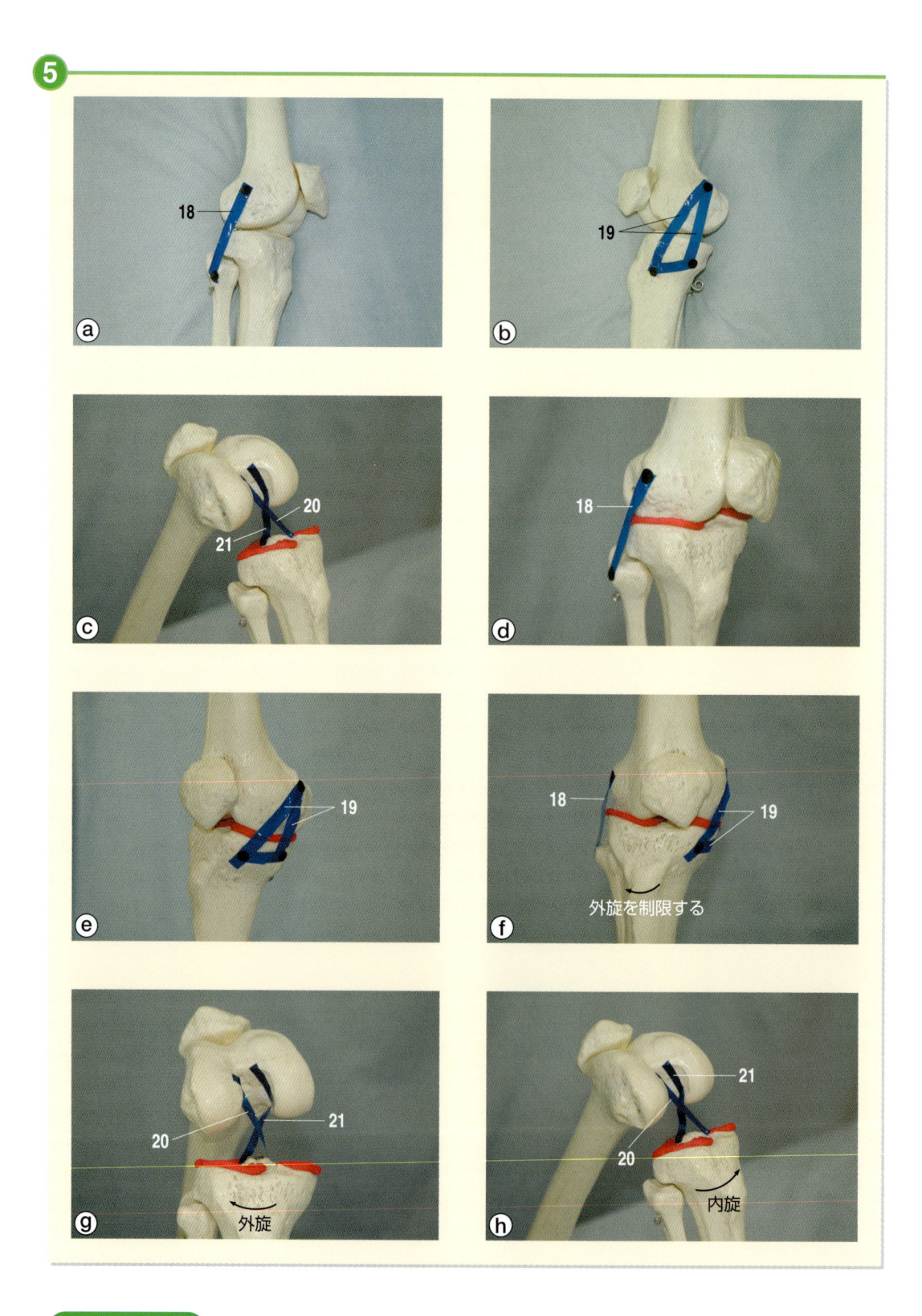

靱帯を知る

膝関節周囲の靱帯は，外側に外側側副靱帯（18），内側に内側側副靱帯（19）が，また関節（線維膜）内には前十字靱帯（20），後十字靱帯（21）が存在する．

a. 外側からみた外側側副靱帯(18)を示す．
b. 内側からみた内側側副靱帯(19)を示す．
c. 前十字(20)・後十字靱帯(21)を示す．
d. 膝関節を外側からみたもので，外側側副靱帯(18)は大腿骨に対して後方に傾く．
e. 膝関節を内側からみたもので，内側側副靱帯(19)は大腿骨に対して前方に傾く．
f. 両靱帯(18)(19)は膝関節の側方動揺と同時に下腿の外旋を制限することが理解できる．
g. 下腿外旋時の前十字(20)・後十字靱帯(21)を示す．外旋で両靱帯の付着間の距離が短くなり，両靱帯は弛緩する．
h. 下腿内旋時の前十字(20)・後十字靱帯(21)を示す．内旋で両靱帯の付着間の距離が長くなると同時に絡み合うことで互いに緊張し，関節面を安定させる．

●外側・内側側副靱帯
　両靱帯の走行は大腿骨に対して外側側副靱帯(18)は後方に，内側側副靱帯(19)は前方に傾く．この走行は大腿骨に対して下腿の外旋を制限する作用を有する．すなわち，両靱帯は膝関節の側方動揺と同時に下腿の外旋を制限することになる．

●前・後十字靱帯
　前十字靱帯(20)は脛骨の前顆間区から外後方に走って大腿骨外側顆の内側面につく．後十字靱帯(21)は脛骨の後顆間区から内前方に走って大腿骨内側顆の外側面につく．両靱帯は膝関節の屈伸運動に伴う下腿の回旋時に関節面の接触保持の役割を有する．

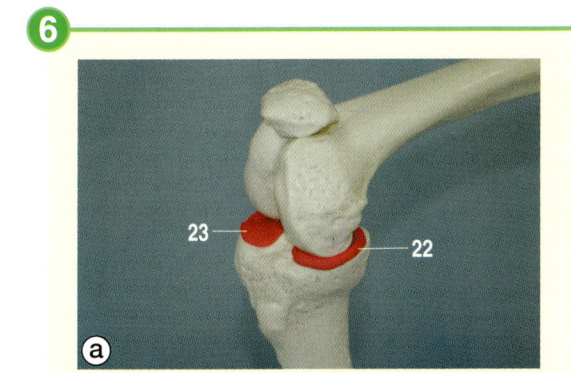

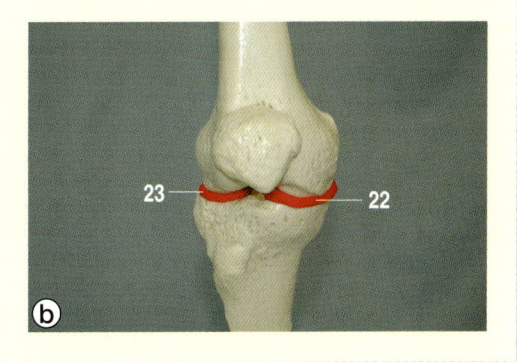

半月板を知る

　内側半月板(22)，外側半月板(23)は関節面の不適合を補い，荷重の分散を行う役割を有する．一般的に内側はC字型，外側はO字型と表現され，面積でも内側半月板が約1.5倍大きい．半月板は脛骨の関節面に固定され，大腿骨の動きに従ってその形状を変える．

a. 半月板を内側からみた形状を示す．
b. 半月板を前方からみた形状を示す．

(2) 動的観察

1

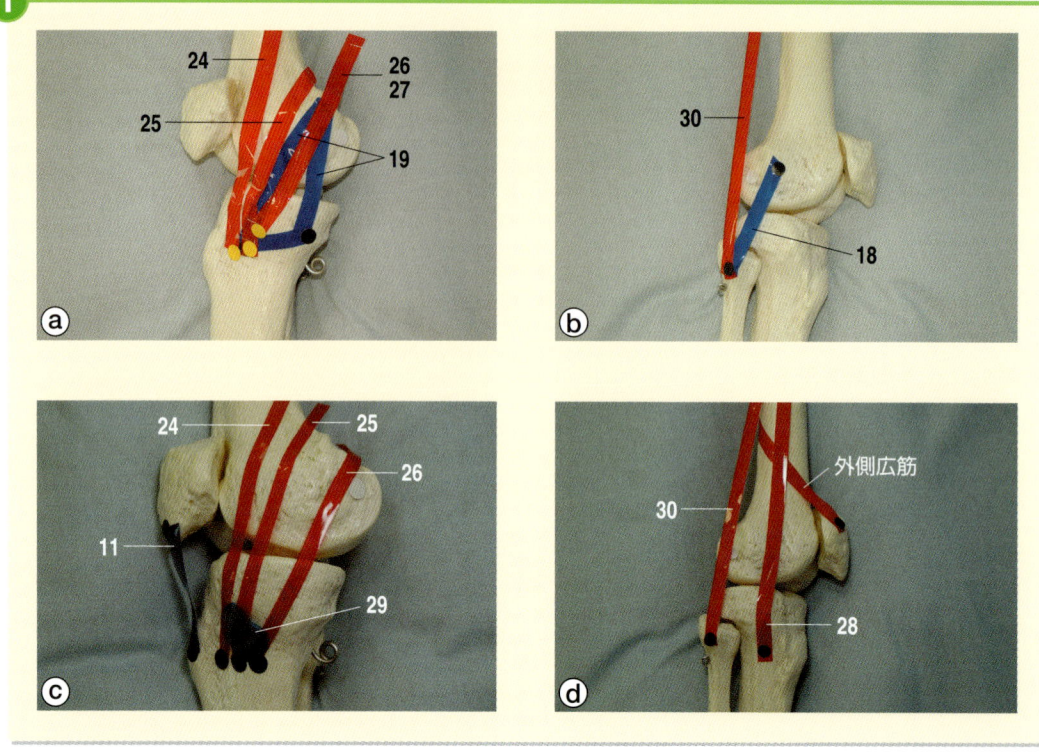

膝関節における内側・外側の支持機構を知る

内側は内側側副靱帯（19）と四つの筋［縫工筋（24），薄筋（25），半腱様筋（26），半膜様筋（27）］で，外側は外側側副靱帯（18），腸脛靱帯（28）と大腿二頭筋（30）で支持される．

a. 膝関節を内側からみたものである．
b. 膝関節を外側からみたものである．
c. 浅鵞足の位置を示す．膝蓋骨と脛骨間には膝蓋靱帯（11）が観察できる．また鵞足には鵞足滑液包（29）があって臨床上，炎症を認めることがある．
d. 腸脛靱帯（28）は脛骨外側顆のガーディ結節につき，スタビライザーとしての機能ももつ．臨床的には，腸脛靱帯（28）が大腿骨外側顆との間で摩擦を繰り返すことによる腸脛靱帯炎がある．大腿二頭筋（30），腸脛靱帯（28）（大腿筋膜張筋）などの筋による支持機構を動的スタビライザーというのに対して，靱帯による支持を静的スタビライザーと呼ぶ．

● **四つの筋**
　四つの筋のうち，脛骨の前面から縫工筋（24），薄筋（25），半腱様筋（26）が並ぶ．これらを浅鵞足といい，半膜様筋（27）を含めて深鵞足という．

● **腸脛靱帯**
　膝関節の外側を支持する筋として，大腿二頭筋（30），腸脛靱帯（28）（大腿筋膜張筋）があり，内反を抑制する．

❷

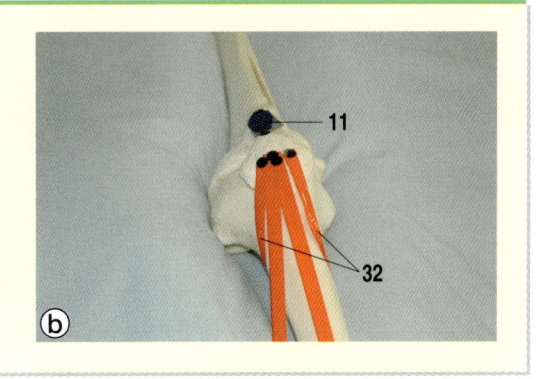

膝蓋骨底・尖を知る

　膝蓋骨には膝蓋骨底(31)(上方)と膝蓋骨尖(3)(下方)があり，膝蓋靱帯(11)は膝蓋骨尖(32)に，大腿四頭筋(32)はまず膝蓋骨底(31)につく．膝蓋骨尖(3)から脛骨粗面(6)にある膝蓋靱帯(11)は臨床上，膝蓋靱帯炎(ジャンパー膝)として知られている．

a. 膝蓋骨の膝蓋骨底(31)(大腿四頭筋)と膝蓋骨尖(3)(膝蓋靱帯)を理解する．
b. 近位より膝関節を観察する．膝蓋靱帯(11)の方向と大腿四頭筋(32)の4頭の方向を確認する．

3

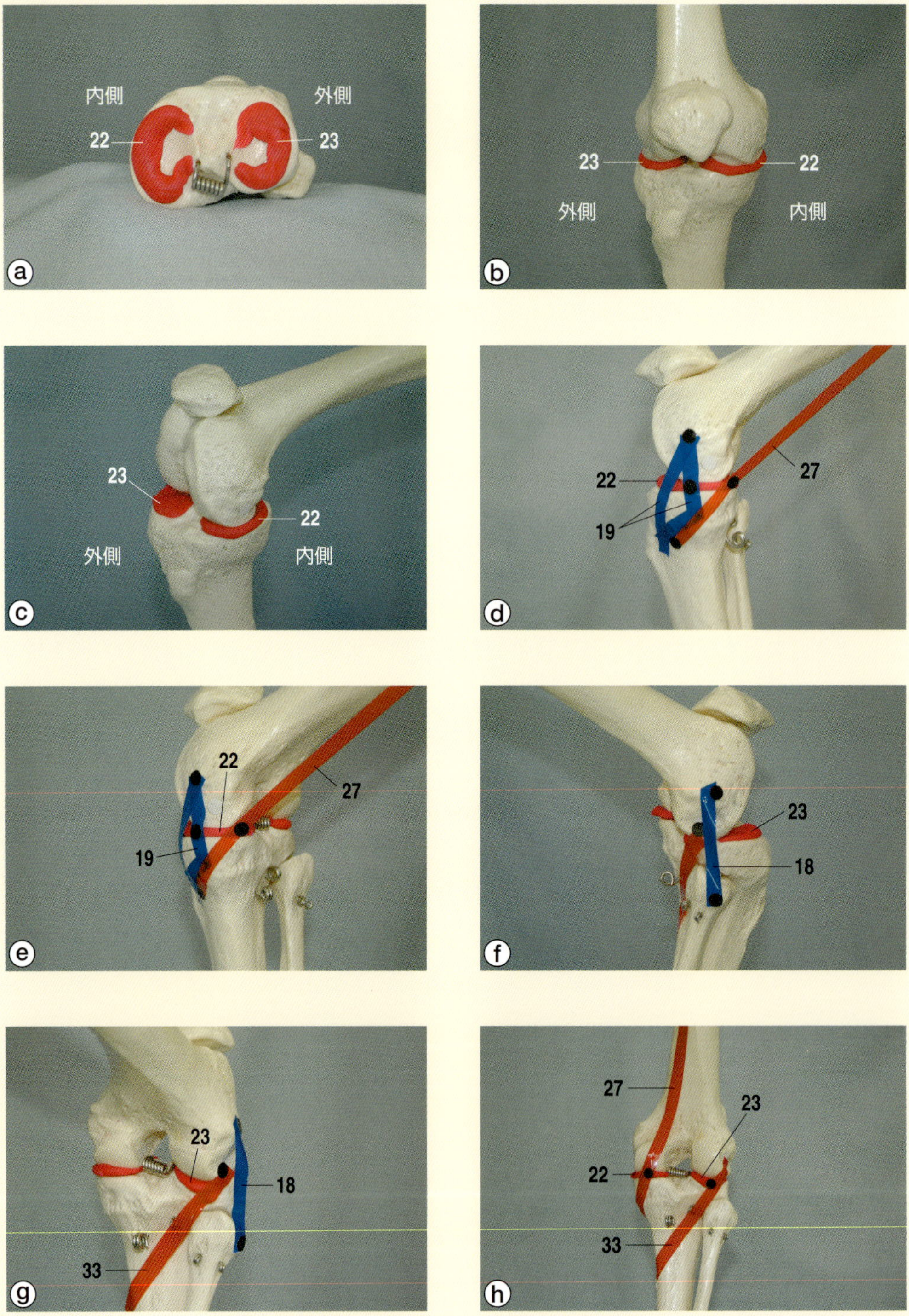

a
内側
外側
22
23
b
23
22
外側
内側
c
23
22
外側
内側
d
22
27
19
e
22
27
19
f
23
18
g
23
18
33
h
27
23
22
33

半月板の周辺解剖とその動きを知る

　半月板は膠原線維と軟骨様細胞からなり，C字型，O字型をしている．きわめて大きな剪断力に曝されるため，縦横に走る線維や放射状に走る線維などから構成される．また，外縁に比べて内縁はより扁平であり，無血管の状態である（半月板内側の2/3を占める）．両半月板の外側縁1/3は辺縁動脈弓からの毛細血管によって栄養され，内側では滑液による栄養に依存している．

a. 半月板を上から見たものである．内側半月板(22)と外側半月板(23)を示す．
b. 前方からみた膝関節伸展時の半月板の様子を示す．
c. 内側からみた膝関節屈曲時の半月板の様子を示す．
d. 内側からみた，内側半月板(22)と内側側副靱帯(19)の関係を示す．筋は半膜様筋(27)である．
e. 内後方からみた，内側半月板(22)と内側側副靱帯(19)の関係を示す．筋は半膜様筋(27)である．
f. 外側からみた，外側半月板(23)と外側側副靱帯(18)の関係を示す．
g. 外後方からみた，外側半月板(23)と外側側副靱帯(18)の関係を示す．後方の筋は膝窩筋(33)である．
h. 後方からみた，内側半月板(22)と半膜様筋(27)の連結，外側半月板(23)と膝窩筋(33)の連結の様子を示す．

●内側半月板と内側側副靱帯
　内側半月板(22)は関節包(8)と全周で，また内側側副靱帯(19)とも完全に接している(d)．さらに，半膜様筋(27)が後方で接していることから膝屈曲時に内側半月板(22)は後方に移動する．

●外側半月板と外側側副靱帯
　外側半月板(23)は関節包(8)と前半分で接するが，外側側副靱帯(18)とは完全に離開している(g)．一方，膝窩筋(33)は外側側副靱帯(18)の内側を走ることから外側半月板(23)に接することになり(f)，膝関節屈曲時に外側半月板は後方に移動する．

B. 後 方

(1) 静的観察

❶

ⓐ

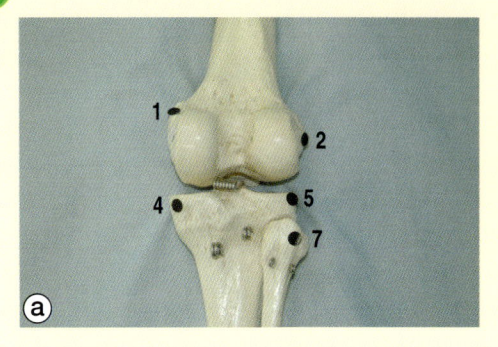

骨指標を知る

a. 後方からの骨指標として，大腿骨内側上顆(1)，外側上顆(2)，脛骨内側顆(4)，外側顆(5)，腓骨頭(7)がある．特に膝窩部を触診するためにもこの位置は必要である．

（2）動的観察

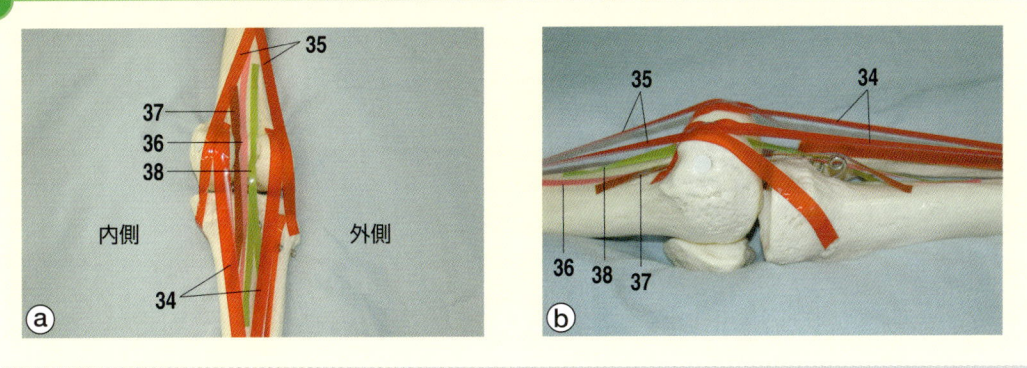

膝窩部を知る

　大腿骨の両顆後面から起始する2頭の腓腹筋（34）（内側頭，外側頭），さらに脛骨の鵞足と腓骨頭に着くハムストリングス（35）を触診する．これらの筋で囲まれた膝窩には膝窩動脈（36）・静脈（37），脛骨神経（38）が走行する．

a. 膝関節後面にはハムストリングス（35）と2頭の腓腹筋（34）で囲まれた膝窩を観察できる．膝窩は膝窩動脈（36）・静脈（37）と脛骨神経（38）を触れることができる重要な部位である．
b. 膝窩を構成する筋と膝窩動脈（36）・静脈（37），脛骨神経（38）を示す．

2 代表的なテスト

(1) アプレー圧迫テスト (Apley's compression test)

(a) 外側半月板

方　法

①腹臥位とする．②患側膝関節を90°屈曲位にする．③長軸方向に圧迫しながら下腿を外旋する．④外側に疼痛を訴えるか確認する．

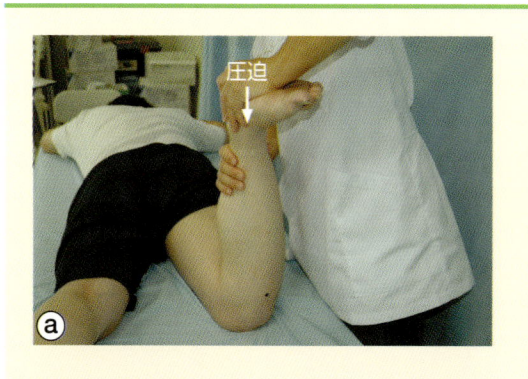

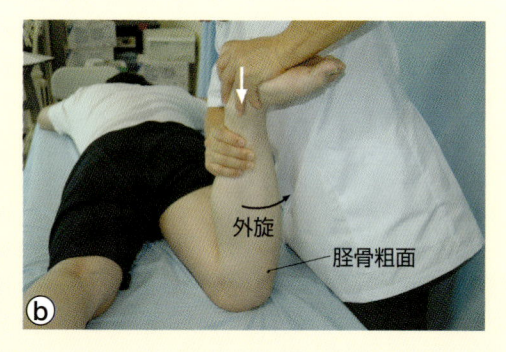

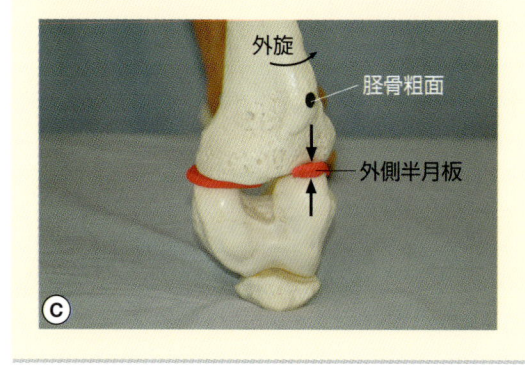

a. 関節面に向けて圧迫を加える．
b. その状態で下腿を外旋すると，外側半月板に損傷があれば外側に痛みを訴える．
c. 下腿の外旋によって，外側半月板に圧迫・回旋ストレスが加わる様子を示す．

(b) 内側半月板

方 法

①腹臥位とする．②患側膝関節を90°屈曲位にする．③長軸方向に圧迫しながら下腿を内旋する．④内側に疼痛を訴えるか確認する．

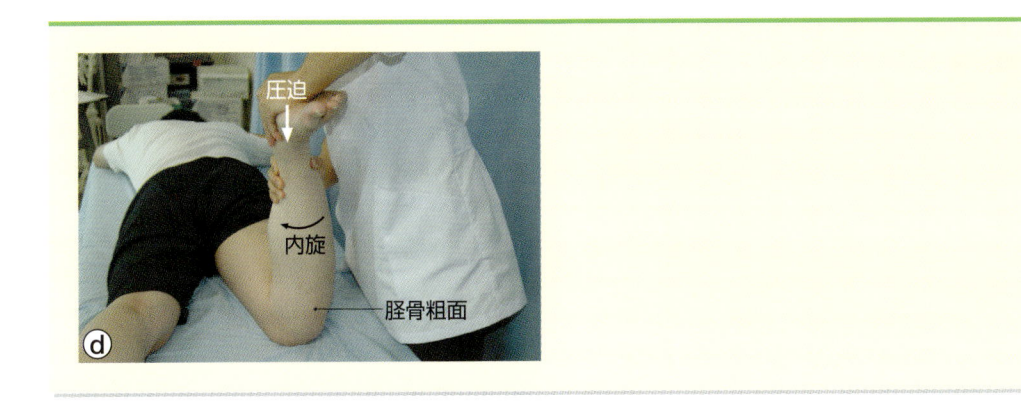

d. 外側半月板と同じ要領で，関節面に圧迫を加えながら下腿を内旋する．内側半月板に損傷があれば内側に痛みを訴える．

意 義

本テストが陽性の場合，疼痛を訴えた側の半月板損傷が疑われる．

文献　Apley AG：The diagnosis of meniscius injuries. J Bone Joint Surg **29-B**：78-84, 1947

(2) マックマレーテスト (McMurray's test)

(a) 外側半月板

> 方　法

①背臥位とする．②膝関節を屈曲位で内旋・外反位とする．③膝関節をゆっくり伸展する．④伸展に従って膝の外側に痛み・クリック音の有無を確認する．

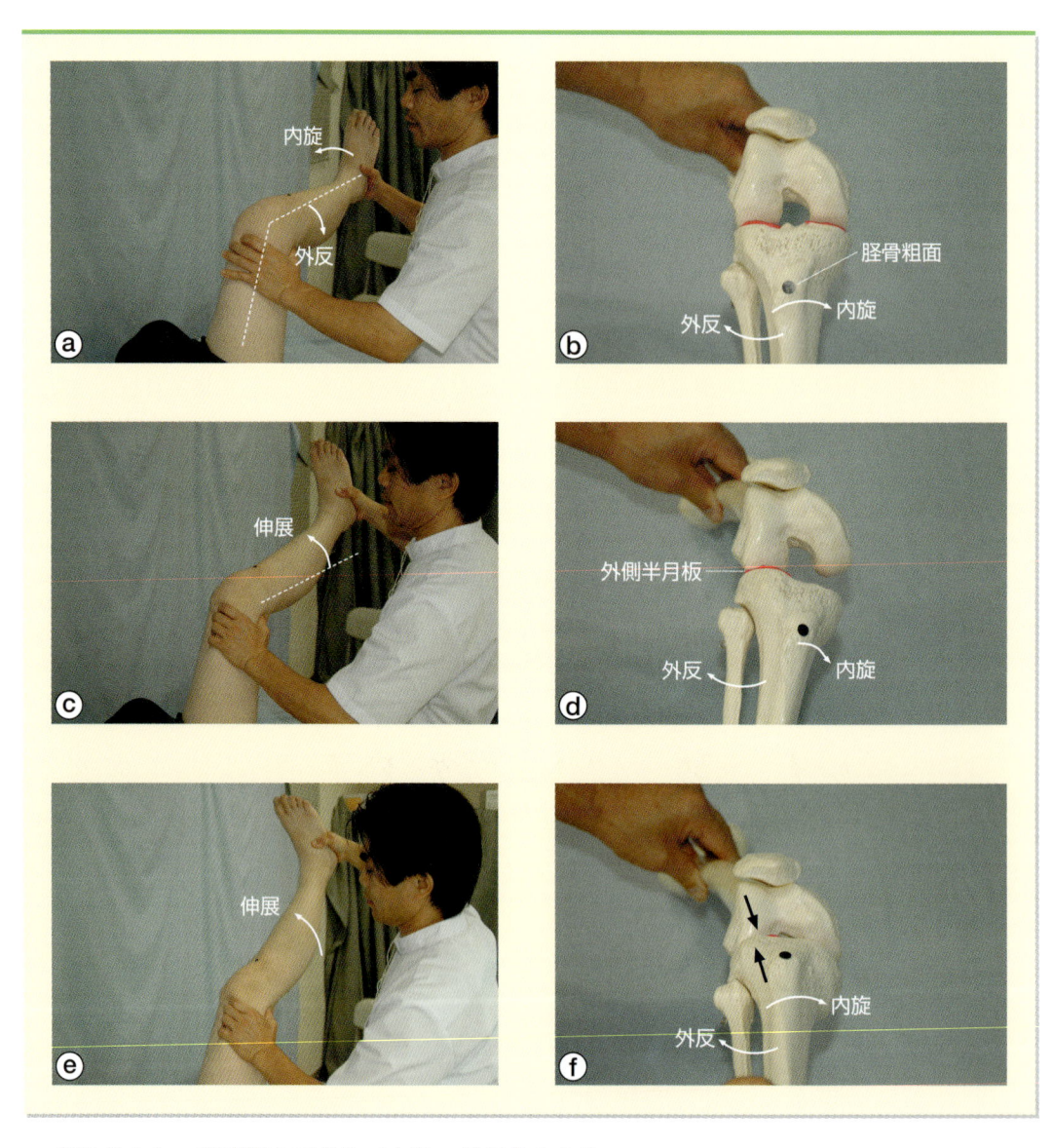

a. 背臥位とし，膝関節を屈曲位で内旋・外反位とする．
b. この時の様子を示す．
c. 下腿を内旋・外反ストレス下で，膝関節屈曲位から伸展していく．
d. 大腿骨に対して脛骨を内旋・外反し，外側半月板にストレスが加わる様子を示す．
e. 膝関節伸展に従って，外側に痛み・クリック音が誘発される（外側半月板損傷を疑う）．
f. 膝関節を伸展し，外側半月板にストレスが加わっている様子を示す．

(b) 内側半月板

方 法

①背臥位とする．②膝関節を屈曲位で外旋・内反位とする．③膝関節をゆっくり伸展する．④伸展に従って膝の内側に痛み・クリック音の有無を確認する．

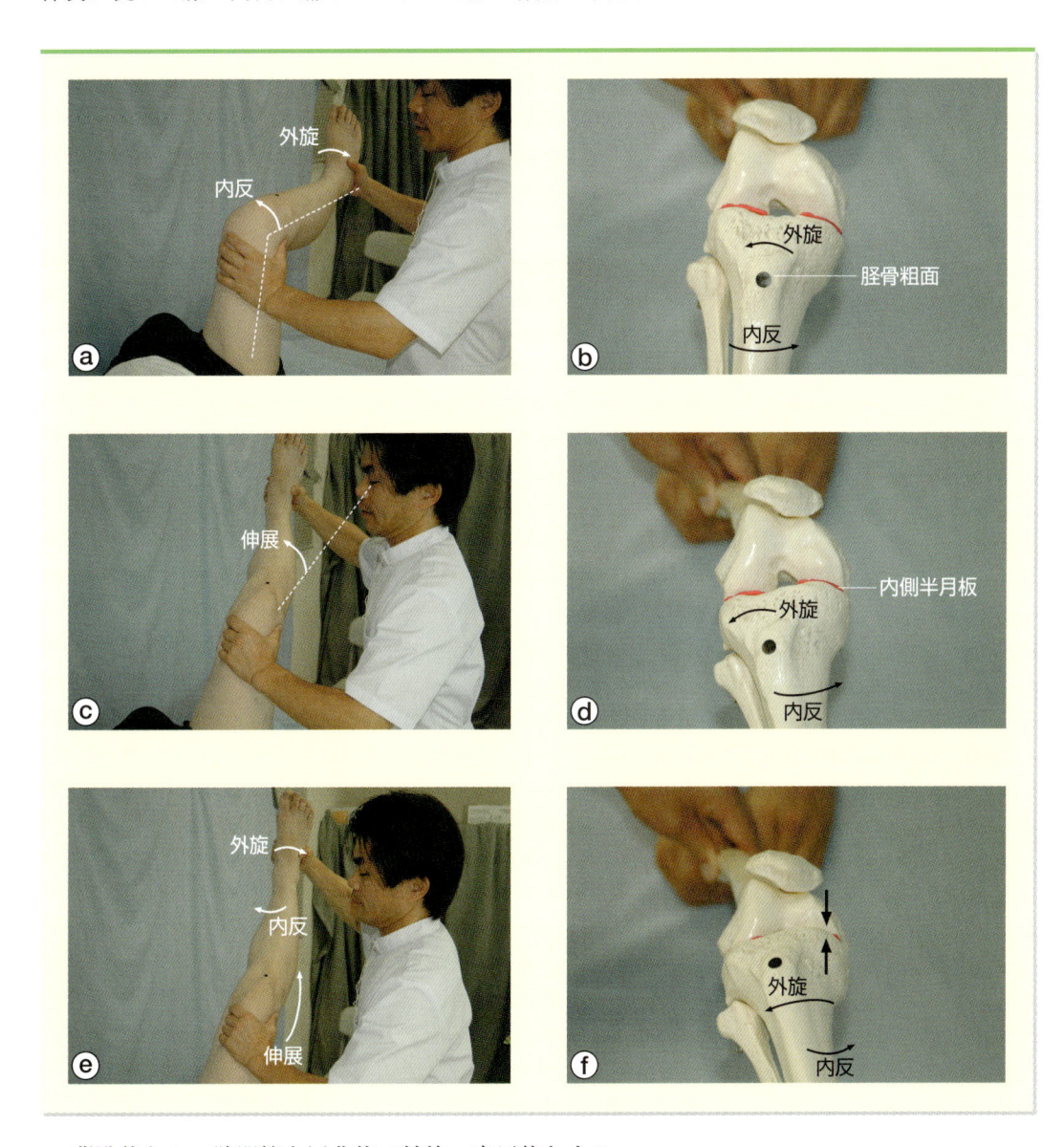

a. 背臥位とし，膝関節を屈曲位で外旋・内反位とする．
b. この時の様子を示す．
c. 下腿を外旋・内反ストレス下で，膝関節屈曲位から伸展していく．
d. 大腿骨に対して脛骨を外旋・内反し，内側半月板にストレスが加わる様子を示す．
e. 膝関節伸展に従って，内側に痛み・クリック音が誘発される（内側半月板損傷を疑う）．
f. 膝関節を伸展し，内側半月板にストレスが加わっている様子を示す．

意 義

本テストが陽性の場合，疼痛を訴えた側の半月板損傷が疑われる．

文献 McMurray TP：The semilunar cartilage. Br J Surg **29**：407-414, 1942

(3) 前方引き出し徴候 (anterior drawer test)

方 法

①背臥位とする．②膝関節90°屈曲位や内旋位とする．③患肢の足背に腰掛けて脛骨を前方に引く．④約6mm程度の前方移動を認めれば陽性とする．

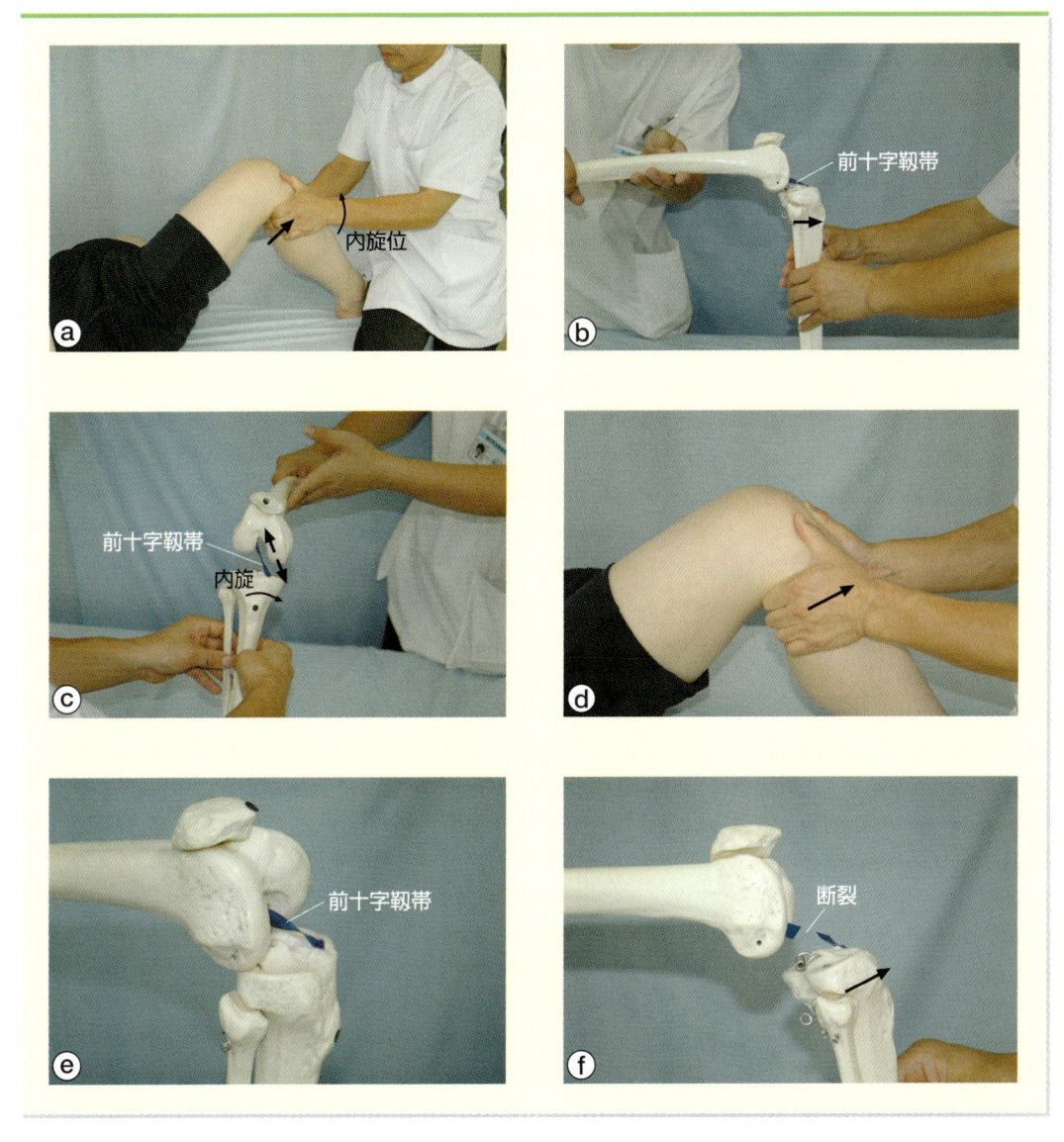

a. 背臥位とし，膝関節90°屈曲位，やや内旋位とする．患肢足背に腰掛けて下腿を安定させ，下腿の後面に両手を当てて脛骨を前方に引く．
b. 前十字靱帯を前方に引く方向を示す．
c. 前方に引く場合，内旋位を取ることで前十字靱帯に張力が加わりやすくなる．
d. 両手を当てて脛骨を前方に引く．
e. 骨でテストの様子を示す．
f. 前十字靱帯の断裂があれば脛骨は前方に移動する．

> **意　義**

本テストが陽性の場合，前十字靱帯の断裂が疑われる．

文献 Gross J, Fetto J：Musculoskeletal Examination, Blackwell Science, Cambridge, 1996

● 前・後十字靱帯（ACL, PCL）の作用
　作用は膝関節の前後方向の制動以外に下腿の内旋を制限する．

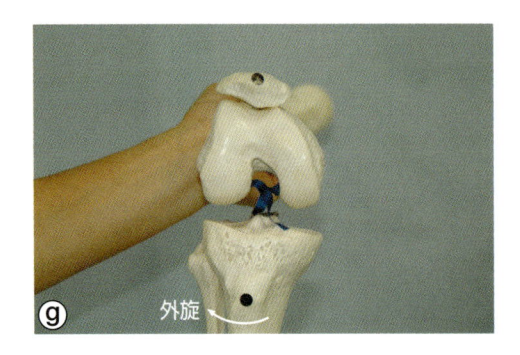

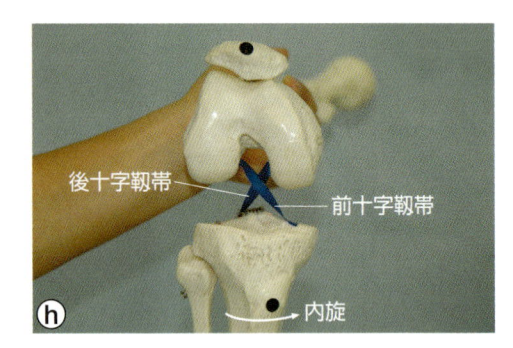

g．下腿の外旋によって，前・後十字靱帯は弛緩する．
h．下腿の内旋によって，前・後十字靱帯は緊張し，互いに絡む様子を示す．

● やや内旋位
　検査にあたって下腿を外旋位，あるいは中間位にすると前十字靱帯は比較的弛緩するため，正常でも脛骨の前方移動を認めることがある．それに対して，下腿を内旋位とすれば前十字靱帯はもっとも緊張した状態となり，断裂がなければ脛骨の前方は認めにくい．本テストでは下腿を内旋位で行うと効果的である．

● 前十字靱帯
　前十字靱帯の付着部位とその走行を示す．

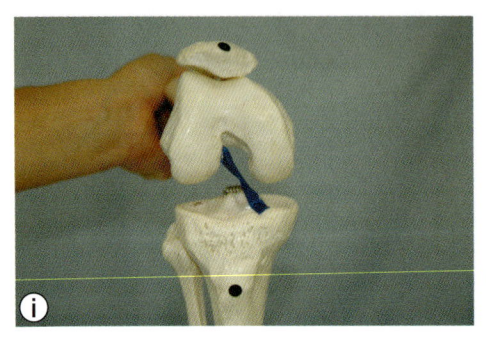

i．脛骨の前顆間区から上外方に走り，大腿骨外側顆の内側につく．

● 前方に移動
　前方移動は健側との比較で判断するが，約6 mm以上の前方移動を認めれば陽性とする．

(4) ラックマンテスト (Lackman's test)

方法

①膝軽度(30°)屈曲位とする．②大腿部と脛骨端を把持する．③脛骨を前方に引く．④脛骨の前方移動量が大きいか，終末抵抗(end point)が消失していれば陽性とする．

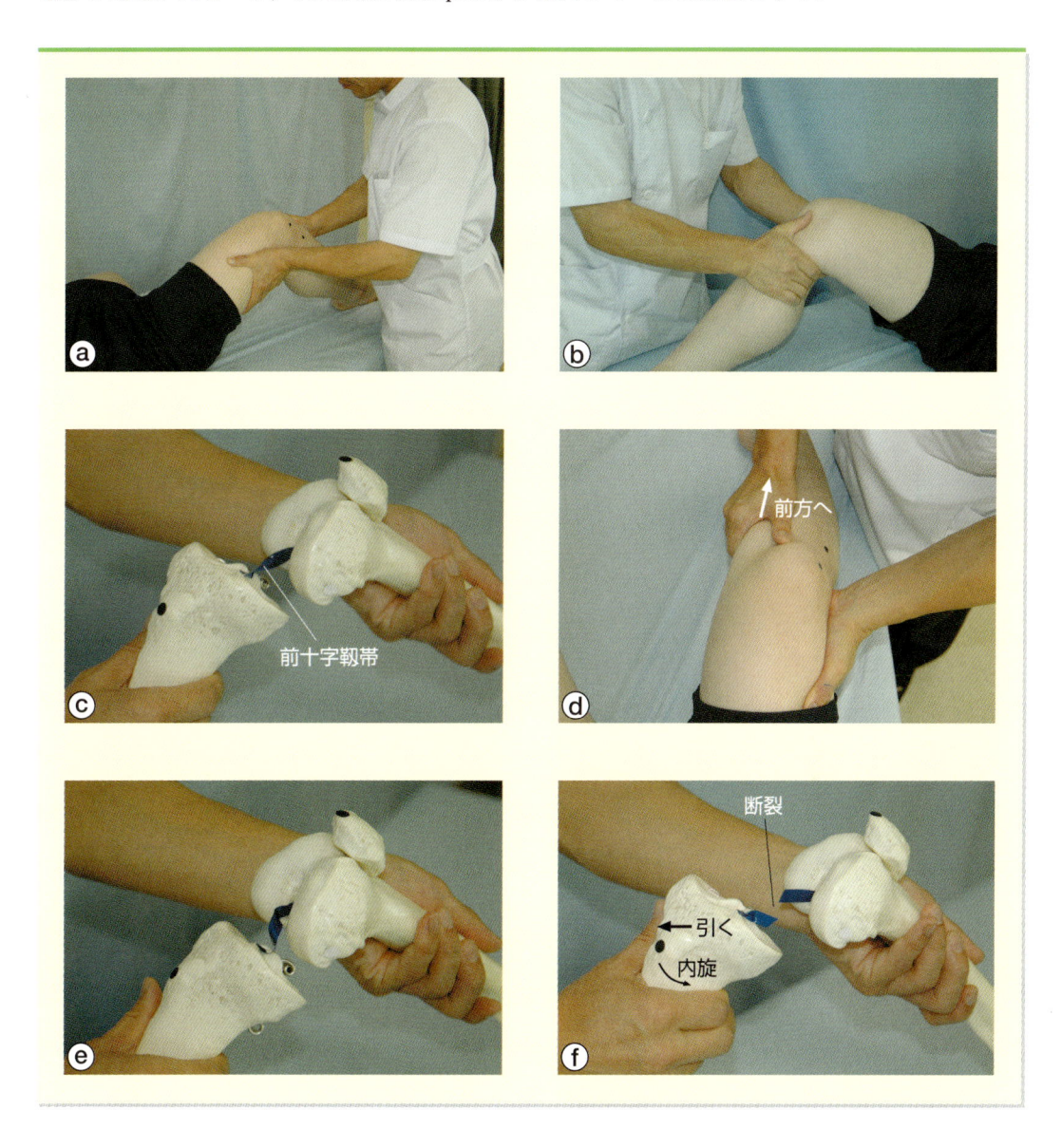

a. 手の位置を示す．左手で大腿部を固定し，右手で脛骨近位を把持して下腿を前方に引き出す．
b. 大腿骨軸に対して脛骨を前方に引くようにする．下腿に内旋を加えながら行うこともある．
c. この時の様子を骨で示す．
d. 上からラックマンテストを観察する．
e. 前十字靱帯の断裂があれば脛骨は前方に移動する．
f. 完全断裂があれば，前方移動は大きくなる．

意 義

本テストにて脛骨の前方移動，あるいは終末抵抗を認めない場合，前十字靱帯の断裂を疑う．

文献　McGee DJ：Orthopedic Physical Assessment, 3rd Ed, Saunders, Philadelphia, 1997

(5) N テスト (Nakajima's test)

方　法

①大腿遠位端（母指は腓骨頭後方にあてる）と足底に手掌をあてて把持する．②下腿を外反・内旋位で膝90°屈曲位から患肢に軸圧を加えながら伸展する．③伸展−30°あたりで亜脱臼様のサイン，あるいは不安感を訴える．

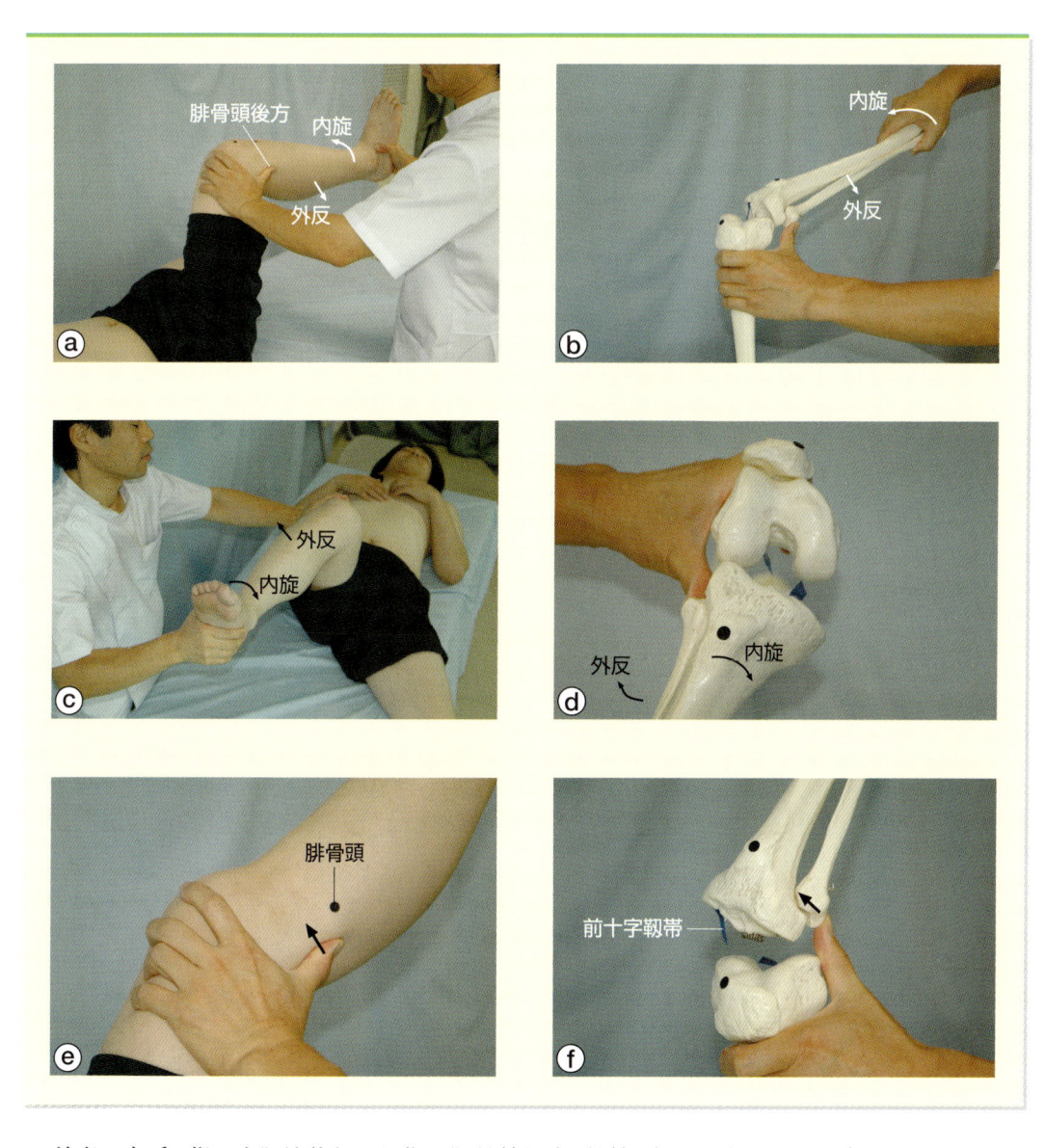

a. 検者の左手4指で大腿遠位部，母指で脛骨外側（腓骨外側）を把持する．右手は足部を持つ．
b. その時の様子を骨で示す．
c. 大腿遠位端と足首を把持し，外反ストレスを加えながら下腿を内旋する．
d. その時の様子を骨で示す．
e. 左手の位置を示す．
f. その時の様子を骨で示す．

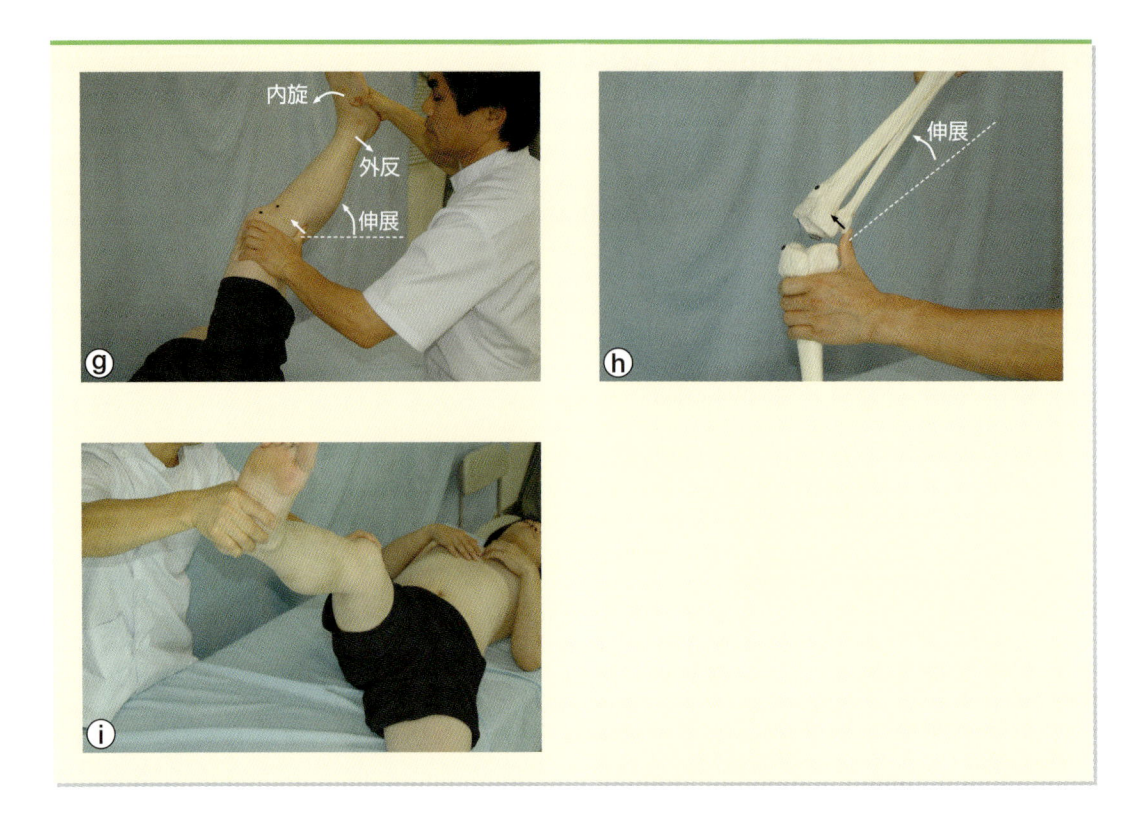

g. その状態から，膝関節を伸展する．母指は腓骨を後方から押すようにする．
h. その時の様子を骨で示す．
i. 膝関節の伸展で脛骨は前方に移動しやすくなり，関節に亜脱臼様のサインや不安感を訴える．

意義

本テストは前十字靱帯損傷の代表的なテスト法であり，患者の愁訴を再現し，確認できる方法といえる．本テストにて脛骨の前方移動や患者の不安感によって陽性と判断した場合，前十字靱帯損傷が疑われる．

文献 Nakajima h：Insufficiency of the anterior cruciate ligament; Review of our 118 cases. Arch Orthop Trauma Surg **95**：233-240, 1979

(6) 軸移動（ピヴォット）テスト（pivot shift test）

方 法

①背臥位をとる．②膝関節を完全伸展位で大腿骨と足底を把持する．③下腿を内旋しながら膝関節に外反を加え屈曲していく．④脛骨の後方移動によって整復される．

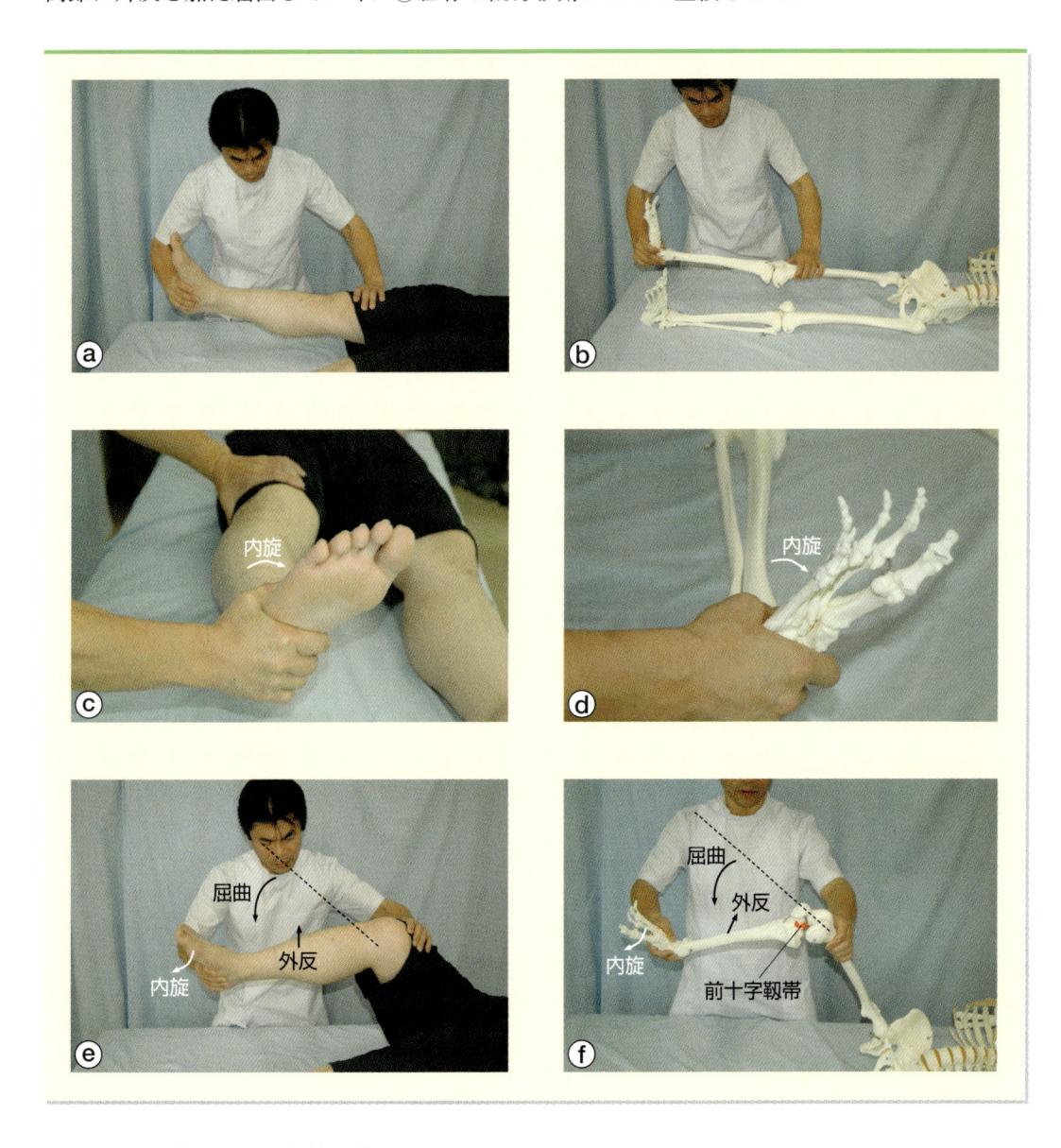

a. 背臥位で膝関節を完全伸展位とする．
b. 骨でその様子を示す．
c. 下腿を内旋する．
d. 骨でその様子を示す．
e. 下腿を内旋しながら膝関節に外反を加えて屈曲していく．
f. 脛骨の後方移動によって安心感が得られる．

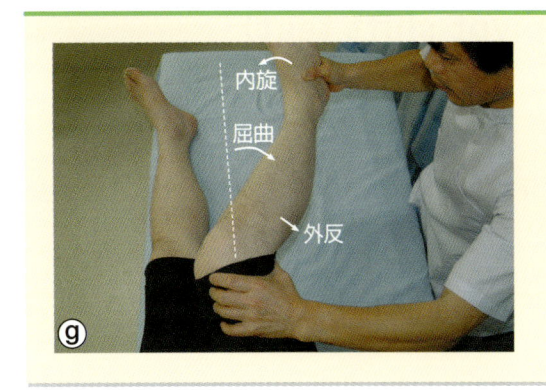

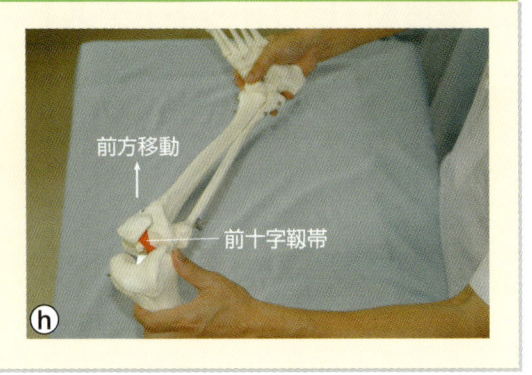

g. 下腿を内旋しながら膝関節に外反・屈曲を加える様子を別方向から示す．
h. 脛骨が後方に移動するのがわかる．

意　義

　本テストは前十字靱帯損傷を評価するテスト法であり，本テストにて脛骨の後方移動や患者の安心感を認めれば陽性と判断する．陽性の場合は前十字靱帯損傷が疑われる．

文献　Gross J et al：Musculoskeletal Examination, Blackwell Science, Cambridge, 1996

●内旋
　前十字靱帯は脛骨の前方移動を制限する以外に脛骨の内旋を制限する．よって，検査肢位はやや内旋位とした方が純粋にこの靱帯をテストすることになる．

(7) 後方引き出し徴候 (posterior drawer test)

方　法

①背臥位とする．②膝関節90°屈曲位，やや内旋位とする．③脛骨を後方に押す．④後方移動を認めれば陽性とする．

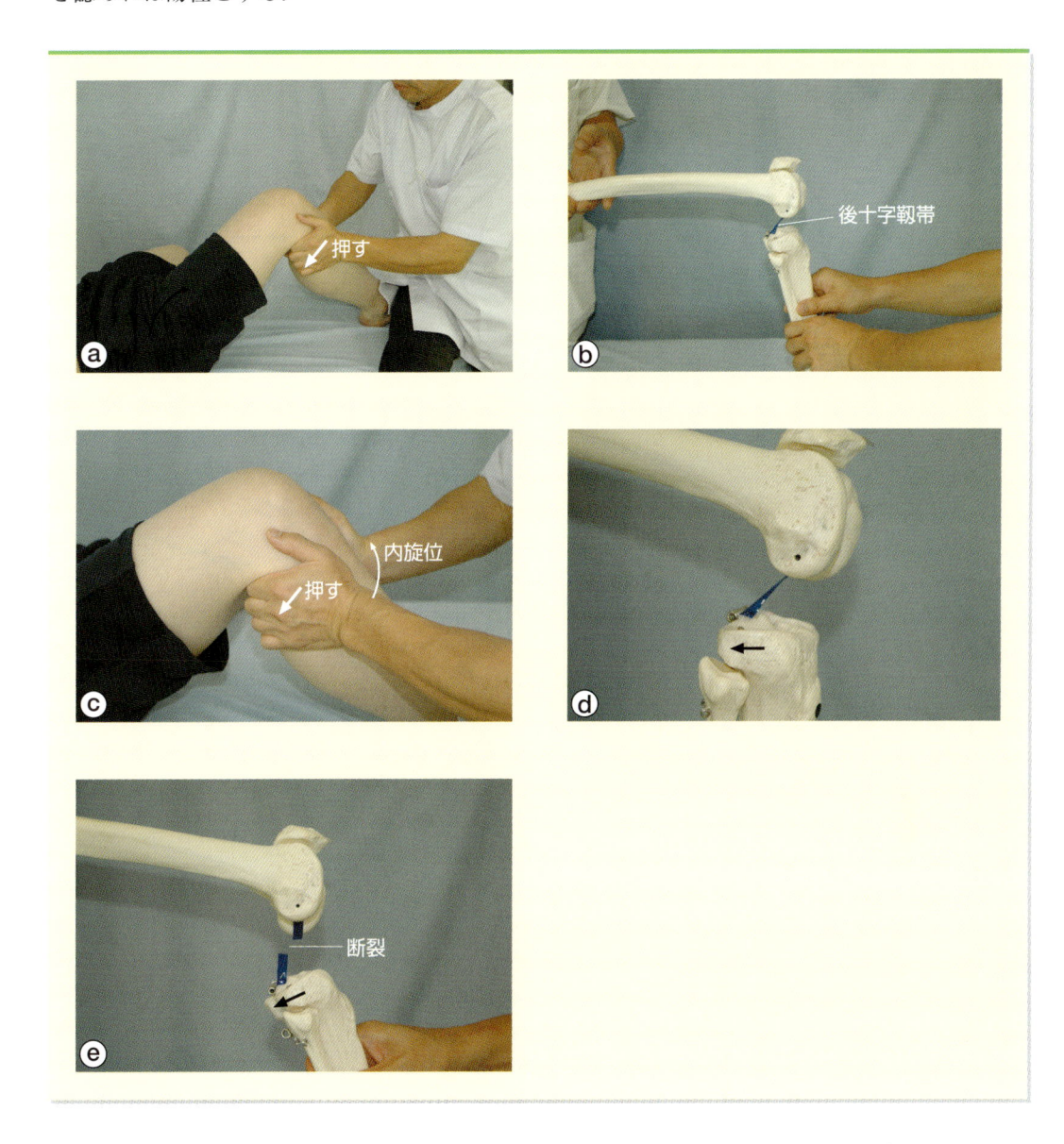

a. 背臥位で膝関節を90°屈曲位とし，患肢足背に腰掛ける．下腿の前面に両手を当てて，大腿四頭筋の弛緩を確認の上で脛骨を後方に押す．
b. その様子を骨で示す．
c. 膝関節90°屈曲位から脛骨を後方に押す．
d. その様子を骨で示す．
e. 断裂があれば，後方移動を認める．

> ### 意　義
> 本テストで脛骨の後方移動が認められれば陽性とする．陽性の場合は後十字靱帯の損傷を疑う．

文献　Gross J, Fetto J：Musculoskeletal Examination, Blackwell Science, Cambridge, 1996

●やや内旋位
　後十字靱帯は脛骨の屈曲・後方移動時と，前十字靱帯と同様に脛骨の内旋時に緊張する．よって，検査肢位はやや内旋位とした方が純粋にこの靱帯をテストすることになる．

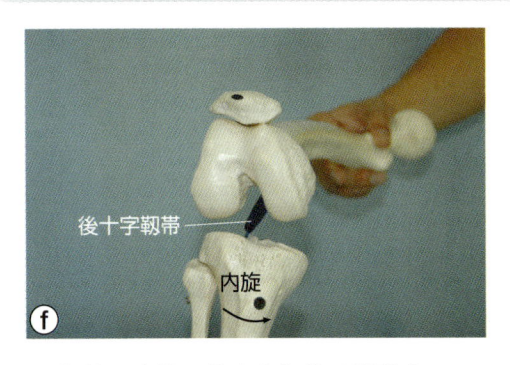

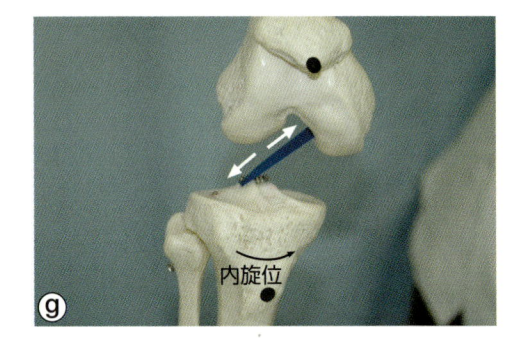

f．脛骨の内旋で後十字靱帯は緊張する．
g．その拡大写真である．

●後方移動
　健側との比較で後方移動量が明らかに大きい場合を陽性とする．また，膝関節を90°屈曲位とした場合，後十字靱帯の損傷が強ければ脛骨は自重によって後方に落下（移動）する．脛骨自身の重量で下方に移動する場合，サギングサイン（sagging sign）陽性という（p.247参照）．

(8) サギングテスト (sagging test) 〔gravity drawer test〕

方法

①背臥位で膝関節90°屈曲位とする．②大腿四頭筋の弛緩を確認の上，側方から脛骨の近位部の高さを観察する．③後十字靱帯に損傷があれば脛骨自身の重量によって下方に落ち込む．

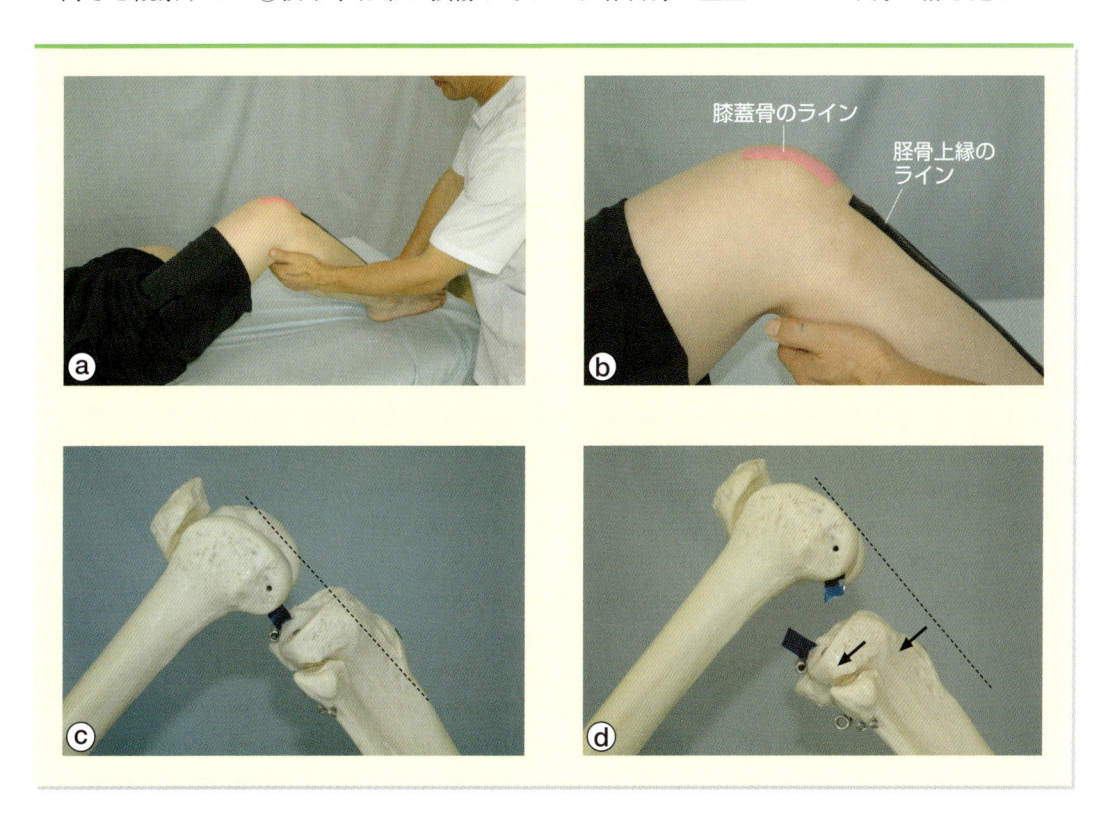

a. 背臥位で膝関節90°屈曲位とし，筋の緊張をなくした上で下腿部を軽く支持してもよい．
b. 膝蓋骨のラインと脛骨上縁のラインの位置を調べる．
c. この時の骨の様子を示す．
d. 後十字靱帯に損傷があれば脛骨自身の重量によって下方に落ち込む．

意義

脛骨自身の重量によって下方に落ち込む場合を陽性とする．その程度から後十字靱帯の損傷が疑われる．

文献　McGee DJ：Orthopedic Physical Assessment, 3rd Ed, Saunders, Philadelphia, 1997

- ●サギングの評価
  グレード1：脛骨顆が大腿骨顆の前にある（c. 正常）．
  グレード2：脛骨顆と大腿骨顆の位置が一致する（靱帯損傷の疑い）．
  グレード3：脛骨顆が大腿骨顆の後にある（d. 靱帯損傷あり）．

(9) アプレー牽引テスト（Apley's traction test）

方 法

①腹臥位をとる．②膝関節90°屈曲位とする．③検者の足で患者の大腿部を固定し，下腿の長軸方向に牽引を加える（この時，下腿に内旋・外旋を加える）．④疼痛を訴えれば陽性とする．

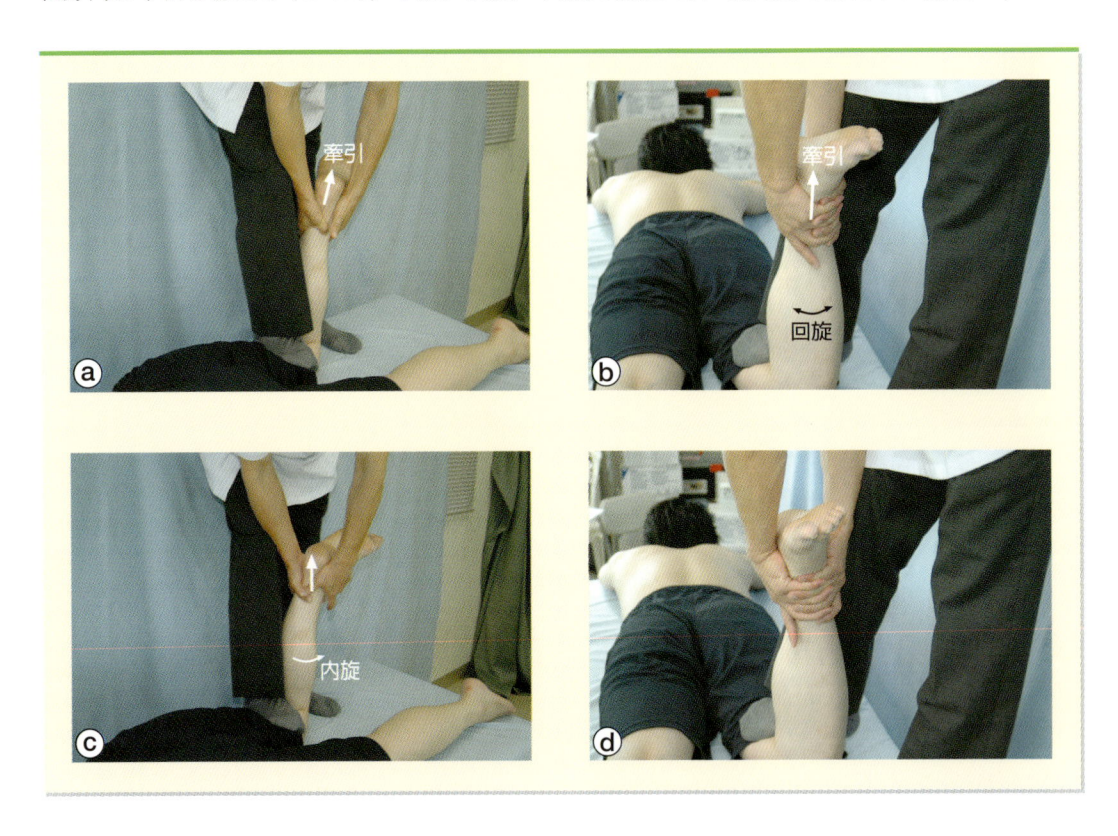

a. 腹臥位で膝関節90°屈曲位とし，検者は足で大腿部後面を押さえて両手で長軸方向に牽引する．
b. 下腿に内旋および外旋を加えて疼痛の有無を確認する．
c. 下腿に内旋を加えて疼痛の有無を確認している．
d. 検査の状況を別の角度から示す．

意 義

内側または外側のいずれかに疼痛を訴えれば陽性とする．疼痛を訴えた側の側副靱帯損傷を疑う．

文献　Apley AG：The diagnosis of meniscius injuries. J Bone Joint Surg **29**：78-84, 1947

● **下腿に内旋および外旋**
　アプレーの牽引テストは側副靱帯損傷の判別を行う上で有効である．その場合，単に牽引を加えるのみでなく下腿に回旋を加えると，損傷部位に外的ストレスとなり症状の把握が容易になる．

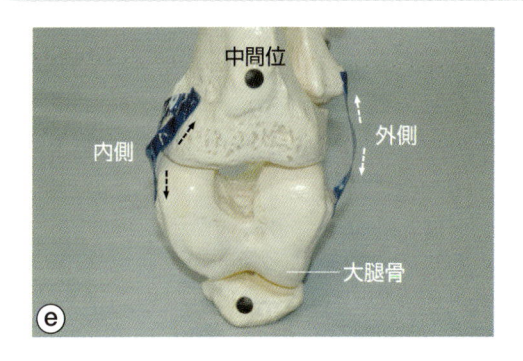

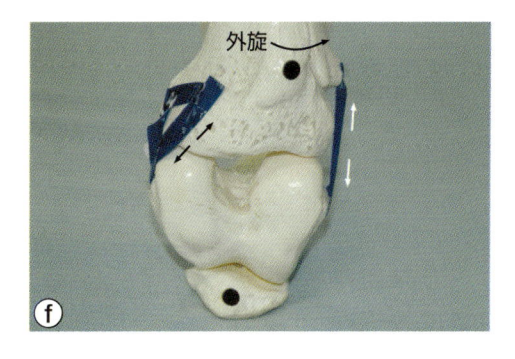

e. 下腿を中間位とした状態を示す．
f. 下腿を外旋すると，内側・外側側副靱帯に張力が加わり症状の把握が容易になる．

● **手を組んで行う**
　検者は手を組んで下腿を回旋，あるいは牽引を行うと患者は足首に痛みを訴えにくい．

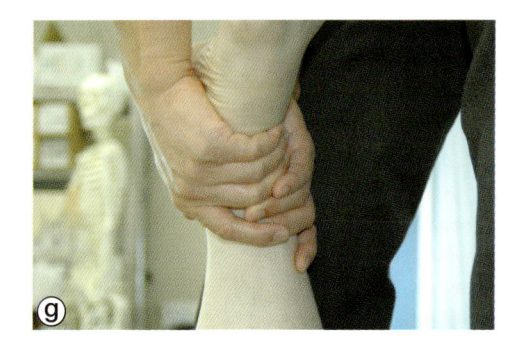

g. 検者が下腿を把持する様子を示す．

(10) 外反ストレステスト (abduction stress test)

> 方 法

①背臥位で膝関節は軽度屈曲位(約30°)とする．②膝関節に外反ストレスを加える．③膝関節内側関節面の離開(動揺)を認めれば陽性とする．

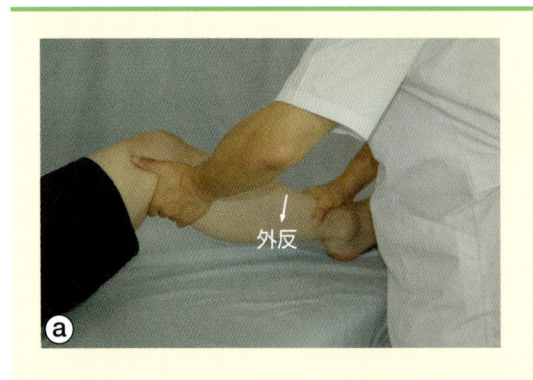

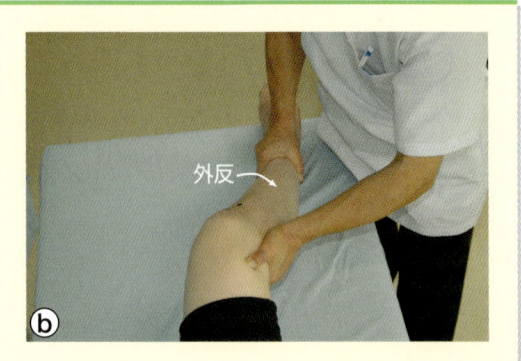

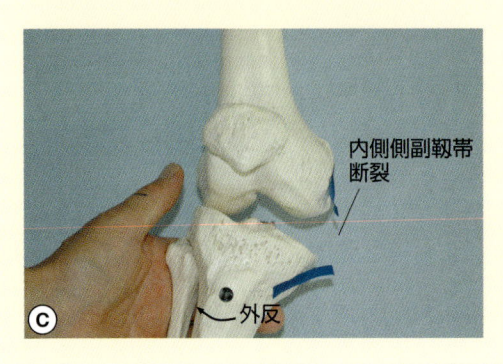

a. 背臥位で膝関節を30°屈曲位とする．外反方向の力が加えられるように下肢をもつ．
b. 徐々に膝関節に外反力を加える．
c. 膝関節の外反により，内側側副靱帯に疼痛，あるいは側方動揺を訴える．

> 意 義

疼痛，あるいは側方動揺を認めれば陽性とする．陽性の場合，内側側副靱帯損傷を疑う．

文献 McGee DJ：Orthopedic Physical Assessment, Saunders, Philadelphia, 1987

●内側側副靱帯
　正常な靱帯の付着部位と方向を示す．損傷があれば外反ストレスで内側の関節面が動揺・離開する．

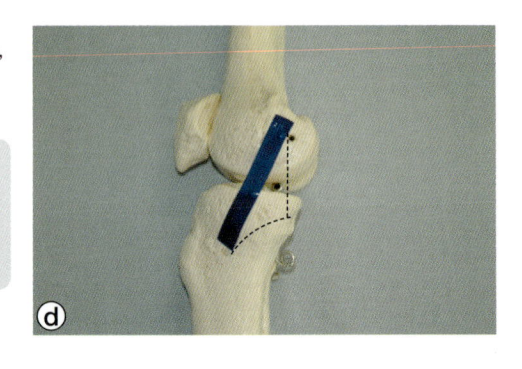

(11) 内反ストレステスト (adduction stress test)

方法

①背臥位で膝関節は軽度屈曲位（30°）とする．②膝関節に内反ストレスを加える．③膝関節外側関節面の離開・動揺を認めれば陽性とする．

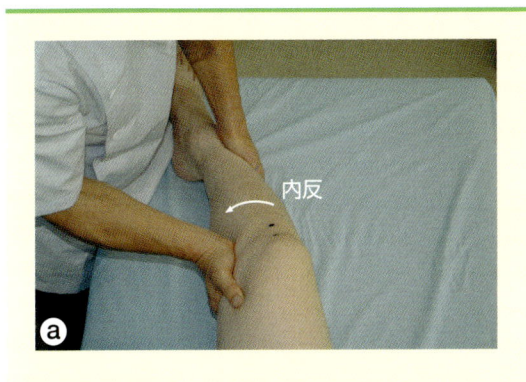

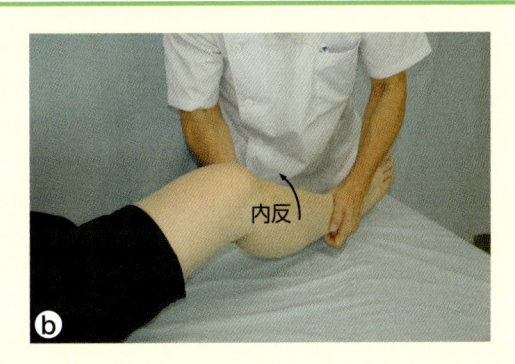

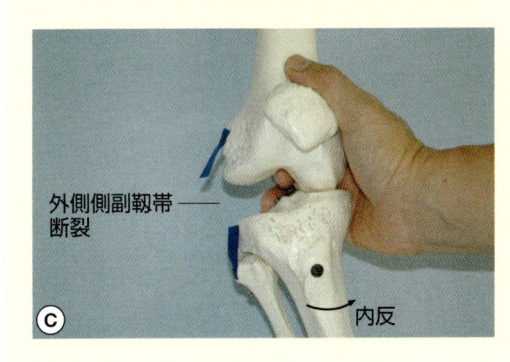

a. 背臥位で膝関節は30°屈曲位とする．内反方向の力が加えられるように下肢をもつ．
b. 徐々に膝関節に内反力を加える．
c. 膝関節の内反により，外側側副靱帯に疼痛，あるいは側方動揺を訴える．

意義

疼痛，あるいは側方動揺を認めれば陽性とする．陽性の場合，外側側副靱帯損傷を疑う．

文献 McGee DJ：Orthopedic Physical Assessment, Saunders, Philadelphia, 1987

●外側側副靱帯
　正常な靱帯の付着部位と方向を示す．損傷があれば内反ストレスで内側の関節面が動揺・離開する．

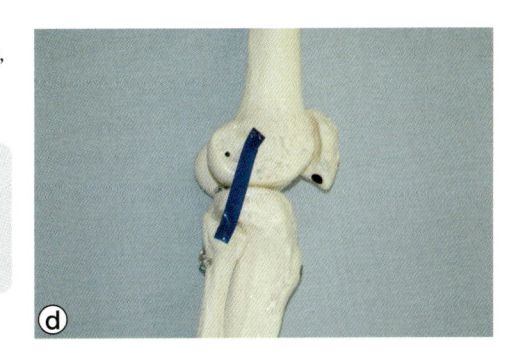

(12) 膝蓋骨圧迫テスト (patella griding test)

方法

①背臥位とする．②膝関節伸展位で膝蓋骨を大腿骨に向けて圧迫しながら，上下，左右に動かす．③痛みを訴えれば陽性とする．

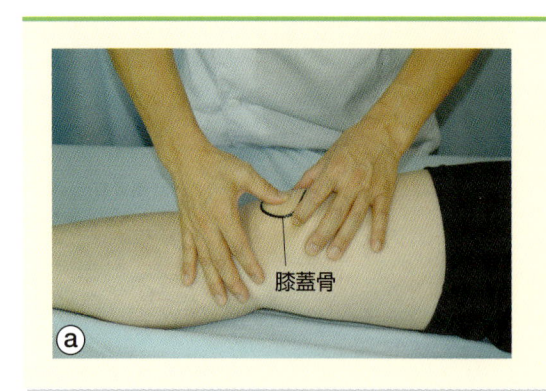

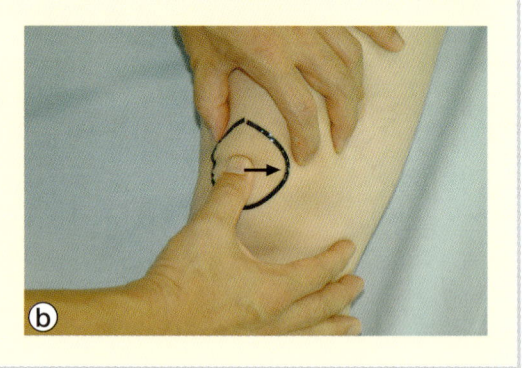

a. 膝関節伸展位で大腿部を固定し，他方の母指で膝蓋骨を大腿骨に向けて圧迫する．関節面に障害があれば膝蓋骨を上下，左右に動かすことで痛み，摩擦音（ザラザラ）を認める．
b. 上からみたテスト法を示す．

意義

本テストで膝蓋骨部に痛み，摩擦音（ザラザラ感）を認めれば，膝蓋大腿関節炎，膝蓋軟骨軟化症（関節軟骨の軟化度，摩耗度）を疑う．変形性膝関節症ではこの部位が膝全体の約40％を占めており，本テストの意義は大きいといえる．

(13) 膝蓋骨不安感テスト (patella apprehension test)

方 法

①膝関節を伸展位とする．②膝蓋骨を外方に押す．③不快感，不安感を訴えれば陽性とする．

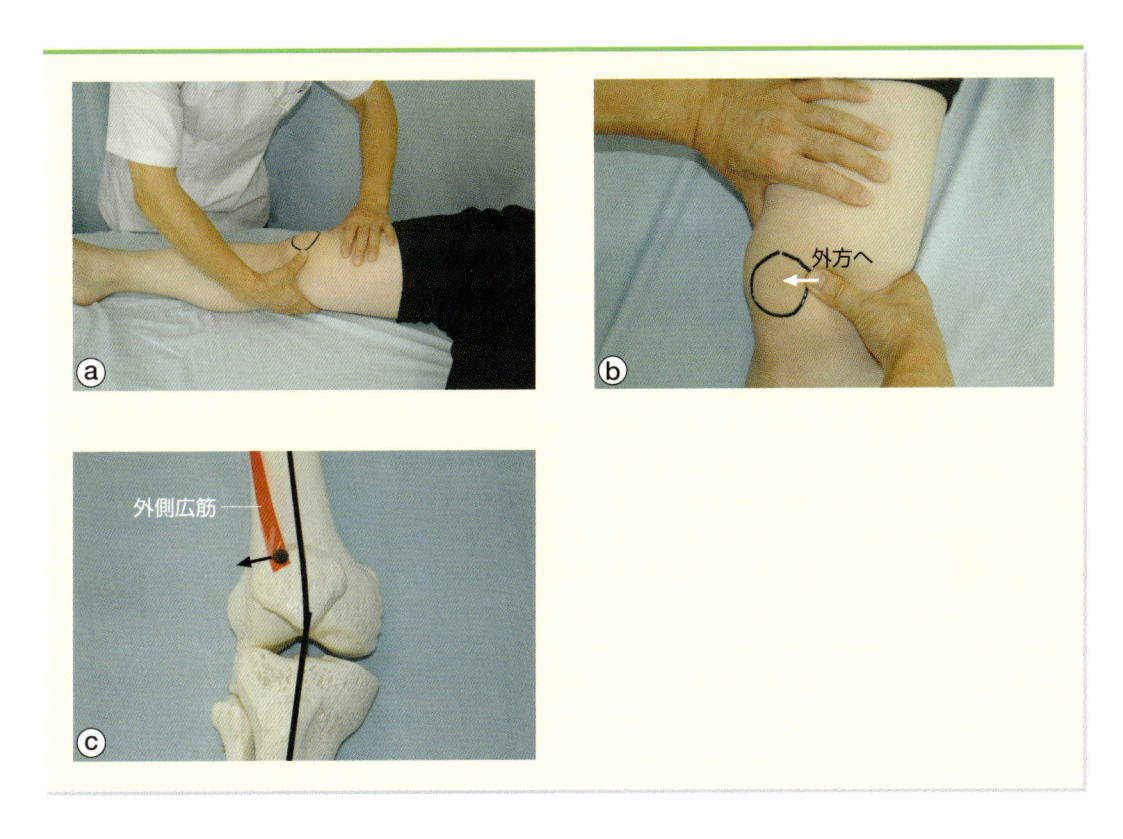

a. 膝関節を伸展位とし，膝蓋骨を外方に押す．
b. 膝蓋骨を外方に押す様子を示す．
c. 膝のアライメントと膝蓋骨の牽引方向を示す．

意 義

本テストで患者が不快感，不安感を訴えれば陽性とする．陽性の場合，習慣性膝蓋骨脱臼の既往を疑う．

文献 Hughston JC, Walsh WM, Puddu G：Patellar Subluxation and Dislocation, Saunders, Philadelphia, 1989

● 膝のアライメント

　大腿脛骨角は約170°であり，基本的に膝蓋骨には外方へのベクトルが作用している．外側広筋のベクトルはさらに膝蓋骨を外方に向ける．

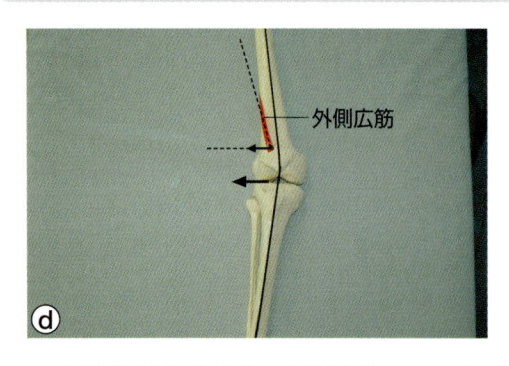

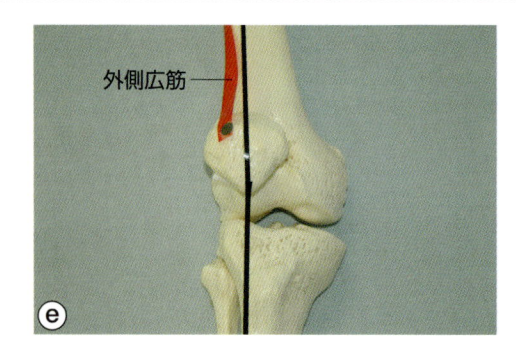

d. 大腿脛骨角を示す．外側広筋のベクトルはさらに膝蓋骨を外方に向ける．よって，膝蓋骨は外方に偏位しやすいといえる．

e. 上記を拡大し，内側から示したものである．

(14) 膝蓋跳動テスト (patella floating test)

方 法

①膝関節を伸展位とする．②手掌で膝蓋骨上部から下方に圧迫する．③他方の指で膝蓋骨に直圧を加える．④浮いた感じを確認すれば陽性とする．

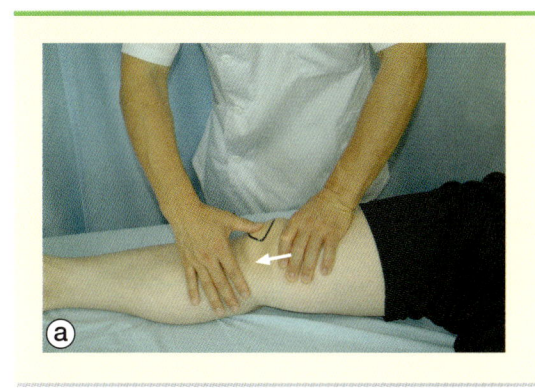

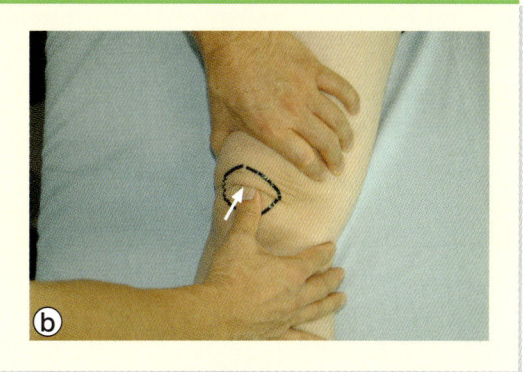

a. 膝関節伸展位で左手の手掌を膝蓋骨上部にあて，末梢に圧迫して関節液を下方に押し込む．
b. 手掌で膝蓋骨の上縁を圧迫し，他方の指で膝蓋骨に軽く圧を加えると，浮いた感じを確認する．

意 義

膝蓋骨を軽く圧し，浮いた感じを確認できれば膝蓋跳動があり，関節水腫が疑われる．

●下方に圧迫
　関節水腫は多くの場合，膝蓋上嚢に貯留している．よって，手掌全体で膝蓋上嚢を下方に圧し，関節包内の関節液を膝蓋骨下に移動させる必要がある．

近年，整形外科ではあまり使用されないテストであるが，円板状半月の厚みを理解する上で参考となるテスト法といえる．

（15）ボンスホームテスト（膝伸展テスト）
　　　（bounce home test）

方　法

①背臥位とする．②膝関節を軽度屈曲位とする．③膝関節を伸展する．④完全伸展ができない．

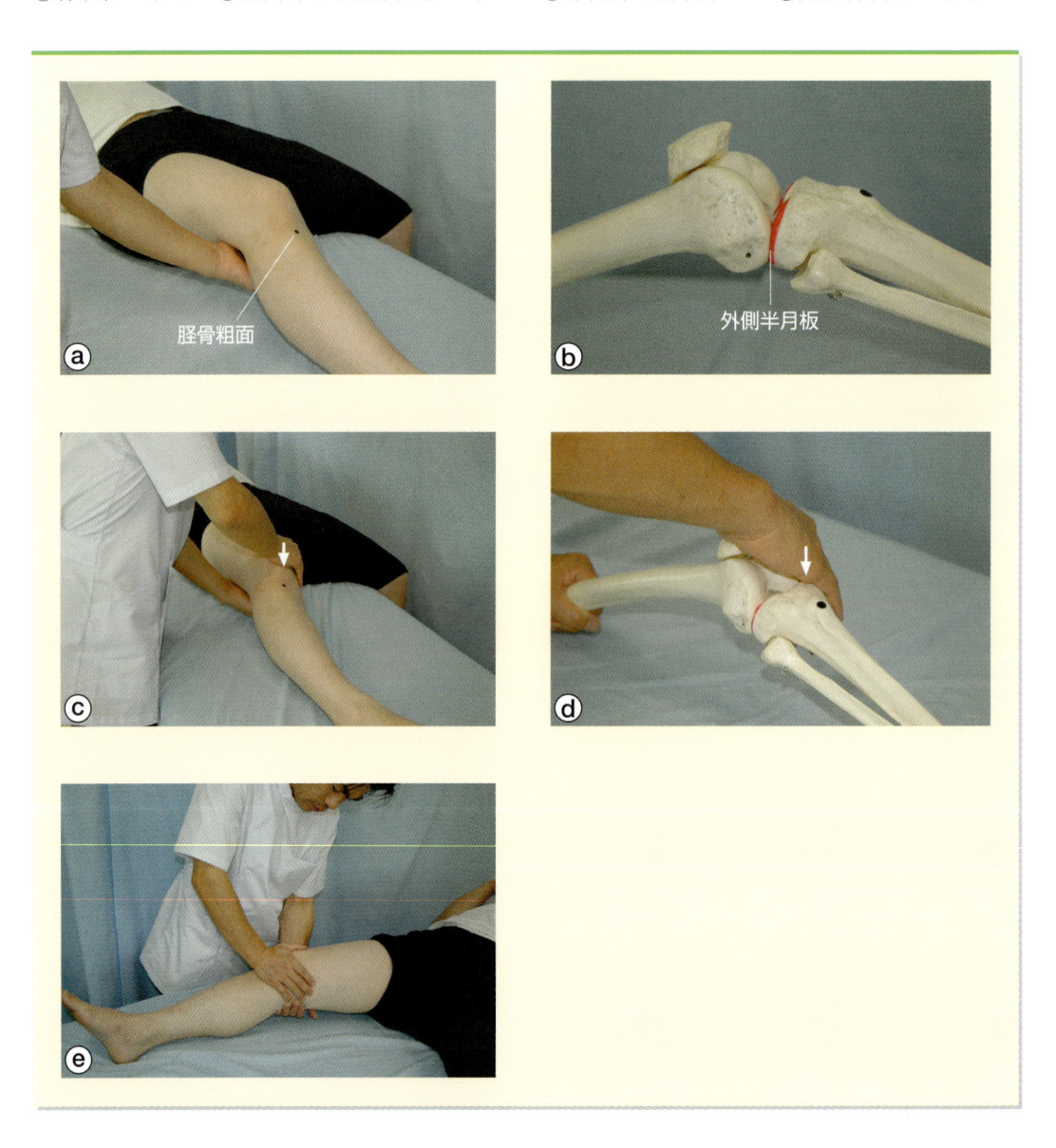

脛骨粗面

外側半月板

a. 背臥位とし，膝関節を軽度屈曲位とする．
b. この時の様子を骨で示す．
c. 膝関節を徐々に伸展する．決して急激に，力強く行ってはならない．
d. この時の様子を骨で示す．
e. 最終伸展を確認する．半月板損傷，あるいは円板状半月があると抵抗を感じる．

意 義

伸展時に抵抗を感じる，あるいは完全伸展ができない場合は陽性とする．陽性の場合は円板状半月の存在が疑われる．

文献 McGee DJ：Orthopedic Physical Assessment, Saunders, Philadelphia, 1987

●円板状半月
　正常な半月板は中央で薄く扁平であるが，中央まで厚くなっているものを円板状半月板（discoid type）という．この形態異常の発現は外側半月板に多く，わが国では比較的多くみられる．円板状半月板は適合の悪さから臨床症状を呈することになる．

X 足関節

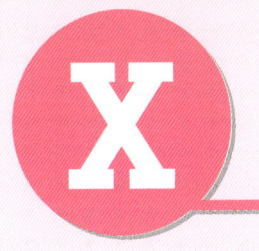

(1) 内果
(2) 載距突起
(3) 舟状骨結節
(4) 内側楔状骨
(5) 第1中足骨頭
(6) 踵骨隆起
(7) 三角靱帯
(8) 脛舟部
(9) 前脛距部
(10) 脛踵部
(11) 後脛距部
(12) 屈筋支帯
(13) 後脛骨筋
(14) 長指屈筋
(15) 後脛骨動脈
(16) 後脛骨静脈
(17) 脛骨神経
(18) 長母指屈筋

(19) 長母指屈筋腱溝
(20) 外果
(21) 第5中足骨底
(22) 第5中足骨頭
(23) 前距腓靱帯
(24) 踵腓靱帯
(25) 後距腓靱帯
(26) 上腓骨筋支帯
(27) 下腓骨筋支帯
(28) 長腓骨筋
(29) 短腓骨筋
(30) 舟状骨
(31) 立方骨
(32) 内側楔状骨
(33) 第5中足骨
(34) 前脛腓靱帯
(35) 後脛腓靱帯
(36) 二分靱帯

(37) 踵立方靱帯
(38) ヘンケ(Henke)の軸
(39) 前脛骨筋
(40) 長母指伸筋
(41) 長指伸筋
(42) 第3腓骨筋
(43) 上伸筋支帯
(44) 下伸筋支帯
(45) 下腿踵骨角
(46) 長足底靱帯
(47) 短足底靱帯
(48) 底側踵舟靱帯(バネ靱帯)
(49) 第1中足骨底
(50) 距骨傾斜角
(51) 脛骨の関節後面
(52) 距骨の関節後面
(53) 距骨滑車関節前方
(54) 距骨滑車関節後方

足関節の特徴

関節包を有する距腿関節（狭義の足関節）と関節包を有しない靱帯性結合の下脛腓関節で構成される．また，三つの関節からなる距踵関節（距骨下関節）との複合体として広義の足関節をつくる．

1 視診・触診

A. 内　側

(1) 静的観察

❶

ⓐ

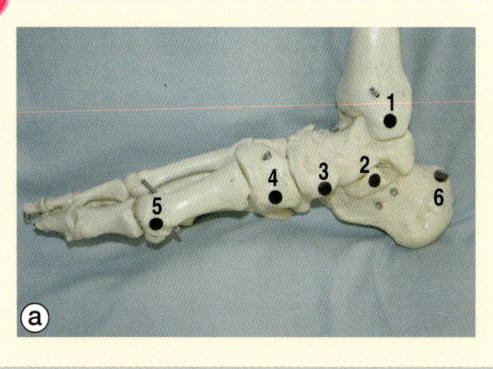

骨指標を知る

内側でみられる骨指標として内果(1)，載距突起(2)，距骨頭，舟状骨結節(3)，内側楔状骨(4)，第1中足骨頭(5)，踵骨隆起(6)がある．

a. 内側でみられる骨指標を示す．主なものは，内果(1)，載距突起(2)，舟状骨結節(3)，内側楔状骨(4)，第1中足骨頭(5)，踵骨隆起(6)である．特に，踵骨─距骨─舟状骨─内側楔状骨─第1中足骨の五つの骨は内側アーチを構成する．

❷

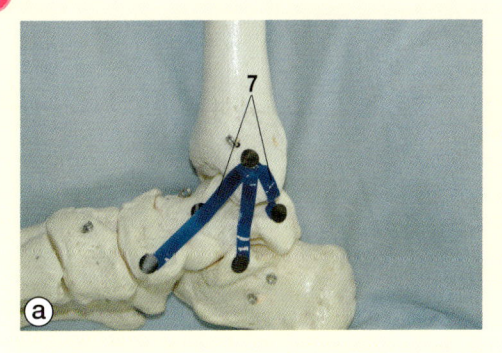

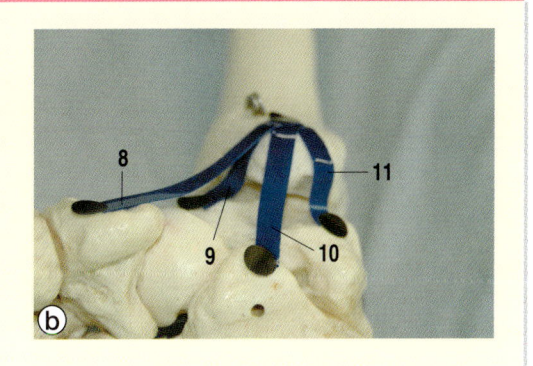

靱帯を知る

足関節の内側には大変強固な三角靱帯がある．脛骨内果から舟状骨にいく脛舟部・脛踵部（浅層），距骨に行く前脛距部，後脛距部（深層）の四つがある．

a. 三角靱帯（7）を示す．
b. 三角靱帯を拡大する．前から脛舟部（8），前脛距部（9），脛踵部（10），後脛距部（11）である．

(2) 動的観察

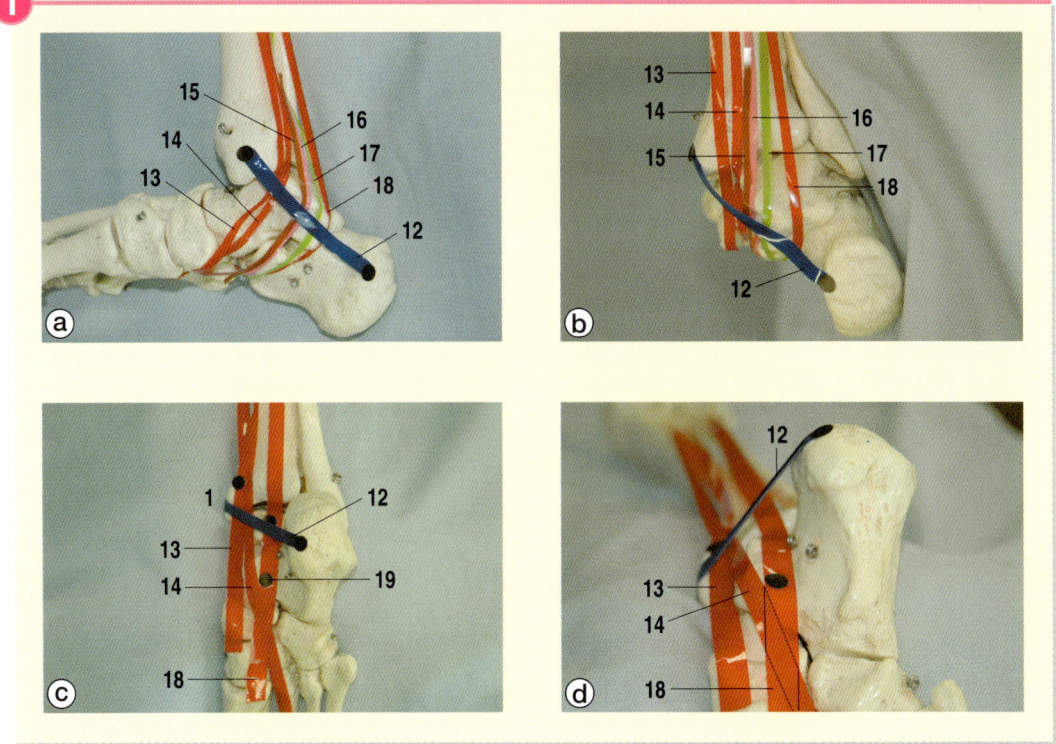

❶

足根管を知る

　内側には内果から踵骨に至る屈筋支帯(12)があり，足根骨との間に足根管を形成する．足根管の中には三つの筋肉と後脛骨動・静脈，脛骨神経が走行し，絞扼神経障害をきたす部位でもある．

a. 足根管を示す．内果側より，後脛骨筋(13)，長指屈筋(14)，後脛骨動脈(15)・静脈(16)，脛骨神経(17)，長母指屈筋(18)の順に並んでいる．
b. 内後方より観察した足根管を示す．
c. 足根管を通る筋肉は三つあり，内果(1)の内果溝を通過して足底に至る後脛骨筋(13)，その後方を通過する長指屈筋(14)，さらにその後方にある長母指屈筋(18)がみられる．特に長母指屈筋(18)は距骨と踵骨の載距突起下にある長母指屈筋腱溝(19)を通って母指の末節骨底に着くきわめて強力な筋肉である．
d. 足根管を通る三つの筋肉を拡大したものである．

B. 外　側

（1）静的観察

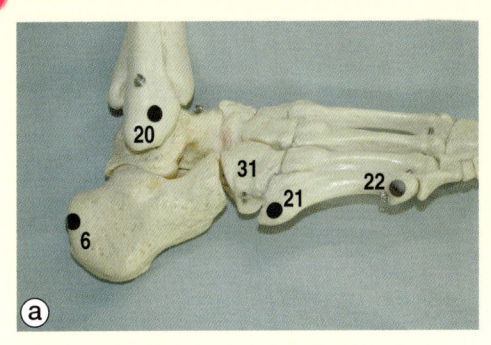

❶

骨指標を知る

外側でみられる骨指標として外果，第5中足骨底・頭，踵骨隆起がある．

a. 外側でみられる骨指標を示す．主なものは，外果(20)，第5中足骨底(21)・頭(22)，立方骨(31)，踵骨隆起(6)である．特に，踵骨−立方骨−第5中足骨頭の三つの骨は外側アーチを構成する．

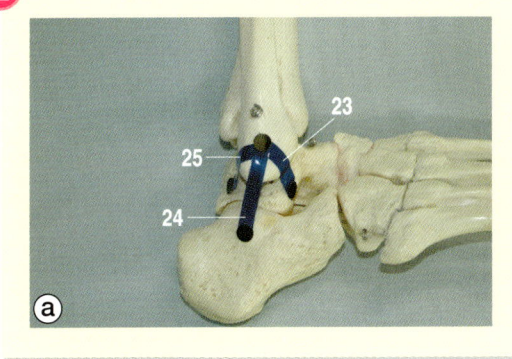

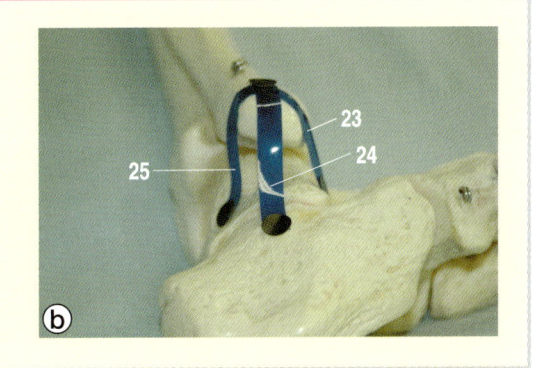

❷

靱帯を知る

外側にある靱帯には，前距腓靱帯(23)，踵腓靱帯(24)，後距腓靱帯(25)の三つがある．

a. 外側の靱帯として，前から前距腓靱帯(23)，踵腓靱帯(24)，後距腓靱帯(25)がある．
b. 足底から前距腓靱帯(23)，踵腓靱帯(24)，後距腓靱帯(25)を拡大して観察したものである．

X 足関節

（2）動的観察

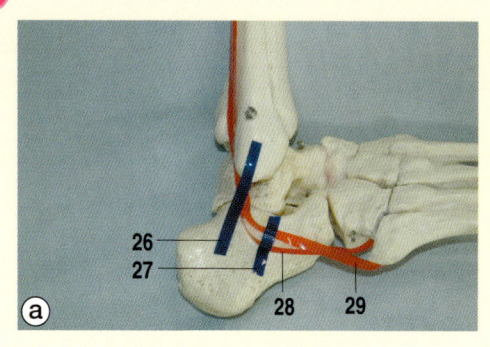

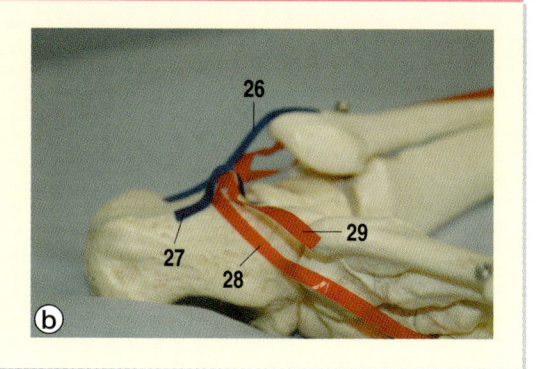

❶

上・下腓骨筋支帯を知る

　外側には外果から踵骨に至る上腓骨筋支帯（26）と踵骨のみにある下腓骨筋支帯（27）があり，長腓骨筋（28），短腓骨筋（29）を固定している．長腓骨筋（28）は支帯を通過後に立方骨の長腓骨筋腱溝を通って足底に回り，内側楔状骨と第1中足骨底の下面に着く．短腓骨筋（29）は支帯を通過後に第5中足骨底の下面につく．

a. 上腓骨筋支帯（26），下腓骨筋支帯（27）と長腓骨筋（28），短腓骨筋（29）を示す．
b. 足底の外側より上腓骨筋支帯（26），下腓骨筋支帯（27）をみたものである．

C. 前　方

(1) 静的観察

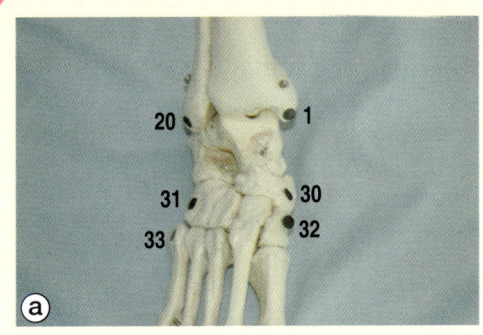

骨指標を知る

前方から内果 (1)，外果 (20)，舟状骨 (30)，立方骨 (31)，内側楔状骨 (32)，第5中足骨 (33) を触診できる．

a. 足を前上方から観察する．

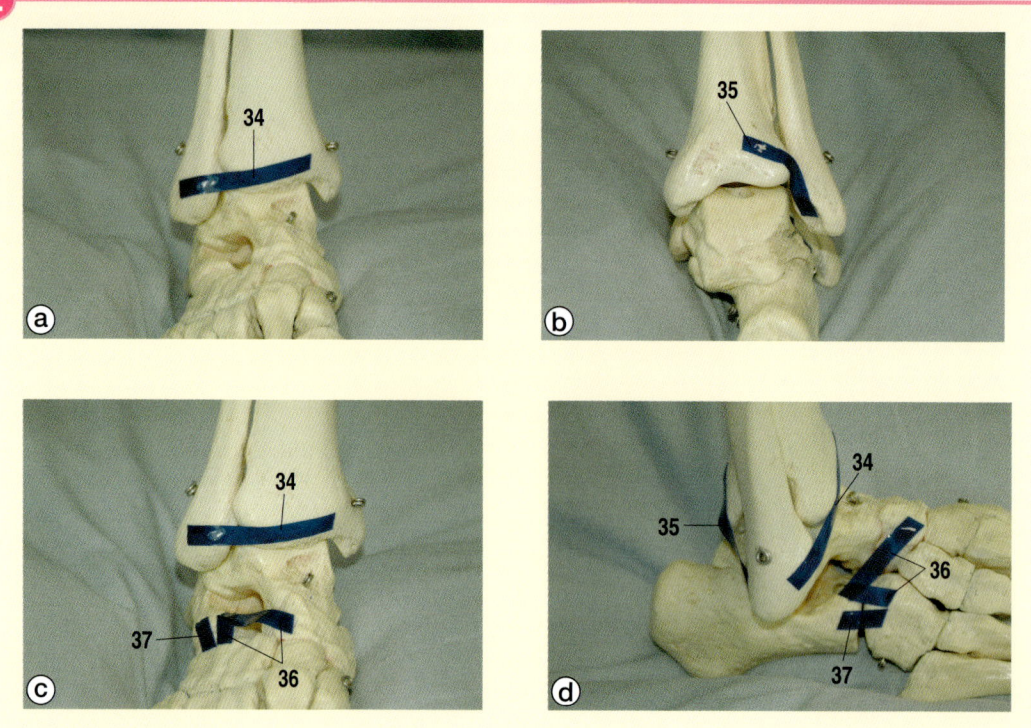

靱帯を知る

　下腿腓関節は関節軟骨を持たない靱帯結合の関節である．ただし，脛骨は内果の内果関節面で，腓骨は外果の外果関節面とで解剖学的関節を構成する．前方には前脛腓靱帯(34)，後方には後脛腓靱帯(35)があって両骨間の離開を防いでいる．

a. 前方の前脛腓靱帯(34)を示す．
b. 後方の後脛腓靱帯(35)を示す．
c. 前方には前脛腓靱帯(34)と近位足根骨にある二分靱帯(36)，踵立方靱帯(37)を観察する．
d. やや外側から前脛腓靱帯(34)と二分靱帯(36)，踵立方靱帯(37)を観察する．

❸

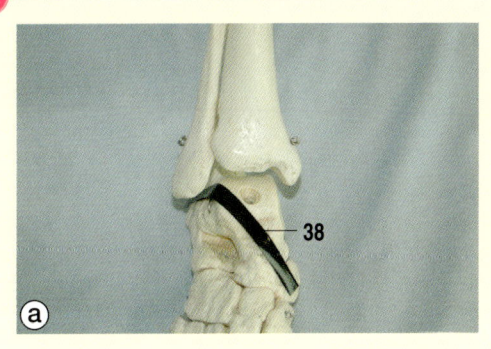

運動軸を知る

　足部の運動軸は距骨頭と踵骨隆起(外側結節)を結んだラインである．この軸をヘンケ(Henke)の軸(38)という．

(2) 動的観察

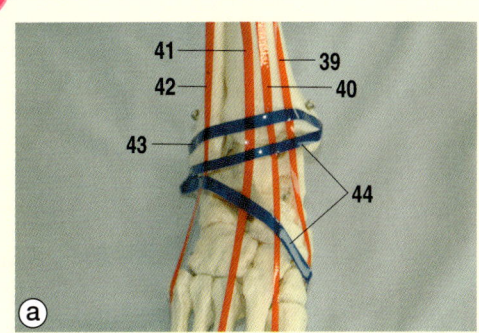

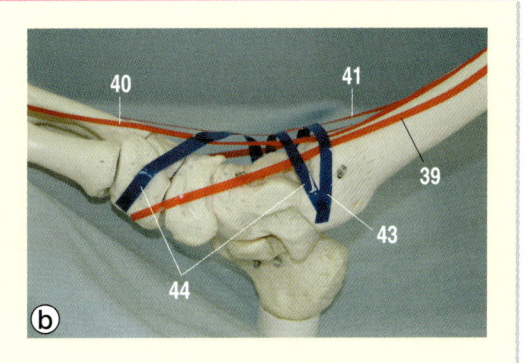

❶

足背の筋を知る

　足背の筋は内側から前脛骨筋(39)，長母指伸筋(40)，長指伸筋(41)，第3腓骨筋(42)である．これらは内果と外果にある上伸筋支帯(43)，踵骨から内果と内側楔状骨に至る下伸筋支帯(44)によって足部に固定されている．

a. 足背の筋を示す．
b. 足背の筋を内側から示したものである．

Ⅹ 足関節

D. 後方・足底

(1) 静的観察

①

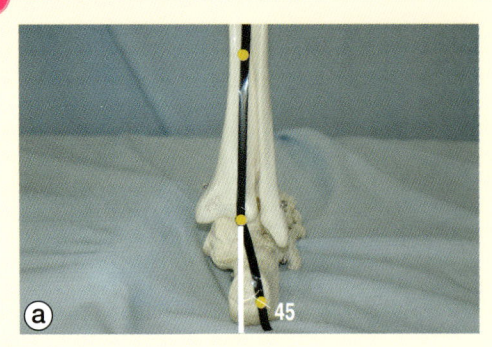

アライメントを知る

下腿踵骨角は足部の形態に大きく影響するため，もっとも必要とされる計測法である．

a. 下腿踵骨角（45）の計測法を示す．

②

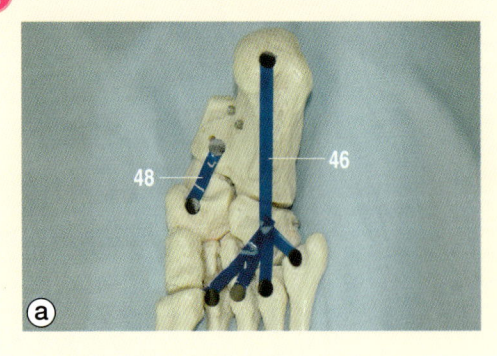

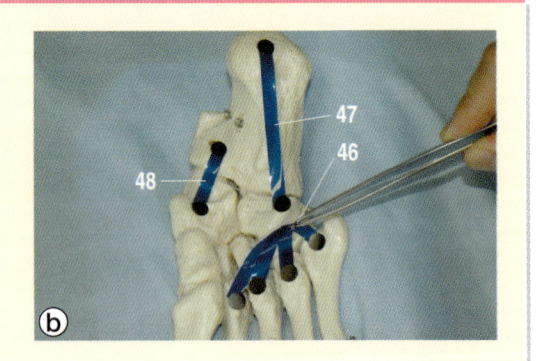

靱帯を知る

足底にある主な靱帯として，外側の浅層に長足底靱帯(46)(踵骨から第2〜5中足骨底にいく)，その深層に短足底靱帯(47)(底側踵立方靱帯)がある．これは外側アーチに関係する．また，内側には底側踵舟靱帯(48)(バネ靱帯)があって内側アーチに重要である．

a. 表在にある足底の靱帯を示す．
b. 長足底靱帯（46）を切離するとその下に短足底靱帯（47）がみえる．

(2) 動的観察

❶

a.

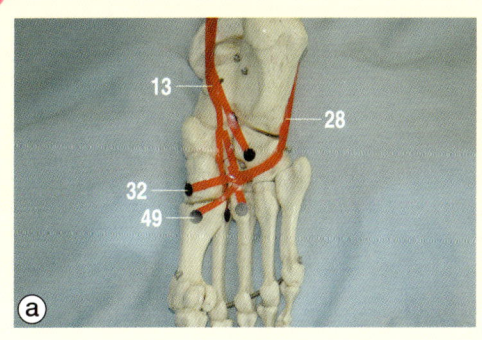

"腱性の吊り包帯"とアーチ保持を知る

　足底には外側から長腓骨筋 (28) が入り込み，足底を横断して内側楔状骨 (32) と第1中足骨底 (49) の下面につく．また，後脛骨筋 (13) は内側から足底に入り，舟状骨，立方骨，第2, 3楔状骨と中足骨底につく．これら二つの筋は足底で交差してアーチを高める作用を行っている．その意味から，"腱性の吊り包帯"といわれている．足底アーチを強化するための運動療法として，これら2筋の筋力強化がすすめられる．

a. "腱性の吊り包帯"を示す．

E. その他，検査上必要な知識を知る

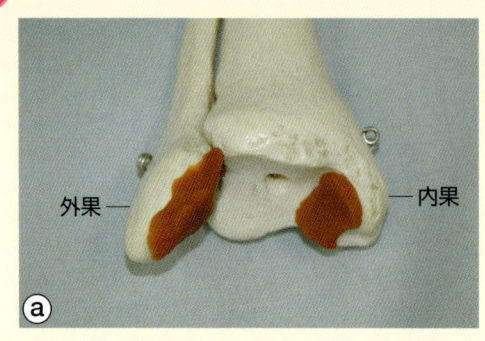

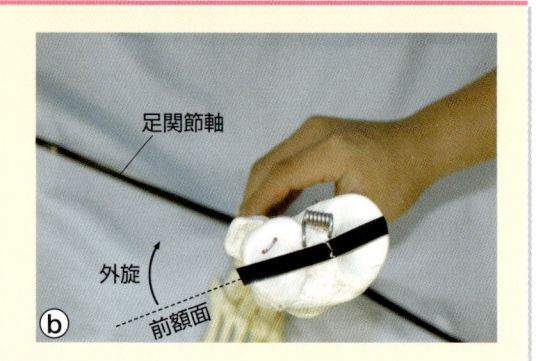

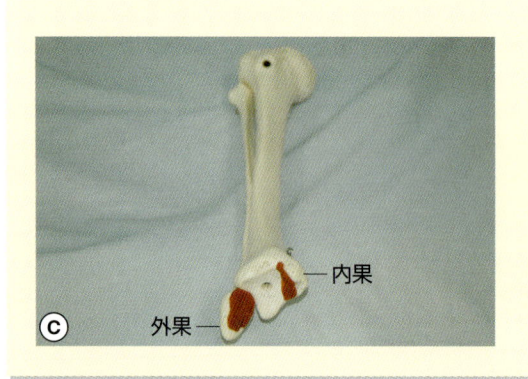

❶

内果，外果

　関節面の大きさ，長さにおいて内果より外果が大きく，外果は後方に位置する．特に膝関節前額面に対して足関節軸は20～30°外旋する．

a. 内果，外果の関節面の大きさは外果の方が大きく，距骨との接触面積が大きいことが理解できる．
b. 膝関節を水平面で見た場合，膝関節の前額面に対して足関節は20～30°外旋している．
c. b.で示したように，足関節の外旋は内果に比べて外果が後方に位置していることからもわかる．

❷

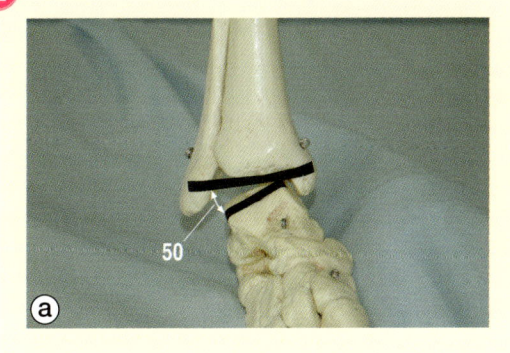

距骨傾斜角

脛骨関節面の下縁と距骨上縁のなす角を距骨傾斜角（50）という．この傾斜角は約30°底屈位で足関節の内反強制を行いX線前後像を撮影することで得られる．正常値は0～5°である．

a. 距骨傾斜角（50）を示す．異常な場合は前距腓靱帯，踵腓靱帯の断裂，関節包の前方の断裂を疑う．

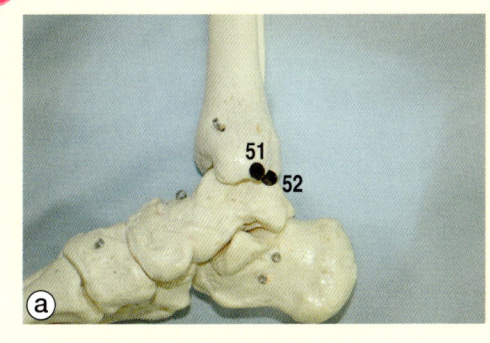

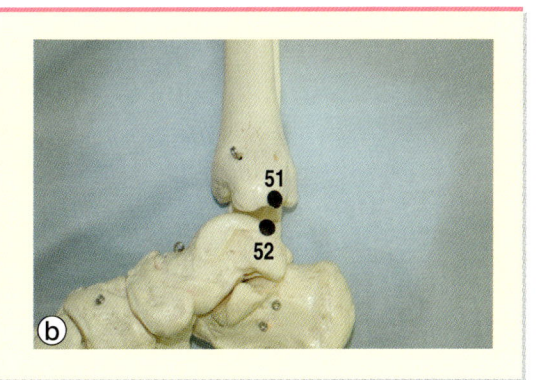

❸

前方引き出し（脛骨下端後部−距骨上端後部）

脛骨を固定して足関節軽度底屈位で足部を前方に引く．X線撮影では脛骨に重錘（5 kg程度）をおき側面から撮影する．正常値は0～3 mmである．

a. 外力を加えていない状態で，脛骨の関節後面（51）と距骨の関節後面（52）の距離を計測する．
b. 前方に引き出して，脛骨の関節後面（51）と距骨の関節後面（52）の距離を計測し，この間の移動距離を求める．

❹

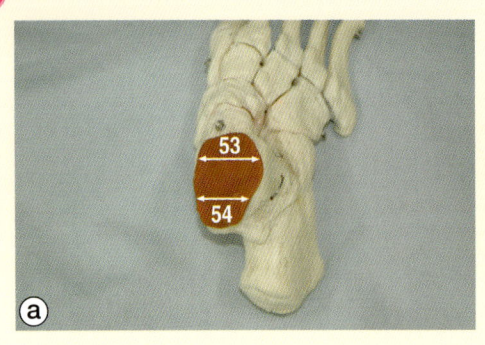

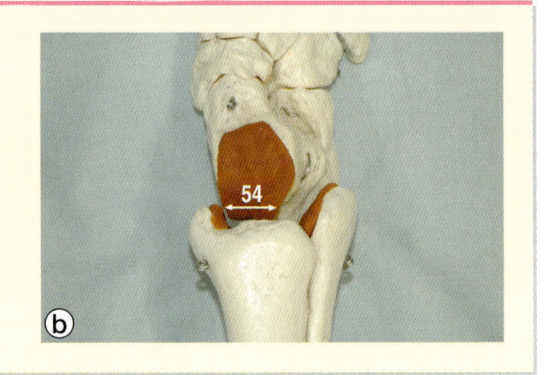

距骨滑車の前縁，後縁の幅の違いとその意義

　距骨滑車の関節面前縁と後縁では横幅の長さに違いがあり，前縁は長く後縁は短い．このことは，底屈時に足関節の可動性が高くなることを示す．

a. 距骨滑車の関節面は前方（53）で広く後方（54）で狭くなっている．
b. a.から，足関節底屈時は関節の遊び（joint play）ができ，足関節の内反・外反が可能となる．逆に背屈時は関節内の遊びがなく，側方の動きは制限される．

2 代表的なテスト

(1) 前方引き出しテスト (anterior drawer test)

方法1　背臥位でのテスト法

①背臥位とする．②足関節は底屈15°前後とし，脛骨を前方から保持する．③踵の後面を手掌で包む．④踵を前方に引き，その時の移動量を健側と比較する．⑤陽性の場合，前距腓靱帯・踵腓靱帯損傷を疑う．

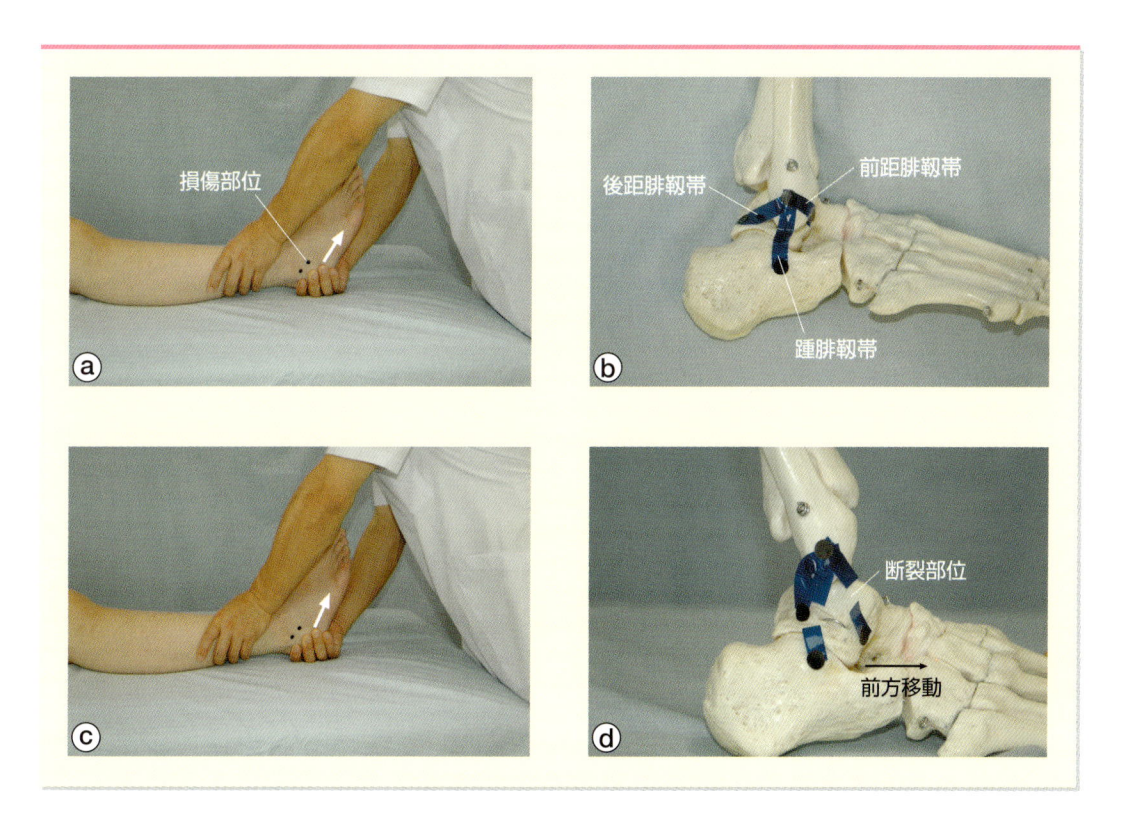

a. 足関節をやや底屈位で脛骨を前方から，他方の手掌で踵の後面を包み前方に引く．
b. 外側にある前距腓靱帯・踵腓靱帯の位置を示す．
c. 前方への移動量を健側と比較する．
d. 断裂により，前方へ移動した前距腓靱帯・踵腓靱帯を示す．

方法2　腹臥位でのテスト法

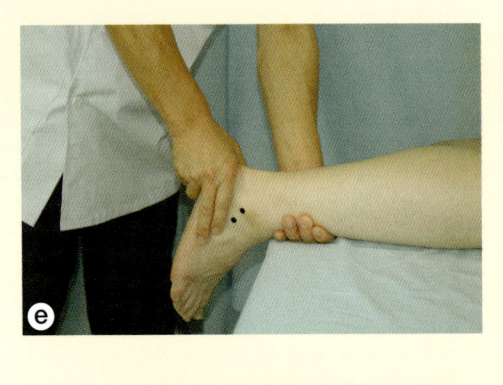

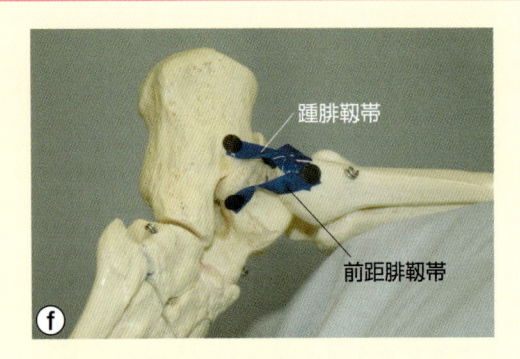

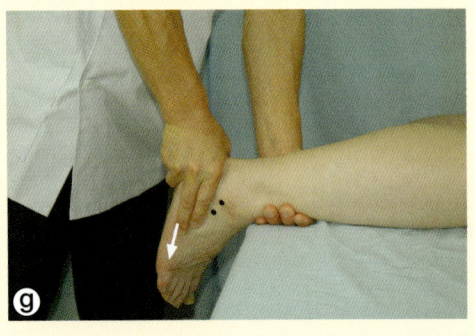

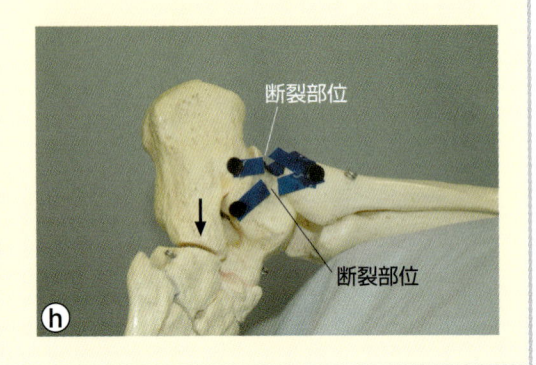

e. 腹臥位での検査法を示す．基本的操作は背臥位での方法と同じである．
f. 外側にある前距腓靱帯・踵腓靱帯の位置を示す．
g. 足関節をやや底屈位で脛骨を前方から，他方の手掌で踵の後面を包み下方に押す．
h. 断裂により，足部が前方へ移動した場合の前距腓靱帯・踵腓靱帯を示す．

意 義

　足部が前方へ移動した場合，前距腓靱帯，踵腓靱帯の損傷が疑われる．同時に，靱帯の不安定性（ligamentous instability）も考えられる．ストレスX線像では3〜5 mm以上の前方引き出しを陽性としている．

文献　Hoppenfeld S：Physical Examination of the Spine and Extremities, Appleton-Century-Crofts, New York, p127, 1976

●前距腓靱帯・踵腓靱帯損傷
　正常では，足関節底屈位で前距腓靱帯，背屈位では踵腓靱帯が緊張する．テストから足部が前方に移動すれば前距腓靱帯，あるいは踵腓靱帯損傷を疑う．前距腓靱帯単独の損傷であれば距骨の外側のみが前方に移動する．これらの靱帯は解剖学的に関節包内靱帯といえる．

(2) 後方引き出しテスト (posterior drawer test)

方法

①背臥位とする．②足関節を底屈15°前後とし，脛骨後方を手掌で保持する．③足背を反対の手掌で包んで足部を後方に押す．④後方への移動量を健側と比較する．⑤陽性の場合は後距腓靱帯の損傷を疑う．

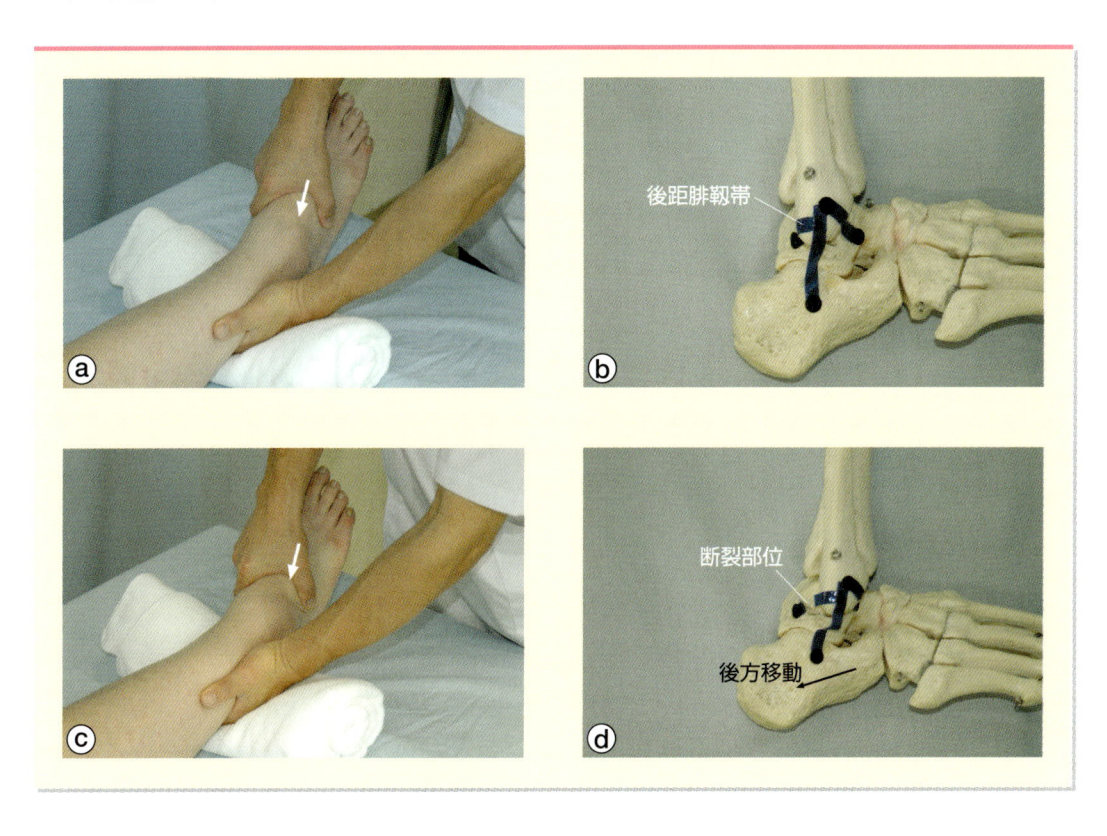

a. 足関節を底屈位で足部を後方に押す．
b. 外側にある後距腓靱帯の位置を示す．
c. 後方への移動量を健側と比較する．
d. 断裂により，足部が後方へ移動した場合の後距腓靱帯損傷を示す．

意義

足部が後方へ移動した場合，後距腓靱帯の損傷が疑われる．同時に，靱帯の不安定性も考えられる．

文献 Hoppenfeld S：Physical Examination of the Spine and Extremities, Appleton-Century-Crofts, New York, p127, 1976

● 後距腓靱帯損傷
　足部が後方へ移動した場合，後距腓靱帯の断裂が疑われる．

（3）内側不安定性テスト（medial instability test）

方法

①足関節底屈15°前後で下腿と足底を把持する．②内がえしを強制する．③内反動揺性を健側と比較する．④動揺を認めれば前距腓靱帯・踵腓靱帯の損傷を疑う．

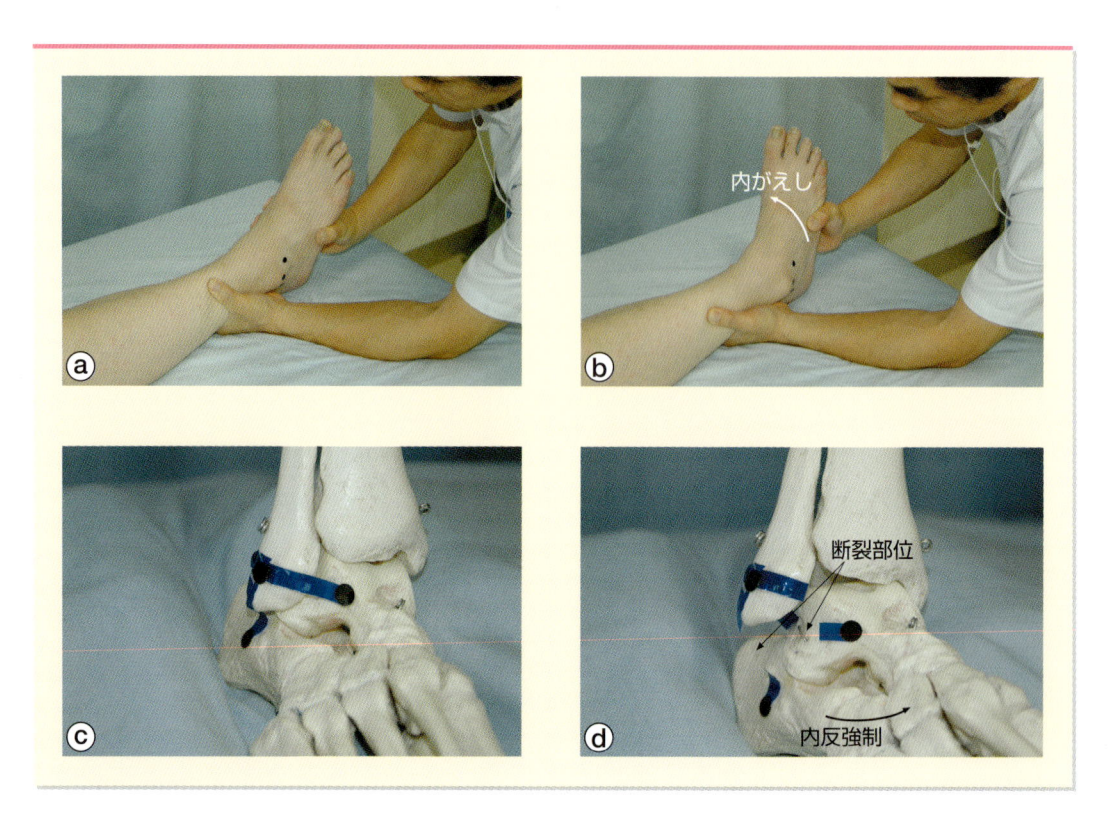

a. 足関節底屈15°前後で足底を把持する．
b. 内がえしを強制し，動揺性を健側と比較する．
c. 靱帯の断裂があっても内がえしを強制しなければ判断ができない．
d. 内がえしを強制すると内反動揺性を確認することから，前距腓靱帯，踵腓靱帯の損傷を疑う．

意義

本テストで内反動揺性を認めれば前距腓靱帯，踵腓靱帯の損傷が疑われる．

文献 Hoppenfeld S：Physical Examination of the Spine and Extremities, Appleton-Century-Crofts, New York, p127, 1976

(4) 外側不安定性テスト (lateral instability test)

方 法

①足関節底屈位で足部を固定する．②外がえしを強制する．③外反動揺性を健側と比較する．
④動揺を認めれば，三角靱帯の損傷を疑う．

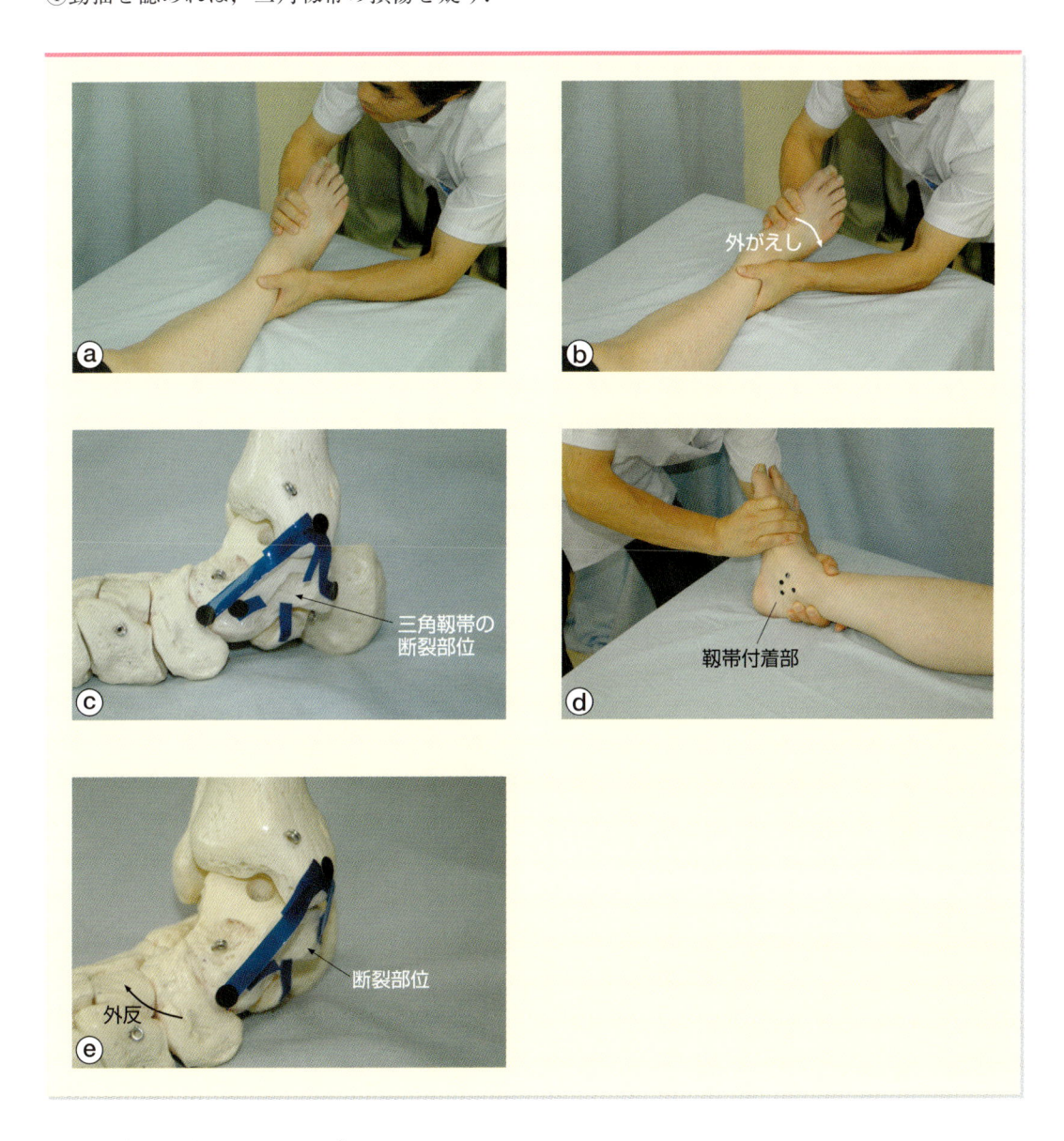

a. 足関節底屈位で足部を固定する．
b. 外がえしを強制し，動揺性を健側と比較する．
c. 断裂がある場合の様子を示す．
d. 三角靱帯の部位を体表から示す．
e. 断裂がある場合，外反動揺性を確認でき，三角靱帯の損傷を疑う．

意 義

本テストで外反動揺性を認めれば，三角靱帯の損傷が疑われる．

文献 Hoppenfeld S：Physical Examination of the Spine and Extremities, Appleton-Century-Crofts, New York, p127, 1976

(5) 駆血帯テスト

方 法

①足首にマンシェットを巻く．②圧を高めて圧迫する．③痛み，シビレが増悪する．④足根管症候群を疑う．

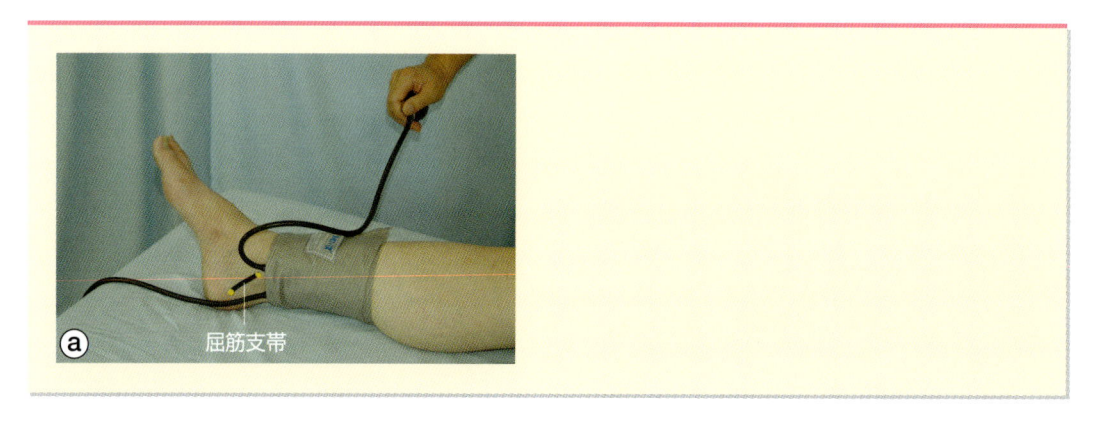

屈筋支帯

a．足根管症候群の検査法を示す．足首にマンシェットを巻き圧迫する．その時の痛み，シビレの有無を確認する．

意 義

本テストで痛み，シビレの愁訴を訴えれば足根管症候群（tarsal tunnel syndrome）が疑われる．

文献 McRae R：Clinical Orthopedic Examination, Churchill Livingstone, New York, 1976

●足根管症候群
　内果後方と踵骨間に張る屈筋支帯の下方で作られる線維骨性トンネルを足根管という．この中を脛骨神経，後脛骨動・静脈，後脛骨筋，長指屈筋，長母指屈筋が走行する．絞扼神経障害がある場合，足根管周囲を圧迫することによって症状を誘発し，足底に知覚鈍麻等を再現させる．

(6) 足根管のチネル徴候 (Tinel's sign)

方法

①足根管の位置を確認する．②打鍵槌で叩打する．③足底への放散痛，シビレ感，異常知覚を訴えるか確認する．

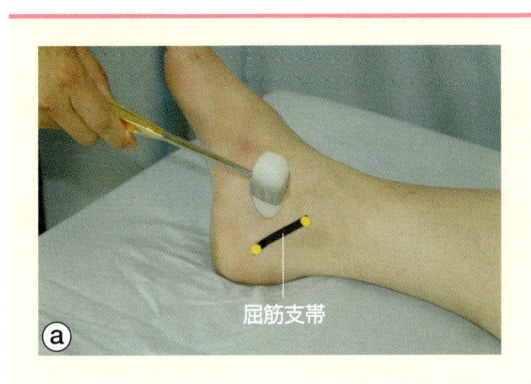

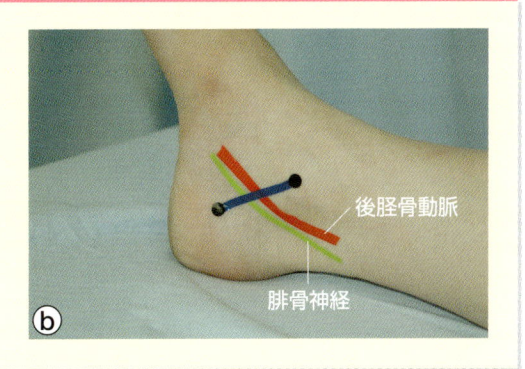

a. 足根管の位置を確認し，軽く叩打する．
b. 足根管を脛骨神経，後脛骨動・静脈などが通過する．

意義

本テストで足底への放散痛，シビレ感，異常知覚などの愁訴を訴えれば，足根管症候群が疑われる．

(7) トンプソンテスト (Thompson's test)

方法

①腹臥位で，腓腹筋の中央あたりを横圧する．②足関節の底屈の有無をみる．③底屈がなければ，アキレス腱断裂を疑う．

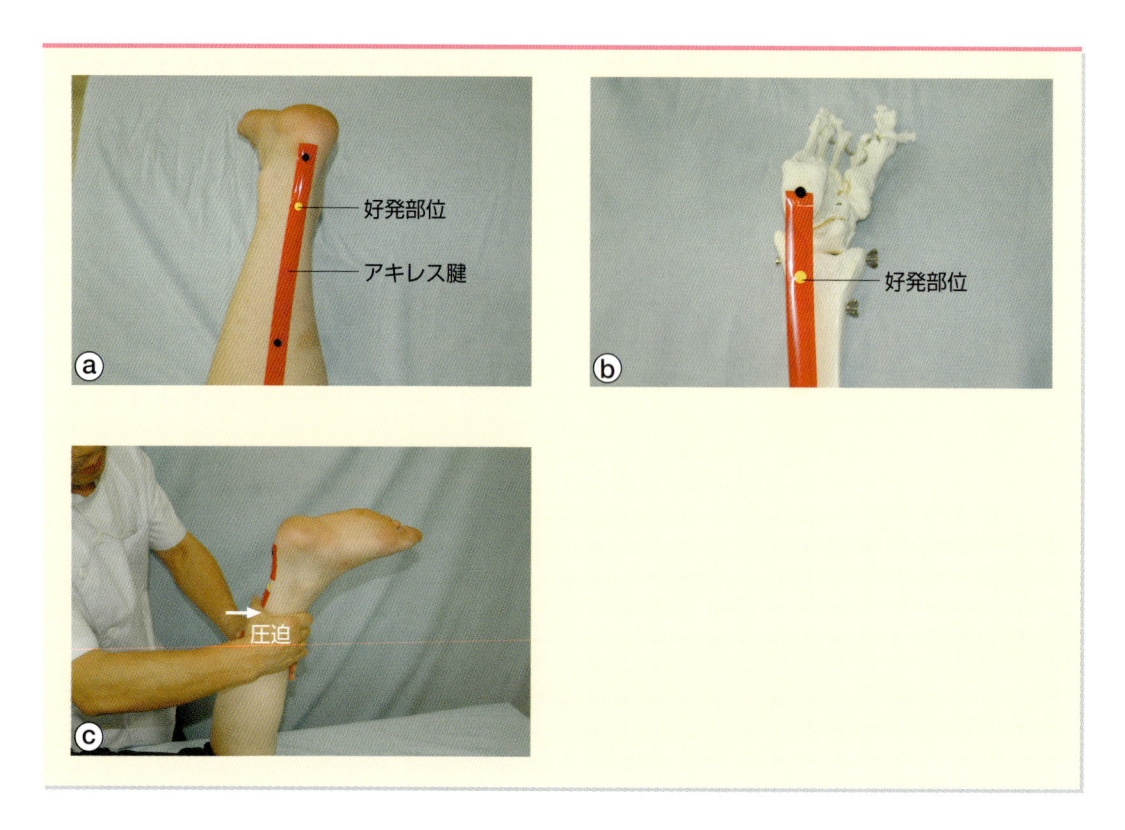

a. アキレス腱の位置と断裂しやすい部分を確認する．
b. 骨でその位置を示す．
c. 腹臥位で，腓腹筋の中央あたりを横圧する．

意義

　本テストで足関節の底屈を認めなければアキレス腱断裂(achilles tendon rupture)が疑われる．一方，アキレス腱断裂の保存療法の過程において本テストが陰性となれば腱の連続性が確認できる．

文献　Thompson TC, Doherty JH：Spontaneous rupture of tendon of Achilles：A new clinical diagnostic test. J Trauma **2**：126-129, 1962

- ●足関節の底屈
   アキレス腱は腱を垂直に圧迫することで足関節を底屈させるが，断裂があれば底屈を誘導できない．

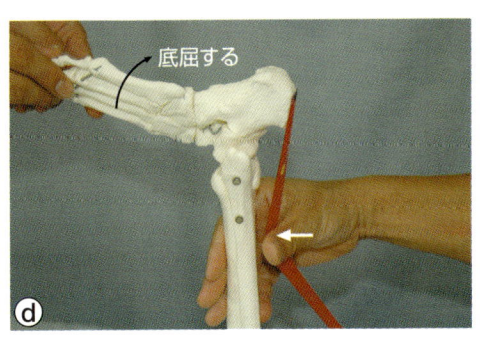

d. アキレス腱は圧迫することで張力が働き，足関節を底屈方向に動かすことが理解できる．

(8) アキレス腱叩打テスト（achilles tap test）

方 法

①腹臥位で，アキレス腱部を叩打する．②足関節の底屈の有無，放散痛を確認する．③陽性の場合，アキレス腱断裂を疑う．

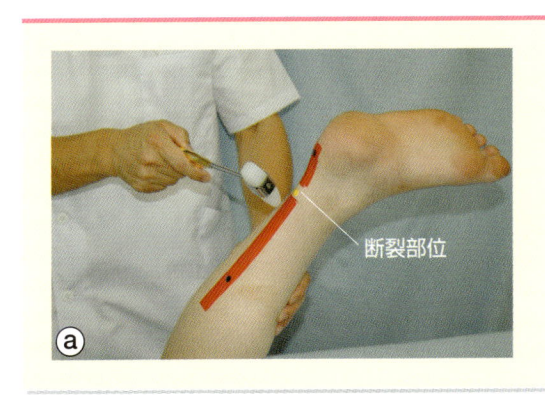

a. 腹臥位で，アキレス腱部を叩打して足関節の底屈の有無を確認する．

意 義

本テストで足関節の底屈を認めない場合，アキレス腱断裂が疑われる．

- ●足関節の底屈
   アキレス腱部を叩打すると足関節は底屈するが，断裂があれば底屈を誘導できない．

索引

和文索引

あ
アキレス腱叩打テスト　281
アキレス腱断裂　280, 281
アダムス弓　199
アドソンテスト　112
アプリヘンジョンテスト（後方）　47
アプリヘンジョンテスト（前方）　46
アプレー・スクラッチテスト　50
アプレー圧迫テスト　232
アプレー牽引テスト　248
アボット・サンダーステスト　53
アリステスト　210
アンビルテスト　212

い
イヨーマンテスト　178
イントリンシックプラス肢位　94
インナーマッスル　14
インピンジメント　13, 139
インピンジメント症候群　32
インピンジメント注射テスト　32
インピンジメント徴候　32, 33

う
ヴェイトブレヒト孔　4
ウエーバー輪　193
烏口肩峰アーチ　5, 17, 18
烏口肩峰靱帯　5, 17
烏口鎖骨靱帯　5
烏口鎖骨メカニズム　21
烏口上腕靱帯　3, 4, 5, 9, 45
烏口突起　2, 3, 6, 9, 13, 17
腕落下テスト　37
うなずき運動　177
運搬角　61

え
腋窩　27
腋窩神経　15
腋窩動脈　27
エクストリンシックプラス肢位　92
エデンテスト　115

遠位手根列　74
円回内筋　62
円回内筋症候群　62
円錐靱帯　5
延長性収縮　51
円板状半月　257
円板損傷　81

お
横靱帯　25
横突起　101, 106, 128, 201
横突棘筋　138
横突孔　101, 106
オーバーユース　65
起きあがり運動　177
オドノヒュー検査　108
オベールテスト　213
オルトラニ・クリックテスト　211

か
ガーディ結節　214
外果　263, 265
外在靱帯　4
外傷性断裂　87
外旋位引き下げテスト　48
回旋軸　78
外側アーチ　263, 268
外側腋窩隙　15, 24
外側環軸関節　101
外側関節面　222
外側コンパートメント　222
外側上顆炎　63
外側上顆テスト　64
外側上顆の骨付着部炎　66
外側側副靱帯　229
　膝関節の――　224, 225, 226
　肘の――　59
外側側副靱帯損傷
　膝関節の――　248, 251
　肘の――　69
外側半月板　225, 229
外側半月板損傷　234
外側不安定性テスト　277
外転開始筋　17
開排制限　211
外反膝　196
外反ストレステスト　68, 250
外反肘　70

外反動揺性　277
外腹斜筋　205
解剖学的関節　266
解剖軸　195
外方偏位　196
過外転症候群　16
踵・つま先歩行テスト　152
下脛腓関節　260, 266
下後腸骨棘　205
下肢伸展挙上（テスト）　138, 144
荷重の分散　225
下伸筋支帯　267
下前腸骨棘　192, 200
鵞足　226
鵞足滑液包　226
下腿踵骨角　268
肩関節
　――関節唇　43
　――脱臼　19
　――の不安定性　47
肩こり　26
肩の伸展テスト　124
肩引き下げテスト　123
滑膜性関節　101, 172
滑膜性腱鞘　91
滑膜ヒダ　222
下橈尺関節　74
下腓骨筋支帯　264
過用症候群　26
ガングリオン　89
寛骨臼窩　199
寛骨臼切痕　199
寛骨耳状面　173
関節唇前下方の損傷　44
関節円板　74, 81
関節腔　220
関節症　96
関節上結節　9, 41
関節上腕靱帯　4
関節上腕靱帯損傷　44
関節上腕靱帯断裂　45
関節水腫　255
関節突起　101
関節捻挫　139
関節の遊び　272
関節包　56, 173, 193, 221, 223, 229
関節包下腔　27
関節包内靱帯　274

283

関節リウマチ（RA） 83
関節裂隙 13
完全断裂 109
環椎横靭帯 101

き

基節骨底 90
基節骨頭 90
機能軸 195
機能的関節 17
機能的構成ユニット 103
逆ファレンテスト 83
臼横靭帯 199
臼蓋角 196
弓状靭帯 60, 70
弓状束骨梁 199
胸郭出口症候群 10, 113
胸骨 106
胸骨圧迫テスト 132
狭窄性腱鞘炎 88
胸鎖靭帯 11
胸鎖乳突筋 10
強直性脊椎炎 128, 135, 136, 162
胸椎骨折 129
胸椎靭帯損傷 131
胸部拡張テスト 135
棘下筋 9, 14
棘下窩 26
棘鎖角 21
棘上窩 17
棘上管 7
棘上筋 7, 8, 9, 14, 17
　　――の触診法 8
棘上筋腱（腱板）炎 31
棘上筋腱炎テスト 31
棘上筋触知 30
棘上靭帯 103, 130
棘突起 101, 103
棘突起間の計測 136
棘突起叩打テスト 111, 129, 143
棘突起骨折 143
棘突起先端 128
距骨下関節 260
距骨滑車後方 272
距骨滑車前方 272
距骨滑車の関節面 272
距骨傾斜角 271
距骨の関節後面 271
距踵関節 260
距腿関節 260
棘間靭帯 103
踵腓靭帯の断裂 271
ギヨン管 75, 89

近位手根列 74
筋の挫傷 143
筋裂孔 198

く

駆血帯テスト 85, 278
屈筋群 63
屈筋支帯 262, 278
クリック 86
クリック音 12
クリティカルゾーン 7

け

脛骨外側顆 220, 230
脛骨神経 209, 231, 262
脛骨粗面 220
脛骨大腿関節 220, 221, 222
脛骨内側顆 220, 230
脛骨の関節後面 271
脛舟部 261
脛踵部 261
頸切痕 106
頸椎の靭帯損傷 109, 111
頸椎の椎間孔狭小化 119, 120, 121
頸肋 117
血管裂孔 198
月状骨 76
結節間溝 3, 4, 9, 15
結滞動作 50
結髪動作 50
牽引テスト 117
腱弓 89
肩甲回旋静脈 15
肩甲回旋動脈 15
肩甲下窩 7
肩甲下筋 7, 9, 14
肩甲挙筋 26
肩甲棘 19, 21, 23, 25
肩甲棘根部 126
肩甲棘内側縁 23
肩甲骨
　　――外側縁 24
　　――外転 28
　　――下角 23, 126
　　――下制 28
　　――下方回旋 28
　　――挙上 28
　　――上角 23, 26, 126
　　――上角滑液包炎 26
　　――上方回旋 28
　　――静止期 29
　　――内転 28

肩甲上神経 25
肩甲上腕関節 29
肩甲上腕リズム 29
肩甲切痕 25
肩甲背神経 26
ゲンスレンテスト 189
腱性の吊り包帯 269
腱板 7
腱板炎 17
腱板疎部 3, 4, 7, 13
ケンプテスト 168
肩峰 2, 12, 13, 17
肩峰下滑液包 13
肩峰下滑液包炎 31
腱裂孔 93

こ

後顆間区 225
後距腓靭帯 263
後距腓靭帯損傷 275
後脛距部 261
後脛骨筋 262, 269
後脛骨静脈 262
後脛骨動脈 262
後脛腓靭帯 266
後結節 101
膠原線維 229
後骨間神経 65
後骨間神経麻痺 66
後十字靭帯 224, 225
後十字靭帯損傷 246, 247
横手根靭帯 75, 84
鉤状関節 101
鉤状突起 101
後上腕回旋静脈 15
後上腕回旋動脈 15
項靭帯 110
後仙腸靭帯 175
後仙腸靭帯損傷 180, 184
叩打 129
広背筋 15, 205
後方四角腔 26
後方通路 18
後方引き出し徴候 245
後方引き出しテスト 275
絞扼障害 116
絞扼症候群 62
絞扼性神経炎 65
股関節炎 218
股関節症 218
股関節脱臼 206
股関節の三角筋 203
骨間筋 94

骨性靱帯輪　101
骨折後遺症　83
骨端核　90
骨頭靱帯動脈　199
骨盤転子筋　207
骨盤の前傾　201
骨盤不安定性テスト　185
ゴルドスウェートテスト　156
ゴルフ肘テスト　67
転がり運動　222
根性坐骨神経痛　149, 165, 167

さ

載距突起　260
載距突起下　262
サギングサイン　246, 247
鎖骨　6, 10, 11, 21
鎖骨外側端　12
鎖骨下静脈　16
鎖骨下動脈　16
鎖骨間靱帯　11
肩鎖関節脱臼　12
坐骨結節　192, 205
鎖骨上窩　10, 107
坐骨神経　207
坐骨神経痛　144, 147
鎖骨切痕　11
坐骨大腿靱帯　193, 194
鎖骨内側端　11
挫傷　109
挫創　109
サルカスサイン　48
三角胸筋溝（三角胸筋三角部）　6
三角筋　6
三角骨　76
三角靱帯　261
三角靱帯損傷　277, 278
三角線維軟骨複合体　81
三角豆状関節　77

し

指関節のグラインドテスト　96
指関節の牽引テスト　97
軸移動テスト　243
軸回旋　12
支持前屈テスト　158
支持束骨梁　199
矢状索　92
指伸筋　92
指節間関節　90
持続圧迫テスト　10
膝窩　231
膝蓋下脂肪体　222, 223

膝蓋骨圧迫テスト　252
膝蓋骨から上前腸骨棘に引いたライン　195
膝蓋骨尖　220, 227
膝蓋骨底　227
膝蓋骨不安感テスト　253
膝蓋上囊　255
膝蓋靱帯　195, 221, 226, 227
膝蓋靱帯炎　227
膝蓋大腿関節　220, 221
膝蓋跳動テスト　255
膝蓋軟骨軟化症　252
膝窩筋　229
膝窩静脈　231
膝窩動脈　208, 231
膝伸展テスト　256
自動運動　109
歯突起　101
歯突起窩　101
指背腱膜　92
四辺形間隙　24
尺側滑動テスト　86
尺側手根屈筋　60, 63, 77
尺側手根伸筋　63
ジャクソン回旋圧迫テスト　121
ジャクソン側屈圧迫テスト　120
車軸関節　101
尺骨茎状突起　79
尺骨神経　27, 60, 77
尺骨神経管　60
尺骨神経管症候群　60
尺骨頭　78, 79
ジャンパー膝　227
習慣性膝蓋骨脱臼　253
舟状骨　76, 80, 265
舟状骨結節　75, 260
終伸腱　92
終末抵抗　239
手根管　75
手根管症候群　83
手根中央関節　74
手掌腱膜　77
手内筋　94
シュペルマン徴候　134
上位頚椎　106
小円筋　9, 14, 15, 24, 26, 27
上関節面　101
小胸筋　16
小結節　3, 7, 14
上後腸骨棘　205
踵骨隆起　260, 263
小坐骨孔　205
上肢過外転保持テスト　116

上伸筋支帯　267
上前腸骨棘　192, 200
掌側橈骨手根靱帯　76
掌側板　91
上項線　106
小殿筋　203
上殿神経麻痺　217
上橈尺関節　56
上腓骨筋支帯　264
踵腓靱帯　263
踵腓靱帯損傷　276
踵立方靱帯　266
上腕骨　15, 19, 24
上腕骨外側上顆　57
上腕骨内側上顆　57
上腕三頭筋　15
上腕三頭筋長頭腱　24
上腕軸　61
上腕二頭筋長頭腱　3, 4, 9
上腕二頭筋長頭腱亜脱臼　53
上腕二頭筋長頭腱炎　13, 43
上腕二頭筋長頭腱溝　13
上腕二頭筋長頭腱鞘炎　39, 40, 52
ショーバーテスト　161
線維輪　104
仙棘靱帯　175
伸筋群　63, 82
伸筋腱膜展開部　92
伸筋支帯　82
神経根圧迫　122
神経根症状　122, 123
深指屈筋　93
深層外旋6筋　207
靱帯結合　173, 260, 266
靱帯性腱鞘　91
靱帯の不安定性　274
伸張痛　51
伸展テスト　124

す

髄核　104
髄核脱出　104
垂線　195
スカルパ三角　197
ストレスX線像　274
スパーリングテスト　122
スピードテスト　38
スプリング作用　103
滑り運動　222

せ

正中環軸関節　101
正中神経　27, 62, 77

静的スタビライザー　226
生理的外反肘　61
脊髄器質的障害　133
脊髄神経　104
脊髄神経溝　101
脊柱管内の占拠性病変　153, 154, 155
脊柱起立筋　138
ゼロポジション　18, 35
ゼロポジションテスト　35
線維骨性トンネル　278
線維性炎症　134
線維性癒着　93
線維軟骨　172
前顆間区　225
仙棘靱帯　205
占拠性病変　83
前距腓靱帯　263
　　──の断裂　271
前距腓靱帯損傷　276
前脛距部　261
前脛骨筋　267
前脛腓靱帯　266
前結節　101
仙結節靱帯　175, 205
前・後十字靱帯の作用　238
仙骨耳状面　173
仙骨線維束　140
浅指屈筋　77, 93
前斜角筋　10, 107
前十字靱帯　224, 225
　　──の断裂　238, 240
前十字靱帯損傷　242, 244
前仙腸靱帯　175
前仙腸靱帯損傷　178, 179, 182, 186, 188, 190
仙腸関節　174, 176
　　──への外転抵抗テスト　181
仙腸関節ストレッチテスト　179
仙腸関節損傷　158, 160
仙腸関節捻挫　178
仙髄神経根障害　153
先天性股関節脱臼　210, 211, 217
前方通路　17
前方凸　221
前方引き出しテスト　273
前腕回外位　38
前腕回内位　40
前腕軸　61

そ

総腓骨神経　209
僧帽筋　10

ソート・ホールテスト　110, 130
足関節軸　270
側索　92
足底アーチ　269
側副靱帯損傷
　指の──　95, 97
側方動揺　68, 225
側弯　127
鼡径靱帯　197, 200
足根管　262, 278
足根管症候群　278, 279

た

ダーバンサイン　36
第1伸筋区画　88
第1中足骨底　269
第1中足骨頭　260
第1肋骨　10, 107
大円筋　14, 15, 24, 27
大胸筋　6, 27
大結節　2, 3, 5, 7, 8, 13, 15
大結節裂離骨折　17
大後頭結節　106
第5中足骨　265
第5中足骨底　263
第5中足骨頭　263
大坐骨孔　205
第3胸椎　23, 126
第3腓骨筋　267
第12胸椎　128
大腿筋膜張筋　200, 203
大腿脛骨角　195, 223
大腿骨外側上顆　220, 230
大腿骨顆間窩　221
大腿骨頚部骨折　212
大腿骨頭　197
大腿骨頭窩　199
大腿骨頭靱帯　199
大腿骨内側上顆　220, 230
大腿四頭筋　227
大腿静脈　198
大腿神経　198
大腿神経伸張テスト　151
大腿直筋　200
大腿動脈　198, 208
大腿二頭筋　209, 226
大殿筋　203
大転子　192, 205, 206
大転子下滑液包　202
大転子高位　206
大内転筋　204, 208
第7～8胸椎　23, 126
第7頚椎　128

第7頚椎棘突起　106
第2肩関節　13, 17
第2胸椎　23, 126
第2頚椎棘突起　106
大菱形骨結節　75
第4頚椎棘突起　106
タバコ窩　89
短縮性収縮　51
短縮痛　51
弾性テスト　44
短足底靱帯　268
短橈側手根伸筋　63
短内転筋　204
短腓骨筋　264

ち

チェアテスト　66
恥骨筋　204
恥骨結節　192, 200
恥骨大腿靱帯　193, 194
チネル徴候　70
　ギヨン管の──　89
　手根管の──　84
　足根管の──　279
中央索　92
肘外偏角　61
肘角　61
中間通路　18
中指伸展テスト　64
中斜角筋　10, 107
中手骨頭　90
中手指節間関節　90
中節骨底　90
中殿筋　202, 203
中殿筋麻痺　217
肘頭　57
肘部管　70
肘部管症候群　70
虫様筋　94
長胸神経麻痺　23
腸脛靱帯　203, 226
腸脛靱帯炎　226
腸脛靱帯の短縮　213
腸骨窩　142
腸骨筋　201
腸骨線維束　140
腸骨大腿靱帯　193, 194
腸骨稜　138, 205
長指屈筋　262
長指伸筋　267
長掌筋　77
長足底靱帯　268
腸恥筋膜弓　198

腸恥隆起　142
長橈側手根伸筋　63
長内転筋　197, 204
長腓骨筋　264, 269
長腓骨筋腱溝　264
長母指屈筋　262
長母指屈筋腱溝　262
長母指伸筋　267
腸腰筋　142, 198, 201
腸腰筋の短縮　215
腸腰靱帯　140

つ

椎間関節　101, 102, 103, 104, 139
椎間関節炎　139
椎間孔　107, 139, 141
椎間孔圧迫テスト　118
椎間孔狭小化　124
椎間板　103, 104, 142, 201
椎間板損傷　144
椎弓根　101
椎弓板　101
椎孔　101
椎骨動脈　101
椎体　101, 103, 104, 142, 201

て

底側踵舟靱帯　268
ディンプルサイン　49
テスト肢位　39
転子骨梁　199

と

ドゥ・ケルバン病　88
橈骨茎状突起　79, 80
橈骨手根関節　74
橈骨粗面　38, 57
橈骨頭　57, 78
橈骨動脈　112
等尺性収縮　66
豆状骨　75
豆状有鉤靱帯　75, 89
透析アミロイドーシス　83
橈側手根屈筋　63, 77
橈側側副靱帯　80
橈側皮静脈　6
動的スタビライザー　226
動揺性肩関節症　48
トーマステスト　215
トレンデレンブルグテスト　217
トンプソンテスト　280

な

内果　260, 262, 265
内果溝　262
内在靱帯　4
内側アーチ　260, 268
内側腋窩隙　15, 24
内側関節面　222
内側コンパートメント　222
内側上顆炎　63
内側上顆の骨付着部炎　67
内側楔状骨　260, 265, 269
内側側副靱帯　91
　膝関節の――　224, 225, 226, 229
　肘の――　59
内側側副靱帯損傷
　膝関節の――　250
　肘の――　68
内側半月板　225, 229
内側半月板損傷　235
内側不安定性テスト　276
内転・外転ストレステスト　95
内転筋管　208
内転筋結節　208
内転筋腱裂孔　208
内反股　217
内反ストレステスト　69, 251
内反動揺性　276
ナクラステスト　159
ナフツィガーテスト　155

に，ね

ニアのインピンジメントテスト　32
肉離れ　109
二分靱帯　266
乳様突起　106

捻挫　109

は

背側橈骨手根靱帯　80
破壊性病変　143
薄筋　204, 226
パトリックテスト　218
ハムストリングス　231
ハムストリングスの拘縮　144
バルサルバ検査　153
半月板損傷　233
半腱様筋　209, 226
パンナー病　58
反復性肩関節脱臼　43

半膜様筋　209, 226, 229

ひ

ピアノキーサイン　12
ビーバー徴候　133
腓骨頭　220, 230
菱形筋　26
菱形靱帯　5
肘屈曲テスト　71
ヒップテスト　183
腓腹筋　231

ふ

ファレンテスト　83
フィンケルスタインテスト　88
フェジェルツタインテスト　163
ブラガードテスト　148
分回し運動　74

へ

平面関節　12
ベヒテルーテスト　164
変形性膝関節症　252
ヘンケの軸　267
変性断裂　87
辺縁動脈弓　229

ほ

縫工筋　197, 200, 226
ボウストリング徴候　166
傍脊柱筋　129
ホーキンスのインピンジメントテスト　34
ボンスホームテスト　256

ま行

マイナー徴候　165
摩擦音　252
マックマレーテスト　234

ミクリッツ線　195
三森テスト　42
ミリグラムテスト　154

モレイテスト　10

や，ゆ

ヤーガソンテスト　40
ヤコビ線　138

誘因テスト　113
有鉤骨鉤　75
有痛弧　17, 31, 36

よ

腰三角　138, 205
腰仙椎移行部の損傷　150
腰神経根圧迫　151
腰椎損傷　150, 158, 160
腰椎椎間板損傷　163, 164, 169
腰椎の前弯　160, 201
腰椎肋骨突起　142
腰方形筋　142
翼状肩甲　23

ら

ライトテスト　116
ラセーグテスト　146
ラックマンテスト　239

り

梨状筋　207
梨状筋下孔　207
梨状筋上孔　207
梨状筋症候群　207
リスター結節　79
離断性骨軟骨炎　58
立方骨　263, 265
隆椎　106
両下肢挙上テスト　150

る, れ

ルイン・ゲンスレンテスト　187
ルシュカ関節　101
ルディントンテスト　52

軋音　12, 30

ろ

ローザー・ネラトン線　206
肋横関節　127
肋鎖テスト　114
肋椎関節　127
肋間神経炎　134
肋骨骨折　132
肋骨突起　101
肋骨隆起　127

わ

腕尺関節　56
腕神経叢　10, 16, 107
腕神経叢絞扼　124
腕橈関節　56

欧文索引

A

Abbott−Saunders' test　53
abduction stress test　250
achilles tap test　281
achilles tendon rupture　280
adduction stress test　69, 251
adduction/abduction stress test　95
Adson's test　112
Allis' test　210
anterior apprehension test　46
anterior drawer test　237, 273
anterior path　17
anvil test　212
Apley's compression test　232
Apley's scratch test　50
Apley's traction test　248

B

Bechterew's test　164
Beevor's sign　133
belt test　158
bilateral SLR test　150
bounce home test　256
bowstring's sign　166
Bragard's test　148

C

C字型　225
carpal tunnel syndrome　83
carrying angle　61
CE角　196
chair test　66
chest expansion test　135
contused wound　109
contusion　109
costoclavicular test　114
counter-nutation　177
crank test　46
crepitus　30
critical zone　7

D

Dawbarn's sign　36
de Quervain's disease　88
dimple sign　49
discoid type　257
drop arm test　37

E

Eaton's test　124
Eden's test　115
end point　239
extrinsic ligament　4
extrinsic plus position　92

F

F−T angle　195
Fajersztain's test　163
femoral nerve stretch test　151
Finkelstein's test　88
foraminal compression test　118

G

Gaenslen's test　189
Goldthwaith's test　156
golf elbow test　67
gravity drawer test　247
grind test　96
Guyon管　89

H

Hawkins' impingement test　34
heel-toe walk test　152
Hibbs' test　183
hyperabduction test　116

I

iliac instability test　185
impingement test　32
inner muscles　14
intrinsic ligament　4
intrinsic muscle　94
intrinsic plus position　94
IP関節　90

J, K

Jackson's compression test　120, 121
Jackson's shoulder depression test　123
joint play　272

Kemp's test　168
knee-to-shoulder test　189

L

Lackman's test　239
Lasègue's test　146
lateral instability test　277
Lewin−Gaenslen's test　187

ligamentous instability 274
load and shift test 44
loose shoulder 48
Ludington's test 52

M

McMurray's test 234
McMurray's test of the hand 86
medial instability test 276
middle finger test 64
Milgram's test 154
minor's sign 165
Morley test 10
MP関節 90

N

Nテスト 241
Nachlas' test 159
Naffziger's test 155
Nakajima's test 241
Neer's impingement test 32
neutral path 18
Newton's test 179
nutation 177

O

O脚 196
O字型 225
O'Donoghue's maneuver 108
Ober's test 213
Ortolani's click test 211
overuse syndrome 26

P

pain provocation test 42
painful arc 17, 31
painful click 86
patella apprehension test 253
patella floating test 255
patella griding test 252
Patrick's test 218
Phalen's test 83
pivot shift test 243
posterior apprehension test 47
posterior drawer test 245, 275
posto-lateral path 18

Q, R

Q角 195, 223

reverse Phalen's test 83
rupture 109

S

sacroiliac resisted abduction test 181
sagging sign 246
sagging test 247
scapular plane 18
scapulo-humeral rhythm 29
Schepelmann's sign 134
Schober's test 161
setting phase 29
SLAP（superior labrum both anterior and posterior）損傷 43
SLR（straight leg raising）テスト 138, 144
Soto−Hall's test 110, 130
speed test 38
spinal percussion test 111, 129, 143
sprain 109
spring sensation test 44
Spurling's test 122
stenosing tenosynovitis 88
sternal compression test 132
strain 109
subacromial bursitis 31
sulcus sign 48
supraspinatus tendinitis test 31

T

tarsal tunnel syndrome 278
TFCC（triangular fibrocartilage complex） 81
Thomas' test 215
Thompson's test 280
Tinel's sign 70, 84, 279
traction test 97, 117
Trendelenburg's test 217

U〜Z

ulnar grinding test 86

Valsalva's maneuver 153
VAN 198

Weitbrecht孔 4
Wright's test 16, 116

X脚 196

Yeoman's test 178
Yergason's test 40

zero position 18
zero position test 35

著者略歴

■ 竹内義亨 (たけうち よしたか)

- 1997年 福井医科大学 (現 福井大学医学部) 医学博士取得
- 1998年 福井大学医学部人体解剖学・神経科学講座協力研究員 (現在に至る)
- 2000年 帝京大学短期大学助教授
- 2002年 帝京大学短期大学教授
- 2003年 明治鍼灸大学助教授
- 2004年 明治鍼灸大学医療技術短期大学部教授
- 2005年 明治鍼灸大学保健医療学部教授
- 2008〜2013年 明治国際医療大学保健医療学部教授

〈資格〉
理学療法士, 柔道整復師, 鍼灸師

〈所属学会など〉
全日本鍼灸学会
日本柔道整復接骨医学会
日本体力医学会
日本解剖学会
日本理学療法学会
理学療法の医学的基礎研究会

■ 澤田 規 (さわだ ただし)

- 1964年 京都府生
- 1988年 明治鍼灸大学鍼灸学部卒業
- 1990年 明治鍼灸柔道復専門学校 (現・明治東洋医学院専門学校) 卒業
- 1997年 明治東洋医学院専門学校専任講師
- 2001年 明治鍼灸大学リハビリテーション科学教室講師
- 2002年 明治鍼灸大学医療技術短期大学部柔道整復学科師
- 2004年 明治鍼灸大学保健医療学部柔道整復学科講師
- 2007年 森ノ宮医療大学保健医療学部講師
- 2011年 森ノ宮医療大学保健医療学部准教授
- 2013年 森ノ宮医療大学大学院保健医療学研究科教授および保健医療学部教授
- 2015年 宝塚医療大学保健医療学部教授

〈資格〉
柔道整復師, 鍼灸師, 博士 (医学)

〈所属学会など〉
全日本鍼灸学会
日本柔道整復接骨医学会
日本レーザー治療学会
日本健康科学学会

目でみる 運動機能検査法 ―機能解剖と評価―

2005年 4月15日 第1刷発行	執筆者 竹内義亨, 澤田 規
2020年 2月25日 第7刷発行	発行者 小立鉦彦
	発行所 株式会社 南江堂

〒113-8410 東京都文京区本郷三丁目42番6号
☎ (出版) 03-3811-7236 (営業) 03-3811-7239
ホームページ https://www.nankodo.co.jp/
振替口座 00120-1-149

印刷 横山印刷／製本 ブックアート
組版 アトム・ビット

©Yoshitaka Takeuchi, Tadashi Sawada, 2005

定価は表紙に表示してあります.
落丁・乱丁の場合はお取り替えいたします.

Printed and Bound in Japan
ISBN978-4-524-24039-5

本書の無断複写を禁じます.
JCOPY 〈出版者著作権管理機構 委託出版物〉

本書の無断複写は, 著作権法上での例外を除き, 禁じられています. 複写される場合は, そのつど事前に, 出版者著作権管理機構 (TEL 03-5244-5088, FAX 03-5244-5089, e-mail: info@jcopy.or.jp) の許諾を得てください.

本書をスキャン, デジタルデータ化するなどの複製を無許諾で行う行為は, 著作権法上での限られた例外 (「私的使用のための複製」など) を除き禁じられています. 大学, 病院, 企業などにおいて, 内部的に業務上使用する目的で上記の行為を行うことは私的使用には該当せず違法です. また私的使用のためであっても, 代行業者等の第三者に依頼して上記の行為を行うことは違法です.

〈関連図書のご案内〉　　　＊詳細は弊社ホームページをご覧下さい《www.nankodo.co.jp》

実践にもとづく 骨折・脱臼の保存療法
竹内義享・堺 研二 編　　　A4判・302頁　定価（本体6,800円＋税）　2012.6.

鍼灸師・柔道整復師のための 局所解剖カラーアトラス（改訂第2版）
北村清一郎・熊本賢三 編　　　A4判・250頁　定価（本体9,000円＋税）　2012.3.

みえる人体 構造・機能・病態
佐藤達夫・松尾 理 監訳　　　A4変型判・256頁　定価（本体4,500円＋税）　2009.10.

エッセンシャル・キネシオロジー 機能的運動学の基礎と臨床（原書第2版）
弓岡光徳・溝田勝彦・村田 伸 監訳　　　A4変型判・416頁　定価（本体5,200円＋税）　2015.8.

ブラッド・ウォーカー ストレッチングと筋の解剖（原書第2版）
栗山節郎 監訳／川島敏生 訳　　　A4判・202頁　定価（本体3,700円＋税）　2013.11.

骨格筋ハンドブック 機能解剖からエクササイズまで一目でわかる
野村 嶬・藤川孝満 訳　　　A4変型判・164頁　定価（本体3,000円＋税）　2007.11.

ネッター解剖学アトラス（原書第5版）
Frank H. Netter, M.D. 著／相磯貞和 訳　　　A4変型判・620頁　定価（本体10,000円＋税）　2011.12.

ポケットチューター 体表からわかる人体解剖学
大川 淳・秋田恵一 監訳　　　新書判・286頁　定価（本体2,700円＋税）　2014.4.

人体解剖カラーアトラス（原書第6版）
佐藤達夫 訳　　　A4変型判・430頁　定価（本体5,800円＋税）　2015.1.

Essential解剖学 テキスト＆アトラス
中野 隆 監訳　　　A4変型判・554頁　定価（本体6,600円＋税）　2015.5.

PNFマニュアル〈DVD付〉（改訂第3版）
柳澤 健・乾 公美 編　　　B5判・270頁　定価（本体4,000円＋税）　2011.5.

誰でもわかる 動作分析 私もこれで理解できました
小島正義 著　　　A5判・132頁　定価（本体2,000円＋税）　2008.8.

誰でもわかる 動作分析 II これでますます理解できました
村井貞夫 監修／小島正義 編著　　　A5判・186頁　定価（本体2,300円＋税）　2010.6.

誰でもわかる 動作分析 III 実習形式！バイオメカニクスのオモシロ授業
村井貞夫・竹田浩樹 監修／小島正義 編著　　　A5判・166頁　定価（本体2,300円＋税）　2012.3.

柔道整復学・実技編（改訂第2版）
全国柔道整復学校協会 監修　　　B5判・442頁　定価（本体7,000円＋税）　2012.12.

柔道整復学・理論編（改訂第5版）
全国柔道整復学校協会 監修　　　B5判・462頁　定価（本体7,300円＋税）　2009.4.

整形外科学（改訂第3版）
全国柔道整復学校協会 監修　　　B5判・294頁　定価（本体5,600円＋税）　2007.4.

包帯固定学（改訂第2版）
全国柔道整復学校協会 監修　　　B5判・164頁　定価（本体2,500円＋税）　2014.12.

リハビリテーション医学（改訂第3版）
全国柔道整復学校協会 監修　　　B5判・248頁　定価（本体5,000円＋税）　2010.10.

柔道整復師のための 医療安全学
櫻井康司・田渕健一・成瀬秀夫・山口竜彦 共著　　　B5判・162頁　定価（本体2,800円＋税）　2011.4.

痛みの考えかた しくみ・何を・どう効かす
丸山一男 著　　　A5判・366頁　定価（本体3,200円＋税）　2014.5.

定価は消費税率の変更によって変動いたします。消費税は別途加算されます。